Aggression

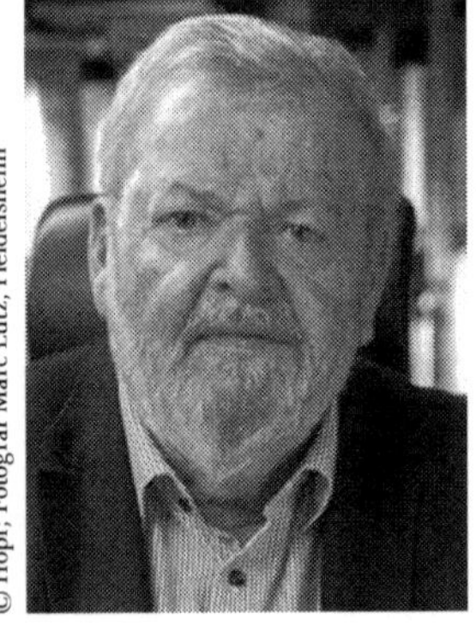
© Hopf; Fotograf Marc Lutz, Pleidelsheim

Hans Heinz Hopf, Dr. rer. biol. hum., analytischer Kinder- und Jugendlichen-Psychotherapeut, Dozent, Supervisor und Ehrenmitglied an den Psychoanalytischen Instituten Stuttgart, Freiburg und Würzburg. Ehrenmitglied der Vereinigung analytischer Kinder- und Jugendlichen-Psychotherapeuten (VAKJP). 2013 Diotima-Ehrenpreis der deutschen Psychotherapeutenschaft. 2017 Staufer-Medaille des Landes Baden-Württemberg. Im Mabuse-Verlag erschien bereits „Wenn Kinder krank werden", „Kinderträume verstehen" und die Kinderfachbücher „Bin ich richtig?", „Wie Jule ihre Angst verliert" und „Kleine Kinder, große Träume". www.hans-hopf.de

Hans Hopf

Aggression

in psychodynamischen Therapien mit Kindern und Jugendlichen

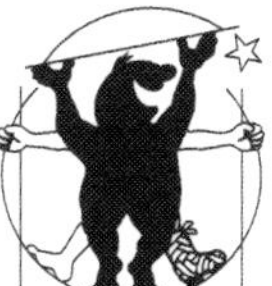

Mabuse-Verlag
Frankfurt am Main

Bibliografische Information der Deutschen Nationalbibliothek
Die Deutsche Nationalbibliothek verzeichnet diese Publikation in der Deutschen Nationalbibliografie; detaillierte bibliografische Daten sind im Internet unter: http://dnb.dnb.de abrufbar.

Informationen zu unserem gesamten Programm, unseren Autor/inn/en und zum Verlag finden Sie unter: www.mabuse-verlag.de.

Wenn Sie unseren Newsletter zu aktuellen Neuerscheinungen und anderen Neuigkeiten abonnieren möchten, schicken Sie einfach eine E-Mail mit dem Vermerk „Newsletter“ an: online@mabuse-verlag.de.

3., korrigierte Auflage 2021

Kasseler Str. 1 a
60486 Frankfurt am Main
Tel.: 069 – 70 79 96-13
Fax: 069 – 70 41 52
verlag@mabuse-verlag.de
www.mabuse-verlag.de
www.facebook.com/mabuseverlag

Satz und Gestaltung: Martin Vollnhals, Neustadt a. d. Donau
Umschlaggestaltung: Marion Ullrich, Frankfurt a. Main
Druck: SOL Service GmbH, Schrobenhausen

ISBN: 978-3-86321-342-8
Printed in Germany

Ich widme dieses Buch meinen Kindern Stefanie mit Manfred, Michael mit Anja und Florian mit Lianna sowie meinen Enkeln Vincent, Jannis, Anna-Lena, Sophie, Raphael, Julia und Penelope, in der Hoffnung, dass sie in Frieden und Freiheit leben können.

Inhalt

Geleitwort zur Neuauflage

Dieses Buch wurde vor zwanzig Jahren zum ersten Mal aufgelegt. Ich hatte 1995 in Göttingen anlässlich eines Kongresses einen Vortrag über Aggression gehalten. Als Titel hatte ich ein Zitat von Sigmund Freud gewählt: „Eine wilde Bestie, der die Schonung der eigenen Art fremd ist". Ich wurde damals von der Verlagsleitung gebeten, diesen Vortrag zu einem Buch zu erweitern. Ich freue mich darüber, dass dieses Buch vom Mabuse-Verlag neu herausgegeben wird. Es war bei Studierenden sehr gefragt, weil es unterschiedliche Behandlungstechniken bei tiefenpsychologisch fundierten und psychoanalytischen Therapien von Kindern und Jugendlichen aufzeigt, unter anderem die Behandlung eines Kindes mit Deprivationen und vielfältigen Traumatisierungen.

Ich habe die damaligen Texte übernommen und lediglich einige neue Erkenntnisse, auch neuere Literatur eingefügt. Während der Überarbeitung des alten Manuskriptes habe ich überlegt: Was hat sich inzwischen verändert? Hat sich beispielsweise die Ausprägung psychischer Symptome geändert? Aus dem autoritären Erziehungsstil ist im Laufe der vergangenen Jahre ein partnerschaftlicher geworden. Vorrangige Erziehungsvorstellungen sind nicht mehr Gehorsam und Unterordnung, sondern Selbständigkeit und Möglichkeiten der freien Entscheidung. Das wurde mittlerweile zum allgemeinen Ideal. Damit verloren aber gleichzeitig der Wert von Triebbeherrschung, die Notwendigkeit zum Triebverzicht und zur Sublimierung mehr oder weniger an Bedeutung. Die meisten Kinder haben von den Veränderungen profitiert. Doch in vielen Familien finden zunehmend Vernachlässigungen und Laissez-faire statt. Es existiert eine Gruppe von überforderten, desorientierten Eltern in schwierigen Verhältnissen. Bei den Kindern, die in diesen Familien heranwachsen, kommt es zu mannigfaltiger Symptombildungen mit strukturellen Defiziten.

Ich beobachte bei weiblichen Jugendlichen noch mehr Versuche, den eigenen Körper anzugreifen und zu vernichten, beispielweise mittels Essstörungen aller Art und mit selbstverletzendem Verhalten. Bei Jungen sind es externalisierende Störungen, die als soziale Störungen klassifiziert werden. Beide Entwicklungen verweisen auf problematische Symbolisierungsprozesse und auf unzureichende Väterlichkeit sowie einen wenig haltgebenden gesellschaftlichen Rahmen. Ganz sicherlich werden Störungsbilder heutzutage auch häufiger biologisch erklärt, wird mehr Medikation eingesetzt.

Es ist festzustellen, dass sich um die Diagnose ADHS ein geschlossenes System etabliert hat. Inzwischen bekommen fast alle Kinder mit sozialen Auffälligkeiten ein Medikament.

Kinder- und Jugendpsychiater sind dankbar, dass Ihnen für alle sozialen Störungen ein vermeintlich ‚hilfreiches' Medikament zur Verfügung steht, das schnelle Hilfen verspricht.

Eltern fühlen sich entlastet. ADHS ist gemäß der offiziellen Kinder- und Jugendpsychiatrie eine angeborene Transmitterstörung. Folglich haben die Symptome auch nichts mit ihnen und ihren Beziehungen zu tun. Wer an ihre *Verantwortung* appelliert, weist ihnen – angeblich – *Schuld* zu.

In den Schulen bekommen viele Kinder von ihren Lehrerinnen und Lehrern nach kurzer Beobachtung ihres Verhaltens die Diagnose ADHS, obwohl ihnen dazu die notwendigen Kenntnisse fehlen, und sie das gar nicht dürften. Doch Lehrerinnen und Lehrer üben oft Druck auf Eltern aus, ihren Kindern eine Medikation zu verabreichen, damit sie im Unterricht angepasste Kinder haben. Aber sind nicht zufriedene, aufmerksame Kinder das Ziel einer differenzierten schulischen Erziehung?

Es finden Kriege mit unvorstellbaren Grausamkeiten, auch an Kindern statt. Terror bedroht die westliche Welt. Wie vor 70 Jahren werden Flüchtlinge mit Hass und Neid verfolgt. Dies gilt gleichermaßen für jene, die sich für sie einsetzen, sie unterstützen und helfen wollen. Gemeinheiten und Drohungen werden in den sozialen Medien verbreitet, in einer oft rohen gewalttätigen Sprache. Ein weiteres Zitat von Freud, das er dem Dichter Plautus entlehnt hat, scheint wiederum bestätigt zu werden: „Homo homini lupus – der Mensch ist des Menschen Wolf".

Dennoch müssen wir als Psychoanalytiker besonders darauf achten, keine Gegenentwürfe „wegzufiltern". Wir sind es gewohnt, Störungen zu erkennen, psychische Defekte zu beschreiben und zu diagnostizieren. Aber der Mensch ist nicht nur böse. Kinder haben viele Ressourcen. In der Welt existieren Einfühlungsvermögen, Hilfsbereitschaft und Liebe. Der große Psychoanalytiker Horst Eberhard Richter hat in einem Gespräch, kurz vor seinem Tod, zu mir gesagt: „Gott existiert. Er ist in uns. Er ist die Liebe, die wir unaufhörlich spüren und die uns zu Beziehungen befähigt."

Mundelsheim, April 2017
Hans Hopf

Vorwort

Praxisalltag beim Kinderpsychoanalytiker. Ein 8-jähriger Junge kriecht hinter den Vorhang des Kasperletheaters und kündigt an, etwas vorzuspielen. Ganz nebenbei nimmt er eine Bolzenpistole mit, lädt sie und legt sie – wie beiläufig als Requisit – neben sich. Durch einen Spalt des Vorhangs sehe ich, wie der Junge die Pistole blitzschnell auf mich richtet und abdrückt. Der Pfeil trifft mich an der Stirn, wenige Zentimeter über dem rechten Auge. Es schmerzt zwar nicht allzu sehr, ich erschrecke jedoch über die Vorstellung, wie leicht mich der Pfeil hätte ins Auge treffen können. Dann sehe ich das Gesicht des Jungen. Ein hämisches Grinsen zuckt flüchtig darüber weg, danach taucht er wieder ernst hinterm Vorhang auf. Mit gespieltem Bedauern und mit gleichzeitig leuchtenden Augen meint er, dass der Pfeil wohl versehentlich losgegangen sei. Er könne nichts dafür. Ich spüre, wie mich heftige Wut überfällt. Wegen des Schmerzes, wegen der Unverschämtheit und wegen der Scheinheiligkeit. Im Moment hilft auch wenig, dass ich aus dem Elterngespräch weiß, dass dem Vater neulich Ähnliches geschehen ist, dass ich erwachsen bin und außerdem eine psychoanalytische Ausbildung absolviert habe. Am liebsten würde ich den Jungen anschreien, ich spüre den Impuls, mich irgendwie rächen zu wollen. Nur mühsam schaffe ich es, meine Gegenübertragung einigermaßen zu kontrollieren. Verzweifelt überlege ich angemessene Interventionen.

Es ist keine Frage: Sich überwiegend mit Aggressionen in analytischen Kinder- und Jugendlichenpsychotherapien zu befassen, ist letztendlich eine Verengung auf einen bestimmten Teilaspekt der Persönlichkeit. Außerdem müssen wir uns ja in allen Therapien – auch – mit ag-

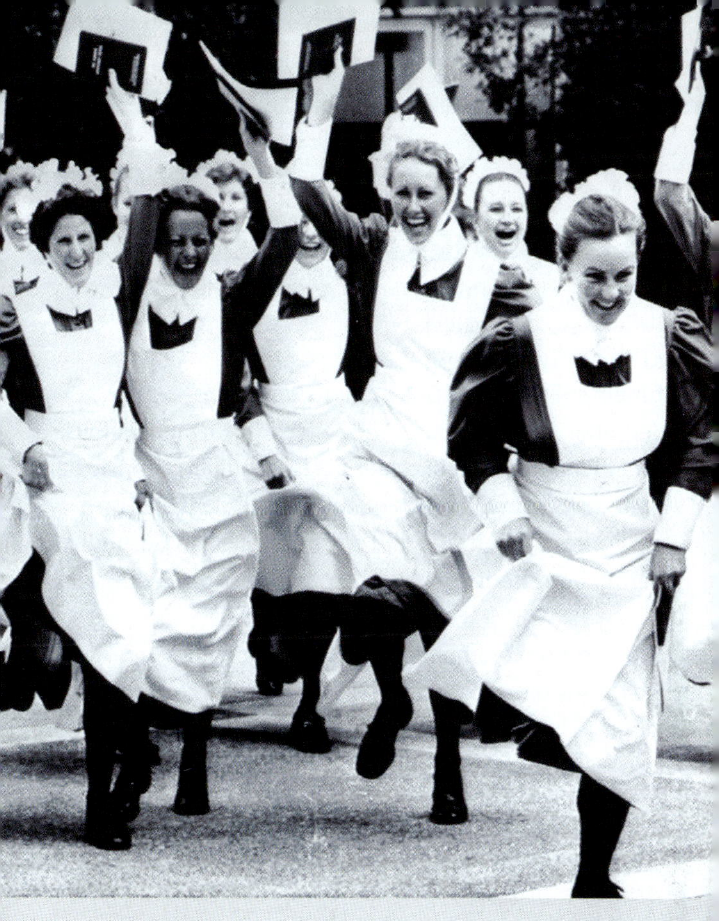

Bitte senden Sie mir:

O ___ Exemplar/e des *Dr. med. Mabuse* – kostenlos zum Kennenlernen
O ___ Verlagsprospekt/e
O ___ Buchkatalog/e für alle Gesundheitsberufe
O ___ Buchkatalog/e Schwangerschaft, Geburt und erste Lebensjahre

Ich möchte folgenden Newsletter erhalten:

O Neuerscheinungen und Angebote für alle Gesundheitsberufe
O Neuerscheinungen und Angebote für Hebammen und junge Eltern

Ich interesse mich für eine **finanzielle Beteiligung** als Stiller Gesellschafter im Mabuse-Verlag.

O Bitte senden Sie mir einen Beteiligungsprospekt.

Bitte einsenden oder faxen an:
Mabuse-Verlag • Postfach 90 06 47 • 60446 Frankfurt • Fax: 069-70 41 52

____
Vorname / Name

____
Straße / Nummer

____
Postleitzahl / Ort

____
Telefon- / Faxnummer

____
E-Mail

____
Beruf (freiwillige Angabe, damit wir Ihnen gezieltere Informationen zukommen lassen können)

Dieses Faltblatt fand ich in ....

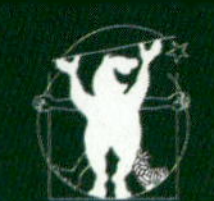

Wissenschaftliches Publizieren im Mabuse-Verlag

**Sie planen eine Veröffentlichung?
Unser Angebot für Sie:**

Gut vernetzt und sichtbar: Wir bieten ein klares inhaltliches Profil und ein in Fachkreisen gut eingeführtes Programm.

Stark im Vertrieb: Wir garantieren eine aktive Vertriebs- und Pressearbeit. Zudem präsentieren wir Ihr Buch bei Büchertischen auf Fachkongressen und im klassischen Buchhandel. Außerdem bieten wir es als E-Book an.

Sie möchten Ihr Manuskript bei uns einreichen?

Um Ihr Manuskript beurteilen zu können, benötigen wir folgende Unterlagen:

- Ein Exposé Ihres Werkes mit Textprobe (10–20 Seiten).
- Nennung der Zielgruppen des Buches
- Den geplanten Umfang der Publikation in Druckseiten (eine Druckseite entspricht ca. 1800 Zeichen inkl. Leerzeichen).

Weitere Infos unter:
www.mabuse-verlag.de/Mabuse-Verlag/Fuer-AutorInnen

Ihre Ansprechpartnerin: Nicola Weyer (Lektorin)
Telefon: 069-70 79 96-13
verlag@mabuse-verlag.de

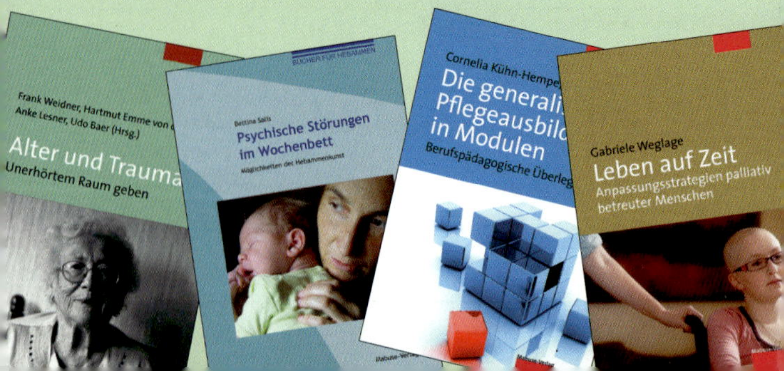

die sich für sie einsetzen, sie unterstützen und helfen wollen. Gemeinheiten und Drohungen werden in den sozialen Medien verbreitet, in einer oft rohen gewalttätigen Sprache. Ein weiteres Zitat von Freud, das er dem Dichter Plautus entlehnt hat, scheint wiederum bestätigt zu werden: „Homo homini lupus – der Mensch ist des Menschen Wolf".

Dennoch müssen wir als Psychoanalytiker besonders darauf achten, keine Gegenentwürfe „wegzufiltern". Wir sind es gewohnt, Störungen zu erkennen, psychische Defekte zu beschreiben und zu diagnostizieren. Aber der Mensch ist nicht nur böse. Kinder haben viele Ressourcen. In der Welt existieren Einfühlungsvermögen, Hilfsbereitschaft und Liebe. Der große Psychoanalytiker Horst Eberhard Richter hat in einem Gespräch, kurz vor seinem Tod, zu mir gesagt: „Gott existiert. Er ist in uns. Er ist die Liebe, die wir unaufhörlich spüren und die uns zu Beziehungen befähigt."

Mundelsheim, April 2017
Hans Hopf

Vorwort

Praxisalltag beim Kinderpsychoanalytiker. Ein 8-jähriger Junge kriecht hinter den Vorhang des Kasperletheaters und kündigt an, etwas vorzuspielen. Ganz nebenbei nimmt er eine Bolzenpistole mit, lädt sie und legt sie – wie beiläufig als Requisit – neben sich. Durch einen Spalt des Vorhangs sehe ich, wie der Junge die Pistole blitzschnell auf mich richtet und abdrückt. Der Pfeil trifft mich an der Stirn, wenige Zentimeter über dem rechten Auge. Es schmerzt zwar nicht allzu sehr, ich erschrecke jedoch über die Vorstellung, wie leicht mich der Pfeil hätte ins Auge treffen können. Dann sehe ich das Gesicht des Jungen. Ein hämisches Grinsen zuckt flüchtig darüber weg, danach taucht er wieder ernst hinterm Vorhang auf. Mit gespieltem Bedauern und mit gleichzeitig leuchtenden Augen meint er, dass der Pfeil wohl versehentlich losgegangen sei. Er könne nichts dafür. Ich spüre, wie mich heftige Wut überfällt. Wegen des Schmerzes, wegen der Unverschämtheit und wegen der Scheinheiligkeit. Im Moment hilft auch wenig, dass ich aus dem Elterngespräch weiß, dass dem Vater neulich Ähnliches geschehen ist, dass ich erwachsen bin und außerdem eine psychoanalytische Ausbildung absolviert habe. Am liebsten würde ich den Jungen anschreien, ich spüre den Impuls, mich irgendwie rächen zu wollen. Nur mühsam schaffe ich es, meine Gegenübertragung einigermaßen zu kontrollieren. Verzweifelt überlege ich angemessene Interventionen.

Es ist keine Frage: Sich überwiegend mit Aggressionen in analytischen Kinder- und Jugendlichenpsychotherapien zu befassen, ist letztendlich eine Verengung auf einen bestimmten Teilaspekt der Persönlichkeit. Außerdem müssen wir uns ja in allen Therapien – auch – mit aggressiven Phänomenen beschäftigen. Warum also ein ganzes Buch den Manifestationen von Aggressionen in der Therapie gewidmet wird, muss zumindest erklärt werden: Mein Hauptmotiv, dieses Buch zu schreiben, war die immerwährende große Schwierigkeit, die der Therapeut in solchen Situationen mit dem Beherrschen seiner Gegenübertragungsaffekte hat, woran sich vielfältige behandlungstechnische Probleme knüpfen.

Während psychoanalytischer Behandlungen von Kindern oder Jugendlichen werden wir nicht selten mit wahrlich archaischen Aggressionsdurchbrüchen konfrontiert, die so infizieren können, dass uns Affekte aus den Tiefen des Unbewussten regelrecht überschwemmen. Das Verhalten des Kindes kann so tief kränken, so viel narzisstische Wut nach sich ziehen, dass wir nur noch Racheimpulse empfinden, die wir blindwütig ausleben möchten, oder – noch schlimmer – dass wir unsere verbale und intellektuelle Überlegenheit einsetzen, um unsere Haut zu retten und uns in Form von sogenannten Deutungen rächen. „Das Gefühl von Hilflosigkeit, wenn wir die kindlichen Aggressionen nicht verbieten oder stoppen wollen oder können, ist äußerst beängstigend, scheint uns oft unerträglich, absolut unakzeptabel zu sein", schreibt die Kollegin Ursula Pinschewer-Häfliger (1977, S. 412).

Wir können aggressive Affekte nur schwer in uns halten und aushalten, offenbar geling es uns weniger gut als bei anderen Affekten. Die Neigung, die drängenden Spannungen über averbales *Agieren* abzuführen, ist groß, aufgrund der unterschiedlichen Entwicklung von Junge und Mädchen, bei Männern noch ausgeprägter als bei Frauen. Dies schafft in unseren Therapien große Probleme mit der Gegenübertragung. Der angemessene Umgang mit Aggressionen in der analytischen Psychotherapie von Kindern und Jugendlichen ist immer wieder unendlich schwer.

Zunächst erfolgt eine theoretische Erörterung des Begriffes Aggression. Hier kann es natürlich nicht um eine Diskussion aller Definitionen von Aggression in allen möglichen Wissenschaften gehen, sondern nur innerhalb der Psychoanalyse (Aggressivität meint übrigens Neigung oder Gestimmtheit zu Aggressionen). Nach Überlegungen zur Diagnostik von aggressivem Verhalten wird auf die Frage eingegangen, ob unterschiedliche theoretische Schulen verschiedenartig mit aggressiven Äußerungen von Kindern umgehen: Immerhin bedeutet es einen erheblichen Unterschied, ob Aggression als ein angeborener Trieb oder als das Ergebnis von frühkindlichen Traumatisierungen verstanden wird.

Seit den Arbeiten von Anna Freud, Melanie Klein und Donald W. Winnicott gab es nur noch wenig Auseinandersetzungen mit der Behandlungstechnik von Kindern und Jugendlichen, es existieren lediglich vereinzelte Arbeiten, die ich teilweise in diesem Buch zitiere. Ich habe den Eindruck, als wären lediglich die Veränderungen in der Psychoanalyse für Erwachsene mit gewisser Verzögerung auf die Behandlung von Kindern und Jugendlichen übertragen worden, Brosamen, die vom Tische der Reichen herabfielen. Erst die Ergebnisse der Säuglingsbeobachtungen veränderten die Situation und brachten wieder neuen direkten Diskussions- und auch Zündstoff.

In der zweiten Hälfte dieses Buches wird auf einige behandlungstechnische Probleme bei der Handhabung von Aggressionen eingegangen. Mit diesen Werkstattberichten soll zur kritischen Betrachtung angeregt und sollten vielleicht auch einige konstruktive Diskussionen angeregt werden. Ich will absichtlich keine ausführlichen Kasuistiken bringen, sondern möchte einige allgemeine technische Probleme an Fallvignetten aufzeigen; eher assoziativ, als durchgegliedert oder gar vollständig.

Im Kapitel über die Geschlechtsunterschiede habe ich dieses Buch durch Gedanken zur Psychoanalyse des Jungen und des Mädchens ergänzt. Den Abschnitt über die Hyperkinetische Störung habe ich mit einer heutigen Sicht auf das Störungsbild ADHS sowie den veränderten gesellschaftlichen Rahmen vervollständigt. Der Teil über die narzisstische Wut soll ebenfalls ergänzt werden durch psychodynamische Überlegungen zu Attentätern wie A. Breivik und Tim K. Zum Schluss bringe ich eine kleine Zusammenfassung mit Gedanken zur Fremdenfeindlichkeit.

Ich danke meinen Patientinnen und Patienten, mit denen ich die Fallsequenzen durchgesprochen habe und die so mit der Veröffentlichung einverstanden waren. Und ich danke meinen Supervisandinnen und Supervisanden, insbesondere meinen Kolleginnen Monika Koch und Claudia Straub, für ihre hilfreichen Diskussionsbeiträge. Wiederum spreche ich Irene Maier, der engagierten Sekretärin des Therapiezentrums Osterhof meinen Dank aus, die innerhalb ihrer Freizeit alle schriftlichen Arbeiten perfekt ausgeführt hat. Nicola Weyer vom Mabuse-Verlag danke ich für ihre gründliche Arbeit und die unkomplizierte Zusammenarbeit.

Hans Hopf

Die Entwicklung des Aggressionsbegriffs in der Psychoanalyse

Es existieren instinktive Ursachen für Wut, Hass, Gereiztheit und Ärger. Im Tierreich können wir beobachten, dass Wut innerhalb unterschiedlicher Situationen freigesetzt werden kann: Wenn ein Junges von der Mutter getrennt wird, wenn das Territorium bedroht wird und wenn ein – sexueller – Rivale den Rang streitig macht. Gemäß Kernberg (1997) sind alle Affekte biologisch vorgegeben und sind die Brücke zu den psychischen Trieben; dies wird im Folgenden weiter ausgeführt.

Es gibt bis heute keine unumstrittene und vor allem keine einheitliche, stringente Theorie der Aggression, nicht einmal innerhalb der Psychoanalyse. Und es gibt auch keine der Libidotheorie oder den Theorien der Objektbeziehungen vergleichbare Entwicklungstheorie der Aggression (vgl. auch Lehmkuhl, 1994). Zwar sprechen wir von oraler, analer und phallischer Aggression, doch geht es dabei eher um Beimischungen von aggressiven Elementen, immer aus Sicht der Libidoentwicklung (A. Freud 1972, S. 2776). Darum werde ich die Manifestationen von Aggression in den jeweiligen kindlichen Entwicklungsphasen auch nur punktuell beschreiben können, ausführlicher hingegen die Untersuchungen von Henri Parens und den Bereich der Geschlechtsunterschiede (vgl. Hopf, 1996, Hopf, 2015).

Die Entwicklung der Freud'schen Auffassung von Aggression

Freuds Konzept von der Aggression ist im Zusammenhang mit der Libidotheorie entwickelt worden und lässt sich darum kaum isoliert betrachten. Vor der Jahrhundertwende ging Freud mit Breuer davon aus, dass Sexualität bei normalen gesunden jungen Männern ein ungemischter Aggressionstrieb sei und dass die Zunahme sexueller Erregung wie bei männlichen Tieren auch zu einer Zunahme des Aggressionstriebes führe (Nagera 1974, S. 53).

In den „Drei Abhandlungen zur Sexualtheorie" (1905d) vertrat Freud ebenfalls die Ansicht, dass männliche Sexualität immer ein Element von Aggressivität enthalte, um den Widerstand der Sexualobjekte zu überwinden. Wenn diese aggressive Komponente des Sexualtriebes an die Hauptstelle verschoben wird und sich verselbständigt, so entsteht eine Perversion, der Sadismus: Dann dominieren kannibalische Gelüste, Machtausübung und der Wunsch zur Unterwerfung.

Freud fasste damals Aggression als eine libidinöse Strebung auf und war während vieler Jahre nicht bereit, die Existenz eines unabhängigen Aggressionstriebes anzunehmen. Es ist zu vermuten, dass hierzu auch die Tatsache beitrug, dass Alfred Adler dem Aggressionstrieb in seiner Neurosentheorie einen entscheidenden Platz eingeräumt hatte, was Freud so nur ungern übernehmen wollte. Erich Fromm (1974) meint zudem, dass Freud von den schädlichen Folgen der Verdrängung der Sexualität so beeindruckt war, dass er dem Problem der Aggression keine besondere Bedeutung zuschrieb, bis es aufgrund des Ersten Weltkriegs nicht mehr zu übersehen war. Immerhin sprach Freud inzwischen neben dem sexuellen Trieb auch dem selbsterhaltenden die Fähigkeit zu, aggressiv zu werden. Die Sexualtriebe dienten seiner Meinung nach der Arterhaltung, die Ich- oder Selbsterhaltungstriebe der Erhaltung des Individuums. Innerhalb dieses dualistischen Triebmodells wurde die Aggression als ein Mittel zur Durchsetzung von Ansprüchen und Ermöglichung von verweigerten Bedürfnissen verstanden.

In „Triebe der Triebschicksale" (1915c) trennte sich Freud von der Vorstellung, Aggression sei eine libidinöse Strebung, und diskutierte erstmals den Gegensatz von Liebe und Hass. 1920 vollzog er schließlich den nächsten entscheidenden Schritt. Freud ordnete die Sexual- und Selbsterhaltungstriebe dem Eros, also dem *Lebenstrieb* unter. Aggression wurde von jetzt an nicht mehr als Abkömmling der Selbsterhaltungstriebe gesehen, sondern eines *Todestriebes*, dessen Ziel es ist, aufzulösen und zu zerstören. Dieser Todestrieb ist nach Freud nicht sichtbar und wirkt innerpsychisch lautlos. Seine selbstzerstörerische Tendenz kann nur bedingt neutralisiert werden: „Die gefährlichen Todestriebe werden im Individuum auf verschiedene Weise behandelt, teils durch Mischung mit erotischen Komponenten unschädlich gemacht, teils als Aggressionen nach außen gelenkt, zum großen Teil setzen sie gewiss ungehindert ihre innere Arbeit fort" (Freud 1922b, S. 320). Der Todestrieb wird also erst erkennbar, wenn er als Destruktivität nach außen gerichtet wird. Aggressives Verhalten war von jetzt an triebgesteuertes Verhalten, das durch ein schwaches Ich oder Über-Ich nur unzureichend gehemmt wurde. Zwar über den Umweg eines Todestriebes führte Freud auf diese Weise einen spontan wirkenden endogenen Aggressions- und Destruktionstrieb ein.

Warum rückt Freud von seiner früheren Position ab? Limentani (1990) sieht den zwingenden Grund darin, dass Freud die Bedeutung des *Wiederholungszwangs* entdeckt hatte. Freud definierte ihn als eine angeborene Tendenz, welche zur Wiederherstellung eines früheren Zustands, des Anorganischen oder des Todes zwingt – Tod und Zerfall seien gleichsam in den Zellen angelegt.

In „Das Unbehagen in der Kultur" (1930a) schrieb Freud unter anderem über die Rolle der Destruktion für die Gruppenbildung und Kulturentwicklung, und es kam zu einem gewissen Abschuss der Diskussion um den Aggressionstrieb, den er jetzt als eine Grundveranlagung des menschlichen Tiers sah. Es ist wohl Freuds düsterstes Buch und spiegelt auch seine damalige trostlose Stimmung, zu der nach Gay der körperliche Verfall, die Herzprobleme und auch die Enttäuschung beitrugen, beim Nobelpreis übergangen worden zu sein.

Freud meint, dass die Kultur zwar eine Reihe von Methoden aufbieten würde, um der Aggressivität Schranken zu setzen: Identifizierungen, zielgehemmte Liebesbeziehungen, Einschränkungen des Sexuallebens und Reaktionsbildung. Doch das Bild vom Menschen, das er entwirft, macht seinen von Skepsis und Pessimismus getragenen damaligen

Standpunkt deutlich. Freud malt den Rückfall des Menschen in sadistische Destruktivität in allen Einzelheiten aus: Er vergewaltigt und beraubt seinen Nächsten, demütigt, quält und tötet ihn. Allerdings übersah Freud dabei, dass Tiere in der Regel gerade nicht sadistisch sind. Sadismus ist also nicht bestialisch, sondern menschlich. Sein Zitat schließt mit den folgenden Worten:

„Homo homini lupus" (auf Deutsch: „Der Mensch ist des Menschen Wolf"); wer hat nach allen Erfahrungen des Lebens und der Geschichte den Mut, diesen Satz zu bestreiten? Diese grausame Aggression wartet in der Regel eine Provokation ab oder stellt sich in den Dienst einer anderen Absicht, deren Ziel auch mit milderen Mitteln zu erreichen wäre. Unter ihr günstigen Umständen, wenn die seelischen Gegenkräfte, die sie sonst hemmen, weggefallen sind, äußert sie sich auch spontan, enthüllt den Menschen als wilde Bestie, der die Schonung der eigenen Art fremd ist" (1930a, S. 240).

Freuds Konzept vom Todestrieb und dem sich daraus ableitenden Aggressionstrieb wurde innerhalb der Psychoanalyse von Anfang an zwiespältig aufgenommen, bis heute heftig diskutiert und zum Teil entschieden abgelehnt. Auf die Kritik werde ich im Folgenden noch zu sprechen kommen.

Das Konzept des Todestriebes bei Melanie Klein

Für das psychoanalytische Konzept von Melanie Klein besitzt die Todestriebtheorie zentrale Bedeutung. Nach ihrer Auffassung sind Lebens- und Todestriebe von Geburt an im Menschen wirksam. Allerdings ist der Todestrieb bei ihr keineswegs „stumm" und „unauffällig", sondern macht sich in Gestalt von sadistischen Phantasien bemerkbar. Die Eltern werden in der Phantasie zerbissen, zerrissen, zerschnitten, zerstampft. Es entsteht das Bild eines kleinen, etwa sechs bis neun Monate alten Kindes, das mit Zähnen, Nägeln, Exkrementen und seinem ganzen, in der Phantasie zu gefährlichen Waffen verwandelten Körper, die Zerstörung der Mutter anstrebt (Klein 1932/1987, S. 165). Diese destruktiven Triebregungen lösen jedoch nach Klein schon in den ersten Lebensmonaten Angst aus. Durch Projektion wird der Trieb nach außen abgelenkt und in das Objekt, also in die Brust, verbannt. Jetzt entsteht allerdings Angst, von dem äußeren und dem verinnerlichten Objekt angegriffen zu werden. Diese Angst des Kindes vor den Objekten, ist seinen sadistischen Impulsen proportional. Ein Circulus vitiosus beginnt, Angriffe auf die Objekte werden abgelöst von Angst vor Vergeltung und so weiter. Dominiert der Todestrieb, entstehen aus der Mischung der Triebe Neid, Masochismus oder andere Zustände von pathologischer Aggression. Mit dem Erreichen der *depressiven Position* gelingt es dem Kind, Schmerz und Trauer zu empfinden, und es wird fähig, die aggressiv-destruktiven Impulse als aus seinem Inneren stammend zu erkennen und Verantwortung dafür zu übernehmen.

Kleins Theorie vom Todestrieb folgt der Freud'schen Auffassung von der Ablenkung des Todestriebes nach außen. Gelingt dies von Geburt an nicht hinreichend, kommt es zur Selbstdestruktivität. Schizoiden Zuständen liegt ein ursprüngliches Scheitern dieser Ablenkung zugrunde, es kommt zur Furcht vor einer vernichtenden Kraft im Inneren sowie vor der fragmentierenden Auflösung des eigenen Ich und der eigenen Identität. Melanie Klein beschrieb den Prototyp einer aggressiven Objektbeziehung, in der diese Ich-Fragmente unter Umständen ausgestoßen und in äußere Objekte hineinverlegt werden. Diesen Mechanismus nannte sie *projektive Identifizierung*. Melanie Klein hat mit ihren Theorien ganz entscheidend zur Fortentwicklung der Psychoanalyse und zum Verständnis von Borderline-Störungen und den Psychosen beigetragen (Hinshelwood 1993, 93f).

Gelegentlich wird der kleinianische Schule vorgeworfen, dass sie lediglich an konstitutionelle Faktoren glaube, Umweltfaktoren vernachlässige und dass somit die Möglichkeiten, psychische Fehlentwicklungen therapeutisch zu korrigieren, eingeschränkt seien. Diese Kritik ist jedoch nicht korrekt. Klein ist wie Freud der Meinung, dass die Triebe außergewöhnlich formbar sind und dass darum auch die Aggression veränderbar ist. Nach ihrer Auffassung werden die Triebe jedoch durch unbewusste Phantasien seelisch repräsentiert. Diese wiederum manifestieren sich in der Beziehung und im Spiel und werden somit auch der Deutungsarbeit zugänglich. Die analytische Arbeit verringert auf diese Weise die Angst und somit auch die destruktiven Impulse im Inneren des Patienten. Inzwischen hat sich aber auch die Vorstellung von der Bedeutung der unbewussten Triebphantasie bei der Entstehung von psychischen Störungen verändert: Seit Bions Erweiterung der kleinianischen Theorie durch das Container-Contained-Konzept wird zudem klar anerkannt, das sich eine Psychopathologie auch aufgrund einer Mutter entwickeln kann, die bestimmte Affektzustände des Kindes nicht angemessen bewältigt (vgl. Bacal 1994, S. 107); damit werden implizit auch reale Beziehungen und Umweltfaktoren anerkannt.

Theorien, insbesondere innerhalb der Psychoanalyse, enthalten immer ein subjektives Element. Ohne die großen Leistungen von Freud und Klein im Geringsten schmälern zu wollen – als Psychoanalytiker müssen wir auch bei ihnen an Wechselwirkungen zwischen Theoriebildung und Biographie denken. Freuds spätes psychoanalytisches System mit seiner Betonung von Aggression und Tod ist vielleicht auch als Reaktion auf den Kummer dieser Jahre zu verstehen. Jahrelang musste er um seine Angehörigen bangen, die in den Krieg gezogen waren, und er verlor schließlich noch die Tochter. Es ist wahrscheinlich kein Zufall, dass der Ausdruck „Todestrieb" zum ersten Mal eine Woche nach Sofie Halberstadts Tod in seiner Korrespondenz auftauchte. Erich Fromm (1974) sieht zudem einen wichtigen Grund in Freuds lebenslangen Todesängsten und seiner geradezu zwanghaften Beschäftigung mit dem Tod.

Wer Phyllis Grosskurths (1993) Buch über das Leben und Werk von Melanie Klein gelesen hat, kommt ebenfalls nicht umhin, Wechselwirkungen zwischen ihrer Biographie und ihren Theoriebildungen zu vermuten. Ihr Ehemann trennte sich früh von ihr und lässt sie mit drei Kindern zurück. Der Mann, den sie liebt, verschwindet aus ihrem Leben. Ein Sohn verunglückt, wobei vielfach angenommen wird, er habe sich selbst getötet. Eine Tochter, Melitta Schmideberg, tritt als rächende Furie auf, die ihre Mutter jahrelang verfolgt, bloßstellt und fortlaufend diskriminiert. Können unter solchen Lebensumständen die menschlichen Objekte – verständlicherweise – nicht leicht als extrem feindselig erlebt werden? Und geht es uns nicht allen so, dass wir Theorien – nicht nur von der Aggression – nur so akzeptieren und in unser Behandlungskonzept integrieren können, wie es unsere Biographie möglich macht? In einem der letzten Kapitel werde ich darauf noch einmal zu sprechen kommen. Die subjektive Perspektive, insbesondere beim Wechsel von Theorien – vor allem im Bereich der Aggression –, wird auch von Petri betont: „Ein solcher Theorienwechsel hat bekanntlich einen hohen Anteil an subjektiven, sich im Lebensprozess dynamisch verändernden Motivationen, die durch persönliche, berufliche und historische Erfahrungen, Werteinstellungen, Charakterhaltungen und Alter geprägt werden“ (Petri 1996, S. 144).

Die Bedeutung der Ich-Psychologie

Mit den späten Arbeiten Freuds, von Anna Freud und von Hartmann, entwickelte sich von den 1930er Jahren an die sogenannte Ich-Psychologie. Das Ich in seinem Verhältnis zum Es und zum Über-Ich geriet zunehmend in den Mittelpunkt des Interesses, vor allem aber die Störungen seiner wichtigsten Funktionen standen von jetzt an im Zentrum der psychoanalytischen Forschung.

Hartmann (1955, S. 22) distanzierte sich – zunächst noch recht vorsichtig – vom Freud'schen Todestrieb. Er stellte fest, dass Selbstzerstörung nicht die einzige Alternative zur nach außen gewendeten Aggression sei und führte den Begriff der *Neutralisierung* ein. Neutralisierung wird von ihm gleichbedeutend mit dem Begriff *Sublimierung* verwendet. Als solche bezeichnete er den Wechsel libidinöser wie aggressiver Energie vom triebhaften zu einem nicht triebhaften Modus. Auf diese Weise werden die Energien des Destruktionstriebes dem Ich verfügbar gemacht, das Ich kann sie kontrollieren, nutzen und die Abfuhr aufschieben. Die primär aggressiv-destruktiven Tendenzen werden auf diese Weise in nützliche, expansive und konstruktive verwandelt.

Die Modifikation der Aggression kann dann in Gang kommen, wenn sich das Ich als Instanz zu strukturieren beginnt, nach übereinstimmender Auffassung verschiedener Autoren etwa um den 6. Lebensmonat. Die Neutralisierung wird vorangetrieben durch einen Rhythmus von Befriedigung und erträglicher Frustration und durch die Mischung der Triebe und der Objektrepräsentanzen. Entgleisen diese Prozesse, beispielsweise bei extremer Verwöhnung oder einfühlloser Strenge, kommt es zu gestörten Objektbeziehungen (vgl. Blanck u. Blanck 1988). Neutralisierte Aggression beschleunigt den Entwicklungsdrang nach Loslösung und Individuation. Nach Blanck und Blanck wird das auf dramatische Weise evident, wenn sich das anderthalbjährige Kleinkind mit dem Aggressor identifiziert und „Nein" zu sagen beginnt (S. 423). Jacobson (1973, S. 63) meinte, dass die Legierung und Neutralisierung der aggressiven Triebe erst richtig einsetzt, wenn die infantile Sexualität ihren Höhepunkt erreicht. Die Triebneutralisierung wird ihrer Meinung nach zusätzlich noch durch die Über-Ich-Bildung verstärkt, ehe das Kind in die Latenz eintritt.

Aufgrund der kindlichen Entwicklung und der Sozialisation entschärfen weitere Reifungsvorgänge die aggressiv-destruktiven Impulse. Das Selbstwertgefühl wird stabiler, die Ich-Funktionen werden reifer, differenzierter, und das Über-Ich wird flexibler und durch ein Ich-Ideal gemildert.

Hartmann wollte also letztendlich die Vorstellung von einem destruktiven Aggressionstrieb erhalten, was ihm andererseits vor dem Hintergrund seiner Erkenntnisse nicht mehr vollständig möglich erschien. So schlug er diesen – wahrscheinlich unnötigen – Umweg ein. Mentzos (1993, S. 83) zufolge ist es gerade andersherum. Wenn expansive Aggressivität behindert wird, kann sie regelrecht aus den Fugen geraten und einen pathologischen Funktionswandel erfahren. Hiermit kommen wir zur grundsätzlichen Frage: Ist Aggression ein energetisch konzipierter Trieb oder lediglich ein vorgegebenes Muster, welches durch einen adäquaten Reiz oder eine Behinderung mobilisiert wird?

Die ich-psychologische Behandlungstechnik

Im folgenden Abschnitt will ich über einige technische Konsequenzen sowie über die ich-psychologische Arbeit mit Aggressionen sprechen. Eine zentrale Frage war: Wie kann Aggressivität in einer psychoanalytischen Behandlung neutralisiert werden?

Etwa 1971 erzählte Jacques Berna in einem Seminar von einer Kinderbehandlung, die er zwischen 1948 und 1950 bei einem damals 7- bis 9-jährigen Jungen durchgeführt hatte. Nach etwa 11 Jahren hatte sich dieser Patient wieder gemeldet, und Berna war sehr überrascht, dass sich der junge Mann an überhaupt nichts mehr der immerhin über achtzigstündigen therapeutischen Zusammenarbeit erinnern konnte. Berna gewann schließlich den Eindruck, dass die damalige Psychotherapie vollkommen verdrängt worden war und in ihrer Wirkung offensichtlich gleich Null gewesen sein musste.

Mich hat damals beeindruckt, wie enttäuscht Berna von seiner früheren Arbeit war und wie verfehlt er inzwischen sein damaliges Rollenspielen, Agieren und sexuelles Aufklären hielt. Er konnte uns schlüssig aufzeigen, warum die damalige Therapie so wenig gefruchtet hatte und wie eine Kinderanalyse mit einer *ich-psychologischen Deutungstechnik* hätte verlaufen können.

Ich habe inzwischen mehrfach miterlebt, dass eine zurückliegende Behandlung mittlerweile sehr skeptisch beurteilt wurde, weil entsprechende theoretische Annahmen und eine bestimmte Behandlungstechnik noch nicht zur Verfügung gestanden haben. An einer ehemaligen und erneuten Analyse eines Patienten zeigte beispielsweise Kohut, wie er ihn erst mit Hilfe des neuen Bezugsrahmens „Selbstpsychologie“ hätte angemessen behandeln und von seinen Symptomen befreien können (vgl. Cremerius 1981, S. 77). Neue Theorien machen immer neue Hoffnungen, Neurosen tiefergehend, besser und schneller ausheilen zu können. Oft führt dies jedoch zur naiven Idealisierung von Theorien und dem Glauben, die endgültige Wahrheit gefunden zu haben, was dann Weiterentwicklung verhindert. Wir werden hierauf noch an anderer Stelle zu sprechen kommen.

Ruth Cycon hat 1971 die technischen Aspekte der Kinderanalyse vor dem Hintergrund ich-psychologischer Erkenntnisse recht schlüssig und überzeugend dargestellt. Sie war der eindeutigen (sicherlich auch heute noch richtigen) Meinung, dass sich die Kinderanalyse von der Erwachsenenanalyse nicht unterscheidet: Wie bei der analytischen Arbeit mit Erwachsenen liegt die therapeutische Arbeit im Erkennen und Deuten der Abwehrmechanismen, im Wechsel mit der Deutung der darunterliegenden abgewehrten Impulse und Affekte. Der Abbau der Abwehrmechanismen führt zur Stärkung des Ich und gleichzeitig zur Verminderung der Ängste. Das Kind begreift im Verlauf der Analyse immer besser, wie es mit seinen Affekten und Triebwünschen umgeht. Damit wird auch die Angst vor bedrohlichen Affekten und Triebwünschen verringert und der Konflikt der Bearbeitung zugänglich gemacht. Ermöglicht wird dieser Prozess, indem sich der Analytiker dem noch schwachen und abhängigen Ich des Kindes als Hilfs-Ich zur Verfügung stellt und ein Arbeitsbündnis mit dem Kind schließt. Dabei spielt die Verbalisierung der vorbewusst wahrgenommenen inneren und äußeren Gefahren eine große Rolle. Die *Verbalisierung* gibt dem Ich des Kindes die Möglichkeit, zwischen Wünschen und Phantasien einerseits und der Realität andererseits zu unterscheiden. Durch Mitagieren und Teilnahme am kindlichen Spiel unter Verzicht auf Interpretation, Konfrontation und Deutung oder durch aktive Ermunterung, feindselige oder libidinöse Impulse im Spiel auszudrücken, kann zwar eine zeitweilige Entladung von Spannungen und dadurch eine Symptombesserung erzielt werden. Der Konflikt zwischen Ich und Es wird dabei aber weiterbestehen und sich vielleicht durch neue Symptombildungen bemerkbar machen.

Eine andere Möglichkeit wäre es, das Kind direkt mit seinen unbewussten Konflikten zu konfrontieren, also direkte Es-Deutungen zu geben. Die Angst würde dadurch jedoch nur noch größer, und es würde eine Verstärkung der Abwehr notwendig. Das Ich wäre aber weiterhin in Gefahr und am eigentlichen intrapsychischen Konflikt hätte sich wieder nichts verändert (vgl. Cycon 1971, S. 96f.).

Kehren wir nochmals zu Bernas Behandlung vom Anfang dieses Kapitels zurück. Er führte in seinem damaligen Rückblick aus, wie er – mit Kenntnis der ich-psychologischen Behandlungstechnik – das Material der Stunde aufgegriffen hätte. Kurt, nach Bernas Beschreibung „ein wildes, aggressives und zerstörerisches Kind", stieß in der Therapiestunde kleine Spielautos hin und her, die einander rammten und umwarfen. Dem Therapeuten wurde die Rolle des Mechanikers, Benzinlieferanten oder Fahrer eines anderen Autos zugewiesen. Zusammenprallen und Herumwerfen der Autos fasste Berna inzwischen als „Urszenenmaterial und als rächende Kastrationsängste" auf. Diese Es-Inhalte lösten seiner Auffassung nach schwere Ängste aus, die vom Ich des Patienten durch Mechanismen wie Umkehrung oder Identifikation mit dem Aggressor abgewehrt wurden.

Berna hätte 11 Jahre später Übertragungsdeutung den Vorzug gegeben, denn hierdurch könnte sich, seiner damaligen Meinung nach, der angezeigte Widerstand abbauen. Aber auch die Deutung der Abwehr erschien ihm wichtig, die Umkehrung des passiven in ein aktives Erlebnis und die Identifizierung mit dem Angreifer. Berna hätte jetzt also beispielsweise zu dem Patienten gesagt: „Du willst herausfinden, ob ich böse werde." Oder, indem er den Abwehraspekt stärker eingeschlossen hätte: „Du packst so tüchtig zu, damit du dich bei mir sicher fühlst." Damit wären nach Bernas Ansicht Übertragung, Identifikation mit dem Angreifer und Umkehr schon angedeutet und könnten in weiteren Interpretationen zur Verarbeitung kommen (vgl. Berna 1971, S. 323 f.).

Mag man aus heutiger Sicht der ich-psychologischen Deutungstechnik gewisse Einseitigkeit unterstellen, insbesondere eine Vernachlässigung des Beziehungsaspekts, der Übertragung und vor allem der Gegenübertragung (vgl. auch Heinemann et al. 1992, S. 24), fasziniert immer noch, wie klar die Behandlungstechnik dargestellt und diskutiert wurde, nebst den notwendigen Einschränkungen bei aggressiven Ausbrüchen – obwohl manches aus heutiger Sicht eher als psychoanalytische Pädagogik erscheint, denn als Psychoanalyse.

Bei aggressiven Attacken wurden kleinere Kinder beispielsweise festgehalten, gefährliche Spielzeuge wurden aus dem Behandlungszimmer entfernt. Dem Patienten wurden Einschränkungen auferlegt, um ihn selbst, den Therapeuten und die Umwelt zu schützen. Dies geschah mit der deutlichen Absicht, dass das Kind nicht ängstlich werden und sich danach schuldig fühlen sollte. Und die Kinder wurden ermutigt, das unbewusste Material durch Phantasiespiele oder verbal darzustellen und es nicht zu agieren. Hierzu meinte Anna Freud unmissverständlich: „In der frühen Geschichte der Kinderanalyse glaubte man, dass das Agieren und besonders die Freisetzung von Aggressionen an sich schon einen therapeutischen Wert hätten. Heutzutage hört man das gelegentlich noch in dem Gedanken ausgedrückt, dass man dem Kind in seinem Verhalten einen großen Spielraum geben müsse, weil sich das, was unbewusst ist, im „freien Ausdruck“ deutlicher zeigen werde. Dem ist nicht so. Im Gegenteil, das analytische Material wird verdunkelt und verändert, wenn der Analytiker auf diese Weise massive Regression gestattet“ (in: Sander et al. 1982, S. 230). Diese Aussage kann nicht oft genug überdacht werden.

Nach Meinung A. Freuds ist es für kleine Kinder durchaus altersgemäß, wenn nötig, von einem Erwachsenen festgehalten zu werden. Einschränkungen sollten jedoch immer von Verbalisierungen und Deutungen begleitet werden; dann kann eine Deutung durchaus wirksam werden.

Ich denke, dass es auch heute noch gemeinsamer Nenner der unterschiedlichen Behandlungstechniken ist, dass destruktiven Impulsen irgendwann Grenzen gesetzt werden müssen. Ich kann mir nicht vorstellen, dass ein Kindertherapeut oder eine spezifische Behandlungstechnik gelegentlich ohne solche Begrenzungen auskommen kann. Wie diese im Einzelnen aussehen können, soll anhand von weiteren Fallvignetten diskutiert werden. Grenzsetzungen sind Strukturierungsmaßnahmen; verleihen der Therapeut-Kind-Beziehung einen sicheren Rahmen und entlasten den kindlichen Patienten von möglichen Schuldgefühlen (vgl. auch Kugele 1995, S. 121).

Die ich-psychologische Deutungstechnik und den Umgang mit aggressiven Affekten hat Robert Furman in einem Aufsatz über ein Kind, das sich nicht beherrschen kann, eindrucksvoll dargestellt. Billys Mutter war während der Analyse des Jungen an Krebs gestorben, und der kleine Patient wehrte – nach ich-psychologischem Verständnis – Angst und vor allem Trauer durch zorniges, unbeherrschtes Verhalten ab: Das aggressive Verhalten wurde also als Abwehr gesehen, welche gedeutet wurde, um an die zugrundeliegenden Konflikte vorzudringen. In der folgenden Sequenz zeigt Furman, wie er mit dem Agieren des Jungen umging, wenn Deutungen zunächst zu keiner erkennbaren Veränderung führten:

„Billy kam an einem Freitagnachmittag und verzehrte eine Zuckerstange. Nachlässig grüßte er ‚Hi', zog seinen Mantel aus und ließ ihn einfach auf den Boden fallen. Als ich eine Bemerkung darüber machen wollte, zerbröckelte er die Zuckerstange, und die Krumen fielen auf den Boden. Er überging meine Erklärung, er wolle mir zeigen, es sei ein harter Tag für ihn gewesen. Dann machte er sich daran, die Krumen absichtlich und auffällig mit seinem Absatz auf dem Boden zu zerreiben; dabei wurde er immer aufgeregter. Ich sagte: ‚Halt einmal! Wir wollen das lieber in Ordnung bringen, ehe du so aus der Fassung gerätst, dass wir nicht mehr verstehen, was das alles bedeutet.' Er erschien erleichtert, aber als er anfing, die Krumen zusammenzukehren, zerstreute er sie noch mehr. Ich sagte, er brauche wohl meine Hilfe, und während ich neben ihm arbeitete, kam er zurecht. Ich ergriff die Gelegenheit, ihm bei diesem Zwischenfall zu erklären, wir wüssten, wenn er Durcheinander mache, heiße das, er sei zornig. Es wäre besser für uns, seinen Ärger zu verstehen, als in der Erregung die Fassung zu verlieren" (1972, S 60).

Wir können anhand dieser kurzen Vignette Furmans technisches Vorgehen sehr schön beobachten. Er deutet zunächst die Abwehr, was aber am Verhalten des Jungen nichts verändert, eher noch zur Eskalation seines Zorns führt. Daraufhin fordert der Analytiker eine Einschränkung, mit welcher er aber gleichzeitig geschickt wiederum die Abwehr deutet. Das Verhalten verändert sich jetzt zwar, die Aggressivität ist aber noch immer, jetzt „subkutan" und wie beiläufig, spürbar. An dieser Stelle bietet sich der Analytiker als Hilfs-Ich an, welches das schwache Ich des Jungen verstärken soll, um mit den gefährlichen Affekten besser fertigzuwerden. Furman berichtet weiter:

„Als er mit Kehren fertig war, ging er zu den Spielautos und ließ sie zusammenkrachen. Er behauptete, ein schlimmer Bursche richte all das Unheil an. Dann ging er zu den Flugzeugen über; ein Nazi kämpfte gegen einen Amerikaner; Billy war auf der Naziseite. Während des Spiels sagte ich wenig, erkundigte mich nur nach Einzelheiten, bis sein Unwille auf den Höhepunkt stieg. Dann meinte ich, er scheine böse mit mir zu sein, vielleicht weil es Freitag sei (letzte Stunde vor der Wochenendpause), und fügte hinzu, wieviel besser es wäre, wenn er mit mir wie neulich mit seinem Vater über seinen Zorn sprechen könnte, anstatt sich so aufzuführen und mir den Ärger so zu zeigen, wie er es wohl bei seiner Mutter gemacht habe" (S. 60).

Während dieser Sequenz deutete Furman die Wut des Jungen als Trauer und Angst wegen der bevorstehenden Trennung, sicherlich dem zentralen Konflikt des Jungen, der seine Mutter verloren hat. Aber Furman bleibt nicht in der direkten Beziehung, sondern er wünscht sich, Billy möge mit ihm lieber über seinen Zorn sprechen, als den Ärger so zu agieren, wie einst bei seiner Mutter. Ohne Prüfung seiner Gegenübertragung kann er nicht ausreichend wahrnehmen, dass Billy zutiefst in seiner Trauer steckt, und wahrscheinlich weicht der Therapeut darum selbst in ein Abwehrverhalten aus.

Ich halte es nicht für angemessen, zurückliegende Behandlungen vor dem Hintergrund einer inzwischen weiterentwickelten Technik zu betrachten. Insofern ist der Hinweis darauf, dass der Beziehungsaspekt – insbesondere die Beziehung im Hier und Jetzt – zu wenig berücksichtigt wurde, letztendlich müßig. Andererseits kann das Betrachten von Behandlungssequenzen aus der damaligen Zeit durchaus den Blick für unsere eigenen blinden Flecken schärfen. Mit Bewunderung kann nur festgestellt werden, wie schlüssig damals die Konflikte analysiert und durchgearbeitet wurden; oder wie konsequent versucht wurde, technische Probleme streng analytisch zu bewältigen.

Als sich das Problem von Billy, sich zu beherrschen, trotz ständiger Deutung der Abwehr, nicht meistern ließ, stellte Furman dieses Problem des Patienten als Symptom in den Mittelpunkt: „Ich erklärte ihm, ich würde ihn immer versuchen lassen, sich selbst zu beherrschen, und mich nur einmischen, wenn er in Gefahr käme, sich selbst, das Sprechzimmer oder mich zu beschädigen. Würde ich ihm das bei mir in der Stunde gestatten, so könnte er nicht glauben, dass ich ihm wirklich helfen wollte, und er würde sich bei mir vor seinen Gefühlen fürchten. In diesen Fällen, so sagte ich ihm, übernähme ich die Kontrolle, um sie ihm weiterzuvermitteln, bis er wieder für sich einstehen könne" (S. 62f).

Billy konnte anfänglich keine Über-Ich-Deutung ertragen. Mit seinen Grenzsetzungen spricht Furman zum einen die aus dem Über-Ich resultierende Schuldangst an, stellt sich als Hilfs-Über-Ich zur Verfügung und hält den Raum für Wiedergutmachung bereit. Die Funktionen des Therapeuten als Hilfs-Ich und Hilfs-Über-Ich konnten zeitweise so weit gehen, dass er Billy gelegentlich festhielt. Wie bereits gesagt: Ich denke, dass dies auch heute noch, vor dem Hintergrund anderer (zeitbedingter) Theorien, richtig sein kann. Ein Verlust der Kontrolle über die Affekte bewirkt immer auch tiefe Ängste und führt zur Beschämung. Kinder wollen nicht nur zerstören, sie suchen im Wutanfall gleichzeitig Halt beim Erwachsenen.

Die Diskussionen um Einschränkungen und Grenzsetzungen, um Beschädigungen zu verhindern, nahmen allerdings gelegentlich auch groteske Formen an, wie etwa im Handbuch der Kinderpsychoanalyse von G. Pearson (1972). Peter Hamann (1993) meint über dieses Buch leicht ironisch, es gehe in ihm vor allem darum, wie sich der amerikanische Kinderpsychoanalytiker vor der Zerstörung oder Beschädigung seines kostbaren Inventars durch die Kinder während der Analyse schützen kann (S. 113). Ich denke, am besten auf eine solche Weise, indem es keine über die Maßen wertvolle Interieurs enthält, aber auch noch so ausgestattet ist, dass wir uns selbst darin wohl fühlen. Vielleicht sollte es irgendwo zwischen einem vor Mandalas und Figürchen überbordenden Kuschelraum und einem vor Abstinenz strotzenden leeren Barackenraum mit herabbaumelnder Lampe liegen.

Neue Impulse bekam die ich-psychologische Behandlungstechnik durch die Arbeiten von Blanck und Blanck (1980, 1985). Auch bei diesen beiden Autoren steht selbstredend die Ich-Stärkung im Mittelpunkt. Darum halten sie es auch nicht für richtig, dass die Aggression zu früh ins Zentrum der analytischen Arbeit gerät. Sie soll nach Möglichkeit gemildert (nicht unterdrückt!) werden, indem sich der Analytiker zunächst mit anderem Material befasst oder beispielsweise direkt sagt: „Es ist nicht gut für dich, wenn du mich so anschreist, solange du außerstande bist, zuzuhören und zu verstehen." Auf diese Weise wird versucht – ähnlich wie im Fall Billy – ein beobachtendes Ich zu schaffen. Von großer Bedeutung ist jedoch, wie die „Neutralisierung des Aggressionstriebes" gefördert werden kann, damit er in den Dienst von Loslösung und Individuation treten kann.

Blanck und Blanck gehen – wie Anny Katan und Anna Freud – davon aus, dass die Neutralisierung in der Psychotherapie vor allem durch Verbalisierung gefördert wird, also durch die Umsetzung unbewusster Es-Inhalte in bewusste Wortvorstellungen. Verbalisierung kann Handeln ersetzen oder zumindest aufschieben. Dabei ist vor allem das therapeutische Klima wichtig. Es muss dieselbe Vorhersehbarkeit bieten, die in der Kindheit von so wesentlicher Bedeutung ist. Für den erwachsenen Patienten kann das jedoch nicht in der Weise geschehen, als könnte das kindliche Erleben wiederholt werden. Der Analytiker befriedigt und frustriert nicht in rhythmischer Folge. Er bietet vielmehr einen vorhersehbaren, verlässlichen therapeutischen Kontext, der im allgemeinen der Neutralisierung nicht sofort nutzbar gemacht werden kann, der sich aber nach und nach herausbildet.

Hat sich nach Blanck und Blanck der Patient erst einmal der unerschütterlichen Zuverlässigkeit des Therapeuten versichert, beginnt er sowohl der Libido als auch der Aggression Ausdruck zu verleihen. Die Triebe werden in den miteinander verflochtenen Prozessen des Aufbaus der Objektbeziehungen, der Ermutigung, zu sprechen statt zu handeln, und der Förderung von Autonomie und Unabhängigkeit neutralisiert. Von herausragender Bedeutung ist jedoch, dass der Patient diagnostisch vollkommen verstanden wird, so dass die Behandlung auf seine Bedürfnisse eingestellt werden kann. Dann können Befriedigung und Versagung in angemessener Dosierung und im Einklang mit den diagnostischen Indikationen zugelassen werden. Im Wesentlichen muss das therapeutische Klima insgesamt so beschaffen sein, dass es Gelegenheit bietet, Wege zu einer Bedürfnisbefriedigung zu finden, die weder reflexiv noch impulsiv ist. Das therapeutische Bündnis schafft selbst die Möglichkeit zur Korrektur von Verzerrungen und zur Anwendung positiver Objektbesetzungen zum Zweck der Triebdämpfung (vgl. Blanck u. Blanck 1985, S 422f.).

Was ist aus der ich-psychologischen Behandlungstechnik geworden, haben sich Bernas damalige Hoffnungen erfüllt? Mich hat sehr überzeugt, was Bittner 1995 über die Weiterentwicklung psychoanalytischer Behandlungstechniken schrieb. Er machte deutlich, dass jede psychoanalytische Theorie mit der persönlichen Vorstellungswelt ihres Autors, mit seinen Lebenskonflikten und seinem Ringen mit dem Unbewussten korrespondiert, und führte fort: „Gleiches gilt für die analytischen Theorien ganzer Epochen: Sie spiegeln die sich wandelnden Lebensgefühle, das Ringen mit historisch wechselnden Konfliktlagen, zeitbedingte kognitive Stile und Muster, ohne je auf den archimedischen Punkt zu kommen, der die absolute Beschreibungskompetenz ermöglichte“ (S. 223). Ich teilte Bittners pessimistische Meinung nicht ganz, dass aus dem meisten darum schon nach 10 bis 20 Jahren Makulatur geworden ist, doch hat er recht damit, dass alle psychoanalytische Literatur von Zeitströmungen und persönlichen Konfliktlagen geprägt ist.

Darum nochmals die Frage, was denn von der ich-psychologischen Deutungstechnik geblieben ist. Eine veränderte Deutungstechnik bedeutet im Grunde genommen eine Verlagerung von Schwerpunkten. Zweifellos arbeiten wir heute viel mehr an der Beziehung im hic et nunc, mit Übertragung und Gegenübertragung. Dennoch beachten wir bis heute das Ich und seine Funktionen differenziert, können somit das unterschiedliche Strukturniveau besser beschreiben und in der Analyse entsprechend würdigen. Von gleicher Bedeutung geblieben wie damals ist auch die Arbeit an den Abwehrmechanismen. Manche Überlegungen der ich-psychologischen Deutungstechnik können heute sicher noch sehr hilfreich sein, um mit aggressiven Kindern und Jugendlichen, die sich schwer beherrschen und begrenzen können, angemessen umzugehen, beispielsweise durch das damals so differenziert herausgearbeitete Begrenzen und das Schaffen einer psychoanalytischen Situation und Atmosphäre.

Die Ich-Psychologie hat sich weiterentwickelt; das ich-psychologische Verständnis spielt eine besonders große Rolle bei der Therapie von Patienten mit strukturellen Ich-Störungen. Dabei geht es vorrangig nicht um Konfliktbearbeitung und Bewusstmachung, sondern um Weiterentwicklung des Ich und Stärkung seiner Funktionen. Denn wenn kein funktionsfähiges Ich vorhanden ist, können keine intrapsychischen Konflikte bearbeitet werden. Die von Heigl-Evers et al. geschaffene *psychoanalytische-interaktionelle Therapie* ist aus den Grundlagen der analytischen Ich-Psychologie entwickelt worden (vgl. Beck 1994, S. 188f). Nach Einbeziehung von Objektbeziehungstheorien entwickelte sich die Ich-Psychologie zu einer – von Kernberg so bezeichneten – „ich-psychologischen Objektbeziehungstherorie". Die Strukturierung des Selbst und der inneren Objekte steht mittlerweile im Vordergrund der psychoanalytischen Arbeit, erst dies ermöglicht auch ein reiferes und gut integriertes Über-Ich.

Hanna Gekle hat darauf hingewiesen, dass langfristig nur die Arbeit mit den unbewussten Phantasien zur Veränderung führen kann, und hat die Schwäche der Ich-Psychologie auf folgenden Nenner gebracht. „Nichts geht ohne das Ich, denn es ist die Instanz, an die sich die Deutungen richten. Andererseits geht nichts mit dem Ich, denn es ist die verdrängende Instanz, ein schwacher und gefährlicher Verbündeter im Kampf mit den Mächten des Unbewussten, wetterwendisch und charakterlos" (Gekle 1992, S. 514). Ohne Frage ist es notwendig, ja unumgänglich, mit beiden Polen zu arbeiten, mit den unbewussten Phantasien und mit dem Ich und dem Über-Ich. Der Vorzug bestimmter analytischer Schulen ist immer, dass Schwerpunkte herausgearbeitet werden, mit welchen höchst differenziert umgegangen wird, die jedoch nicht selten verabsolutiert werden. Dies kann gleichzeitig ein großes Manko bedeuten, wenn andere wichtige Bereiche vernachlässigt oder gar übersehen werden.

Kritik an der Theorie vom angeborenen Destruktions- und Todestrieb

Nach Waelder (1963, zit. n. Thomä u. Kächele 1985) rührte die ehemalige Popularität von Eros und Thanatos als angeborene Triebe daher, weil die Begriffe erotisch oder destruktiv leicht und ohne differenzierende analytische Arbeit angewandt werden können.

Ich bin davon überzeugt, dass das Todestriebkonzept gerade darum wenig Hilfen für die analytische Arbeit bietet. Für die meisten Psychoanalytiker ist es – wie etwa dem zuvor zitierten Mentzos– inzwischen selbstverständlich geworden, Destruktivität als Ergebnis von frühkindlichen Traumatisierungen zu sehen, die darum reaktiv auftritt. Auch die Existenz eines Wiederholungszwanges beweist nicht, dass es darum unbedingt einen Todestrieb geben muss. Der Wiederholungszwang ist, wie auch Freud meinte, der Versuch, eine traumatische Erfahrung in der Beziehung neu zu inszenieren, um die schmerzlichen Affekte loszuwerden und den Konflikt zu bewältigen.

Erich Fromm ist der Überzeugung, dass Freuds Theorie vom Todestrieb schwere Mängel aufweise. Sie gründe sich seiner Meinung nach lediglich auf abstrakte Spekulation, und es gebe keinerlei empirische Beweise dafür. Denn wäre der Todestrieb wirklich eine biologische Kraft, die in allen lebendigen Organismen wirke, dann müsste man beispielsweise mehr Krankheiten oder einen häufigeren frühen Tod bei jenen Tieren finden, die nach außen hin weniger aggressiv sind. Fromm ist darum der Meinung, dass Aggression und Destruktivität keine biologischen Gegebenheiten und keine spontan strömenden Impulse sind. Er unterscheidet sinnvollerweise eine biologisch angepasste, dem Leben dienende gutartige Aggression und eine spezifisch menschliche, bösartige Aggression, die er Destruktivität nennt. Sie ist seiner Meinung nach gerade nicht aus dem tierischen Instinkt entstanden, sie dient auch nicht dem physiologischen Überleben des Menschen, spielt aber im psychischen Haushalt des Menschen eine immense Rolle. Fromm meint, dass die Destruktivität in zwei verschiedenen Formen vorkomme. Im ersten Fall werden schlummernde destruktive Impulse durch außergewöhnliche Umstände aktiviert, im zweiten Fall sind destruktive Charakterzüge dauernd vorhanden, auch wenn sie nicht immer zum Ausdruck kommen. Fromm hat einmal sehr zugespitzt und sehr treffend gesagt: „Die Zerstörung ist die Kreativität des Hoffnungslosen und Verkrüppelten, sie ist die Rache, die das ungelebte Leben an sich selbst nimmt" (1975, S. 122).

Fromms Annahme, dass die Bösartigkeit der Aggression daher rühre, dass sie gerade kein Trieb ist, wird inzwischen von vielen Psychoanalytikern geteilt: Der bösartigen menschlichen Destruktivität mangelt es gerade an dem, womit üblicherweise ein Trieb gekennzeichnet wird: Menschliche Aggressivität hat – im Gegensatz zur Libido – kein eigenes Energiereservoir und vor allem kein festgelegtes Objekt (vgl. A. Freud 1972, S. 2776ff.; Thomä u. Kächele 1985, S. 129).

Anderer Meinung ist dagegen Petri (1996, S. 145), der sich auf Eibl-Eibesfeldt beruft, welcher wiederum eine Spannungsunlust, eine Entspannungslust und ein Objekt der Aggression erkennt und darum eindeutig die Triebhaftigkeit. Dies gilt aber durchaus auch für andere als nur aggressive Affekte. Ganz entscheidend ist jedoch, dass das Objekt der Aggression – anders als bei der Libido – eben nicht eindeutig festgelegt ist. Ausschlaggebend sind vielmehr unsere bewussten und unbewussten Phantasien.

Stellen wir einmal das folgende Gedankenexperiment an: Ein Mann lebt allein auf einer einsamen Insel. Er hätte ganz sicherlich weiterhin sexuelle Wünsche, die nach Abfuhr verlangen. Erinnerungen, Phantasien würden die Wünsche noch verstärken. Auch ohne Objekt seiner Begierde würde die sexuelle Anspannung stetig wachsen, und der alleinlebende Mann würde sich wahrscheinlich regelmäßig durch Masturbation erleichtern.

Wäre dies im aggressiven Bereich ebenso, dass es zu regelmäßigen destruktiven Entladungen kommen muss? Ich meine, hier bräuchte es einen direkten Auslöser oder dystonen Stimulus, die Kränkung, die Frustration, das gehasste Objekt, damit sich die von Eibl-Eibesfeldt sogenannte Spannungsunlust aufbaut und Entspannungslust empfunden wird. Es müsste darum nicht – wie bei der Sexualität – zu regelmäßigen destruktiven Entladungen kommen, eben weil es kein Energiereservoir für die Aggression gibt.

Warum gibt es aber trotzdem Persönlichkeiten, welche ganz offenkundig immer wieder zu Wutanfällen und destruktivem Agieren tendieren? Der Volksmund bezeichnet solche Menschen als „streitsüchtig" und benennt damit ihre ungestillte Rachsucht. Aber auch hierbei müssen wir keineswegs zur Erklärung einen Trieb voraussetzen. Das Dranghafte der narzisstischen Aggressionslust können wir – wie bei der Sucht – als Versuch verstehen, eine narzisstische Störung zu kompensieren (vgl. auch Mentzos 1993, S. 100). Wir werden darüber im Kapitel über die narzisstische Wut noch zu sprechen kommen.

Aggression bei D.W. Winnicott

Ehe ich zu jenen Psychoanalytikern komme, die mittlerweile davon ausgehen, dass Aggression kein angeborener Trieb ist, möchte ich kurz einige Überlegungen Winnicotts zur Aggression referieren. Er kommt den Kleinschen Aspekten in modifizierter und moderater Weise nahe, auch wenn er die Existenz eines Todestriebes von Beginn des Lebens an ablehnt. Ich war sehr überrascht, dass Winnicott die heutige Entwicklung vorwegnahm, indem er bereits 1964 schrieb, dass Aggression zwei Bedeutungen habe, nämlich als *Reaktion auf Enttäuschung* und als eine der beiden Hauptquellen der *Energie* eines Menschen (1964, S. 123).

Aggression kommt seiner Meinung nach von Beginn an vor, ist ein Teil des primitiven Liebesausdrucks und gleicht der primären Motilität, Spontaneität und Impulsivität, obwohl man nach Winnicott schon ganz früh auch reaktive Aggression entdecken kann, weil es keine vollständige Es-Befriedigung geben kann. Liebe und Zerstörung existieren von Beginn an gleichzeitig, aber der Säugling kann noch nicht erkennen, dass er in seiner Erregung gleichzeitig zerstört, was er sonst schätzt. Es gehört also zum Leben eines Kindes, dass es verletzt, und die Frage ist nur, wie es einem Kind gelingt, seine aggressiven Kräfte zu bändigen und zum Leben, Lieben, Spielen und später zum Arbeiten einzusetzen (1964, S. 129).

Eine bedeutende Rolle spielt die *Destruktivität* für Winnicott beim Erwerb der Fähigkeit zur *Objektverwendung*, die wie folgt entsteht: Zunächst steht das Subjekt in Beziehung zum Objekt. Das Subjekt siedelt das Objekt später außerhalb des Bereichs seiner omnipotenten Kontrolle an. Das Subjekt zerstört das Objekt, und das Objekt überlebt diese Zerstörung. Das Subjekt kann das Objekt, das überlebt hat, jetzt verwenden, und das Subjekt kann ein Leben in der Objektwelt beginnen. Aber es hat dafür einen hohen Preis zu zahlen, der darin besteht, in Bezug auf Objektbeziehungen der fortwährenden Zerstörung in seiner unbewussten Phantasie nicht ausweichen zu können (1973, S. 105).

Winnicott ist der Ansicht, dass es in diesem Bereich in der psychoanalytischen Praxis positive und tiefgreifende Veränderungen geben kann. Sie beruhten darauf, dass der Analytiker den Angriff des Patienten überlebt, so dass sich beim Patienten die Vorstellung entwickeln kann, dass Angriffe nicht unabdingbar zur Vergeltung führen müssen. Diese Angriffe sind für den Analytiker zumeist schwer zu ertragen, und er gerät immer wieder in die Situation, Rache nehmen zu wollen. Auch vorschnelle Deutungen können schon als eine Reaktion des Analytikers auf den Angriff und als Selbstverteidigung erlebt werden. Winnicott empfiehlt darum, zu warten bis die kritische Phase vorüber ist und dann mit dem Patienten zu besprechen, was geschehen ist. Denn wesentlich ist, dass der Analytiker und die psychoanalytische Situation überleben: Damit der Hass analysierbar wird, müssen wir ihn also erst einmal fühlen. Wir müssen ihn annehmen und wir müssen vor allem unsere Gegenübertragungsreaktionen analysieren. Ich denke, dass Winnicott hier ansatzweise ähnliches beschreibt, wie Bion mit seinem Container-Contained-Konzept (vgl. S. 78ff).

Ist Aggression primär ein Trieb oder reaktiv?

In den 1970er und 1980er Jahren kam es zur entscheidenden Revision der psychoanalytischen Theorie von der Aggression. Es begann sich die Überzeugung durchzusetzen, dass die Befriedigung aggressiv-destruktiver Impulse der Wiederherstellung eines beschädigten Selbstwertgefühls dienen würde (vgl. Parens 1992, S. 109, Thomä und Kächele 1985, S. 130).

Kohuts Arbeit über die *narzisstische Wut* (1973) hat hier einen entscheidenden Meilenstein gesetzt. Er erwähnt in ihr ein Beispiel aus der Literatur, nämlich das Schicksal des Captain Ahab in Melvilles „Moby Dick". Es ist die Schilderung einer unersättlichen Rachsucht nach einer *narzisstischen Kränkung*: Der weiße Wal Moby Dick hat Ahab zum Krüppel gemacht, und dessen Leben dient fortan nur noch einem Zweck, nämlich den weißen Wal zu vernichten. Tatsächlich gelingt ihm das, doch er geht mit ihm gleichzeitig unter – eine Szene, die in der Verfilmung von John Huston eindringlich dargestellt wird.

Kohut unterscheidet konkurrierende Aggressionen, die auf Objekte gerichtet sind, welche bei der Verfolgung eines Ziels behindern. Sie enden, sobald das Ziel erreicht ist. Anders ist es seiner Meinung nach mit jenen Aggressionen, die auf Selbstobjekte gerichtet sind, die das Selbst beschädigt haben, also der narzisstischen Wut. Sie kann niemals befriedigt werden, auch nicht aufgrund erfolgreichen Handelns, weil die Verletzung bleibt und damit auch die Wut (1987, S. 200ff). Darum sind narzisstische Wut und Rachsucht unstillbar und unersättlich, als ein weiteres Beispiel aus der Literatur zitiert Kohut den Michael Kohlhaas von Heinrich von Kleist.

Kohut ist der Meinung, dass jeder Mensch bis zu einem bestimmten Grad dazu neigt, auf narzisstische Kränkungen mit Beschämung und Ärger zu reagieren. Narzisstisch verwundete Individuen reagieren jedoch deshalb mit besonders quälender Scham und heftiger narzisstischer Wut, weil sie zur Aufrechterhaltung ihres Selbst und ihrer Selbstachtung auf die bedingungslose Verführbarkeit eines bewundernden oder idealisierten Selbst-Objekts angewiesen sind. Auf tatsächliche oder erwartete narzisstische Kränkungen antworten sie entweder mit schamerfülltem Rückzug (Flucht) oder eben mit narzisstischer Wut (Kampf). Ursachen hierfür gibt es vielerlei: Es besteht der Wunsch, eine passive Erfahrung in eine aktive zu verwandeln, und es wirkt der Mechanismus

Identifikation mit dem Angreifer. Es herrschen sadistische Spannungen vor, weil jene Individuen als Kinder erniedrigt und sadistisch behandelt wurden. In einer Situation, die Scham auslöst, wird das einfachste Mittel gewählt: Dem anderen wird jene narzisstische Kränkung zugefügt, die man selbst am meisten zu erleiden fürchtet. Dies ist ein bei dissozialen Persönlichkeiten häufig zu erkennender Prozess (vgl. auch Rauchfleisch 1981, 1982). Narzisstische Wut entwickelt sich also, wenn die Kontrolle über das spiegelnde Selbst-Objekt verloren geht oder wenn es nicht verfügbar ist.

Die heutige *Selbstpsychologie* geht nach Paul H. Ornstein und Anna Ornstein (1997) von einem primären Bedürfnis des Menschen aus, sich verbunden zu fühlen, und sieht die Entstehung gesunder wie pathologischer Formen von Aggression in einer Selbst-Selbstobjekt-Matrix während der Entwicklung und in der Behandlung. Eine Besserung der zugrundeliegenden Selbstpathologie wird darum vor dem Hintergrund dieser Theorien die Neigung zu Wutreaktionen tilgen, zumindest mindern (vgl. Ornstein u. Ornstein 1997, S. 297 und 308). Von besonderem Interesse sind natürlich die Ergebnisse jener Psychoanalytiker, die aus direkten Beobachtungen bei kleinen Kindern herrühren, wie von Spitz, Mahler und in neuer Zeit von Parens und Lichtenberg. Interessant finde ich einen Hinweis von Margaret Mahler (1972), in dem sie Wutanfälle von Kindern während der Subphase der Wiederannäherung beschreibt und zu ähnlichen Erklärungen wie Kohut kommt. Die allzu plötzliche und schmerzliche Erkenntnis ihrer Hilflosigkeit führe dazu, dass ihr früheres Bewusstsein eigener oder geborgter Allmacht allzu abrupt entwertet würde und zu feindseliger Destruktivität gegenüber der Mutter führe.

Die wichtigsten Langzeituntersuchungen zur Aggression stammen von Henri Parens. Er wurde 1928 in Lodz geboren. 1940 ist er zusammen mit seiner Mutter vor den Nationalsozialisten von Belgien nach Frankreich geflohen. Dort wurden sie im Lager Rivesaltes interniert. Die Mutter forderte ihn zur Flucht auf, er entfloh mit einem Gleichaltrigen, gelangte schließlich nach Amerika und wurde von einer Pflegefamilie aufgenommen. Mutter, Vater, Bruder und fast alle Angehörigen von Parens wurden von den Nazis deportiert und ermordet (Parens, 2007).

Mit seinen Mitarbeitern hat Parens fünfzehn Kinder von Geburt an fünf Jahre lang eine bis vier Stunden pro Woche beobachtetet. Sie kamen dabei zu Ergebnissen, die mit den Vorstellungen von einer angeborenen Selbstdestruktivität nicht kompatibel waren. Parens formulierte drei verschiedene Untergruppen von Aggression:

Nicht-destruktive Aggressivität

Parens fand bei Kindern unter sechs Monaten einen starken inneren Drang, zu erkunden und durch sensomotorische Betätigung ihr infantiles Selbst gegenüber der Umwelt zu behaupten. Diese nicht-destruktive Aggressivität zeigt sich bereits schon wenige Wochen nach der Geburt. Diese Beobachtung ließ ihn an Freuds Triebtheorie zweifeln, wonach Aggression sich vom Todestrieb ableitet. Auch andere Kleinkindbeobachter kamen zu ähnlichen Schlüssen.

Nicht-affektive Aggressivität

Wenige Stunden nach der Geburt können bereits Verhaltensmanifestationen einer nicht-affektiven Destruktivität beobachtet werden, deren Prototyp das Saugen und die Nahrungsaufnahme darstellen. Es existiert also eine Aggression, die in sich destruktiv, aber nicht feinselig ist. Parens erwähnt hier insgesamt die Zerstörung lebender Struktur im Dienste der Selbsterhaltung.

Feindselige Destruktivität

Parens fasst unter diesem Begriff sowohl Verhaltensweisen zusammen, die bei unlustbezogener wie bei lustbezogener Destruktivität (Sadismus) zu beobachten sind. Die Wutreaktion in der frühesten Kindheit ist die primitivste Form feindseliger Destruktivität und lässt sich bereits bei

Neugeborenen beobachten. Dagegen besteht der Wunsch, einem anderen Objekt Schmerz zuzufügen oder es zu zerstören, nicht von Geburt an, sondern tritt etwa ab dem neunten Lebensmonat auf.

Hieraus formulierte Parens die folgende Hypothese: Der Ausdruck von Feindseligkeit ist ein angeborener Mechanismus. Feindselige Destruktivität entsteht jedoch nicht spontan. Damit sie aktiviert wird, muss exzessive Unlust vorhanden sein. Zur Abfuhr feinseliger Destruktivität muss es also nicht unbedingt kommen. Oft genügt es, die exzessive Unlust zu beseitigen.

Auch Lichtenberg (1990) kommt zu ähnlichen Ergebnissen wie Parens. Er kommt aufgrund seiner Beobachtungen zu dem Schluss, dass der Säugling über zwei Reaktionssysteme verfügt: Der Selbstbehauptungstrieb reagiert auf gewöhnliche Stimuli, während das andere System an dystone, also störende Stimuli gekoppelt ist, die feindselige Reaktionen abrufen. Sie schlummern, solange keine Frustration eintritt. Ist dies jedoch der Fall, reagiert der Säugling mit Wut, Angriffsverhalten oder mit Rückzug.

Es besteht mittlerweile also ein gewisses Einvernehmen, was die Ziele der Aggression betrifft. Zwei wesentliche Trends sind für den Kliniker von Bedeutung. Es gibt eine angeborene Tendenz nicht-destruktiver Aggression, die Durchsetzungsfähigkeit und Autonomie fördert. Sie ist biologisch angepasst und durch die ursprüngliche Wortbedeutung definiert: sich annähern, angreifen, etwas unternehmen. Aber auch hier kann eine Entwicklungslinie beobachtet werden: Aus frühen primitiven Regungen entwickeln sich reife Formen zur Selbstbehauptung.

Psychoanalytiker befassen sich in ihren Behandlungen in erster Linie mit feindseliger Destruktivität. Parens geht – wie bereits erwähnt – davon aus, dass sie durch übermäßige Unlust hervorgebracht wird und dementsprechend erfahrungsabhängig ist. Sie ist demnach also nicht primär die Folge von angeborenen Dispositionen. Vom Gelingen der Kind-Umwelt-Interaktion hängt es ab, ob konstruktive oder destruktive Züge der Aggression überwiegen werden.

Thomä und Kächele betonen, dass die ungeheure Wirksamkeit, die ständige Sprungbereitschaft von Aggressivität und Destruktivität, gerade nur vor dem Hintergrund ihrer reaktiven Natur verständlich wird. Und ein anderer interessanter Aspekt wird von ihnen hervorgehoben: Was der menschlichen Aggressivität erst ihre Bösartigkeit verleiht und sie so unerschöpflich macht, das ist ihre Bindung an bewusste und unbewusste Phantasiesysteme. Banal erscheinende Kränkungen gewinnen erst durch unbewusste Phantasien den Charakter einer schweren Bedrohung und setzen destruktive Prozesse in Gang (Thomä u. Kächele 1985, S. 133). Phantasien und Denken sind gelegentlich Bremse, andererseits jedoch der entscheidende Motor für destruktive Aggression. Das Tier handelt nur im Augenblick, der Mensch besitzt die Fähigkeit, stetig zu phantasieren, und hat so den Feind ständig vor dem inneren Auge. Mit diesen Feststellungen wird wieder der Kreis zur unbewussten Triebphantasie und zu den kleinianischen Theorien geschlossen.

Aber, wie ein jiddisches Lied lautet: „Die Räder drehen sich…" Natürlich ist die Diskussion um die Herkunft der Aggression noch lange nicht beendet, wie unter anderem die konträren Positionen der kleinianischen Psychoanalyse und der Selbstpsychologie beweisen. 1996 kritisierte Petri sehr eindrucksvoll die These, dass destruktive Aggression nur das Ergebnis einer Konfliktdynamik sei, und entwickelte Theorien über einen allen Menschen angeborenen Tötungstrieb, was über die Vorstellung eines Todestriebes weit hinausgeht. Ohne Zweifel sind Gier, Neid, Hass und Wut archaische Affekte, welche vom Ich nur unzureichend beherrscht und eingedämmt werden können. Unsere zivilisatorische Verpackung ist hauchdünn, das haben die großen Kriege in diesem Jahrhundert, und das haben Auschwitz und Hiroshima in erschreckender Weise bewiesen.

Die entscheidende Frage ist, ob uns theoretische Überlegungen dieser Art zum tieferen Verstehen und zur besseren Behandlungstechnik verhelfen können. Mentzos (1993) sieht beispielsweise einen ganz entscheidenden Unterschied, ob von einer triebhaften destruktiven Aggression ausgegangen wird oder von einer reaktiv entstandenen (S. 89). Im ersten Fall würde er sich auf die Aufdeckung der Aggression, im zweiten Fall auf die Aufdeckung des Konflikts, der zur Aggression führt, konzentrieren. Das heißt, er würde im ersten Fall dem Patienten helfen, seine Aggressionstriebe zu neutralisieren, sein Ich zu stärken, andere Strukturdefizite zu bewältigen, im zweiten, den Konflikt zu lösen, damit keine Aggression mehr produziert würde.

Allerdings kann ich nicht feststellen, dass solche Unterschiede in der Vergangenheit gemacht worden sind. Nicht etwa, weil sie von den Analytikern so nicht gesehen wurden, sondern weil jede theoretische psychoanalytische Schule und Technik zu allen Zeiten vorrangig unbewusste Konflikte bearbeitete, auch wenn sie gelegentlich vorgab, Triebe zu formen, zu sublimieren und zu neutralisieren. Selbst wenn wir eine nichtdestruktive und eine destruktive Form von Aggression unterscheiden, erstere als Trieb und die zweite reaktiv, gehe ich davon aus, dass es keine Aggression ohne libidinöse Beimischungen und keine Libido ohne aggressive Beimischung gibt. Insofern ist eine strenge Trennung von Triebhaftem und Nicht-Triebhaftem sowieso müßig und entsprechende Diskussion akademisch und für die Therapie nur wenig hilfreich.

Die Bedeutung der Geschlechtsunterschiede für die Entstehung von aggressiven und destruktiven Tendenzen

Empirische Untersuchungen

Unverhüllte aggressive Verhaltensweisen gegenüber Personen und Sachen kommen beim männlichen Geschlecht weitaus häufiger vor. Dies bestätigen alle empirischen Untersuchungen über Gewaltkriminalität. Etwa 93 % aller wegen eines in den vergangenen 20 Jahren begangenen Gewaltverbrechens verurteilten Personen in der Bundesrepublik waren männlichen Geschlechts, und auch die Tatsache, dass in unseren Gefängnissen etwa 95 % Männer und lediglich 5 % Frauen Strafen verbüßen, spricht Bände. Dass dabei nicht nur psychogene und soziokulturelle Faktoren eine Rolle spielen, sondern auch Konstitution und Biologie, ist sicherlich keine Frage, soll aber an dieser Stelle nicht weiter vertieft werden.

Sind Mädchen, Frauen, tatschlich „friedfertiger"? Oder verarbeiten sie Aggressionen lediglich anders? Das Geschlechtstypische der Krankheitsbilder kann vereinfacht wie folgt zusammengefasst werden (vgl. hierzu Wittchen et al. 1989, Remscheid 1987, Steinhausen 1996): Jungen haben Probleme mit der Beherrschung von aggressiven Affekten, und ihre psychosexuelle Entwicklung ist sehr störanfällig. Die sexuelle Identität ist instabil, es existieren vielfache Formen perversen Verhaltens und Fixierungen an Partialtriebe, die Libido ist im geringeren Maß objektbezogen. Jungen neigen zu sozial störenden, ausagierenden Verhaltensweisen mit vermehrten Aggressionen und Hyperaktivität und tragen so ihre Konflikte in die Außenwelt. Mädchen leiden stärker unter psychosomatischen und neurotischen Verarbeitungsformen von Konflikten mit Neigung zu vermehrter Depression und Ängsten (vgl. Hopf 1996).

Jungen und Männer tendieren zu einer offenen, körperlichen Aggressivität, Mädchen und Frauen eher zu einer verdeckten verbalen Feindseligkeit, die in der Regel jedoch im geringeren Maß sozial störend wirkt (vgl. Nissen 1996, S. 39). Mädchen sind also nicht weniger aggressiv als Jungen, aber ihre Aggressivität hat eine andere Qualität. Übrigens sind – wenn einige empirische Untersuchungen pauschal zusammengefasst werden – aggressive Mädchen eher intelligent, aggressive Jungen dagegen eher weniger. Parens ist der Meinung, dass 3-jährige Jungen nicht „aggressiver" sind als Mädchen, sondern dass sich lediglich die Muster der Aggressionsabfuhr qualitativ unterscheiden. Kleine Jungen agieren vielmehr die phallische Aggression lautstark und drastisch (1996, S. 40).

Auch eine neuere Untersuchung kam zu einem ähnlichen Ergebnis (Hirschmüller, Hopf, Munz, Szewkies 1997). Bei 338 untersuchten Therapien von Kindern wurde das wichtigste Symptom erfasst (Abbildung 1).

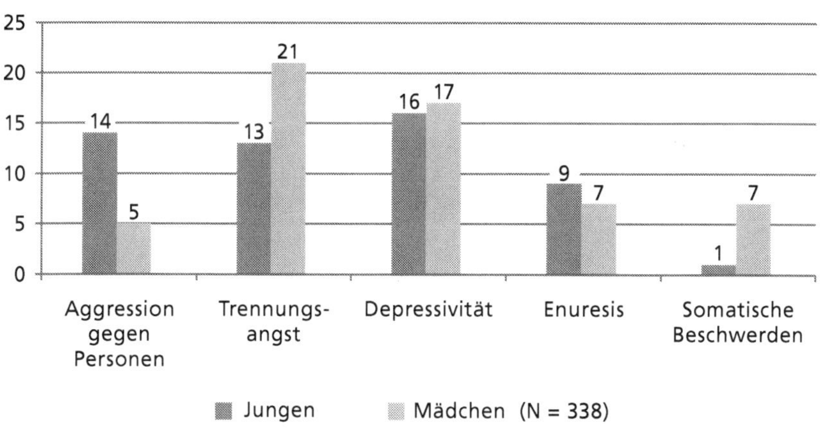

Abbildung 1: Wichtigstes Symptom im Vergleich: Jungen/Mädchen (bis 12 Jahre)

Die Geschlechtsunterschiede werden mit beginnender Adoleszenz noch ausgeprägter. Diese Erkenntnis deckt sich mit den Forschungsergebnissen von Schepank (1987), der aufgrund seiner Untersuchungen zur Erkenntnis kam, dass „Acting-out"-Verhalten oder *alloplastisches Agieren* offenbar eher eine männliche Möglichkeit zur Lösung innerer und äußerer Konflikte zu sein scheint, während Frauen eher zu *autoplastischen,* also nach innen gerichteten Konfliktlösungen neigen und primär subjektiv leiden. Männliche Jugendliche distanzieren sich jetzt deutlich von den sozialen Erwartungen ihrer Eltern, Lehrer und überhaupt der Erwachsenen. Bei Mädchen hingegen nehmen Innenwendungen und Selbstexploration zu: Nach Streeck-Fischer (1995) ist dieses Verhalten Ausdruck von narzisstischen Stabilisierungen, die vorwiegend mit *Selbstvergrößerung* bei männlichen Jugendlichen und *Selbstentwertungen* bei weiblichen Jugendlichen einhergehen.

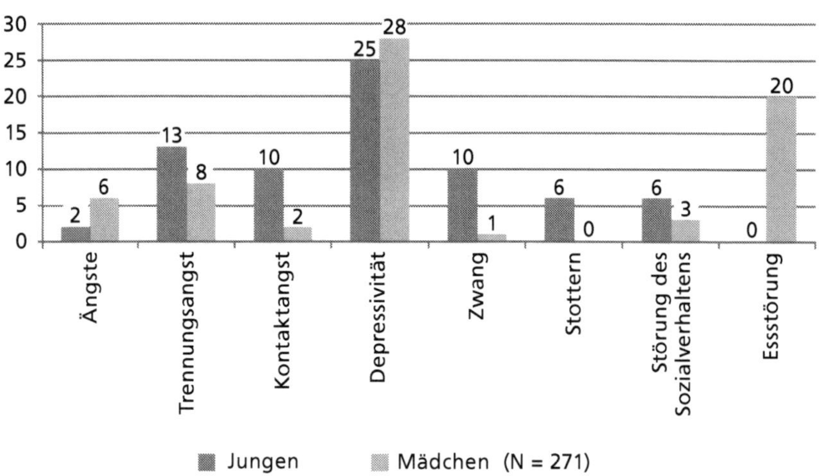

Abbildung 2: Wichtigstes Symptom im Vergleich: Jungen/Mädchen (ab 13 Jahre)

Abbildung 2 zeigt die wichtigsten Symptome bei 271 Therapien von Jugendlichen (Hirschmüller, Hopf, Munz, Szewkies 1997). Hier fällt auf, dass das Symptom „Aggression gegen Personen und Sachen“ bei diesen Altersstufen offensichtlich keine Rolle mehr spielt. Doch der Grund dafür ist nicht, dass es bei den männlichen Jugendlichen nicht mehr vorkommt, sondern weil sie aus verschiedenen Gründen seltener in eine ambulante analytische Psychotherapie kommen.

Ihnen fehlt im allgemeinen eine Krankheitseinsicht. Ihr gewalttätiges Agieren verschafft ihnen zudem zeitenweise psychische Erleichterung nach dem unbewussten Credo: Lieber Angst verbreiten, als Scham aushalten müssen! Sie lassen andere leiden und leiden nicht primär, sondern erst an den Folgen ihres Tuns. Oft sind sie jetzt bereits Mitglieder gewalttätiger Gruppen, in Heimen für Schwererziehbare oder gar in Jugendgefängnissen. Ambulante Psychotherapie mit dissozial-aggressiven Jugendlichen ist darum – leider – eher selten, auch weil Angehörige der unteren Schicht seltener Psychotherapie in Anspruch nehmen (vgl. Fallsequenz Ismet).

Wie sehr Ausagieren und das Wenden von Aggressionen nach außen zur Abfuhr von intrapsychischen Spannungen führen kann, zeigt auch eine andere empirische Untersuchung: In Nordirland kam es in den ersten zwei Jahren nach Ausbruch der politischen Unruhen, 1970, zu einem merklichen Rückgang der bei Männern registrierten Rate depressiver Störungen. Ebenso fiel die Selbstmordrate der Männer um 50 % (Lyon 1972).

Mit dieser Tabelle ist nochmals zu erkennen, dass Mädchen autoaggressiv und internalisierend verarbeiten, Jungen hingegen externalisierend und offen aggressiv.

Ergänzen möchte ich die bislang erwähnten psychischen Geschlechtsunterschiede durch einige eigene empirischen Untersuchungen, die das bislang Gesagte unterstreichen sollen. In einer inhaltsanalytischen Untersuchung von Kinderträumen kam ich zu folgenden Ergebnissen: Jungen träumen von mehr Bewegungen, von mehr Abenteuern und mehr Größenphantasien. Sie haben häufiger philobatische Traumbilder mit Ängsten vor dem Objekt und narzisstischem Rückzug. Mädchen träu-

Psychische Störungen bei Kindern und Jugendlichen verteilt nach Geschlechtern

Jungen	Mädchen
Störungen des Sozialverhaltens (Aggressives Verhalten) 80%	Anorexia nervosa (95%)
ADHS (75–85%) (Externalisierende Störungen)	Bulimia nervosa (90%)
Lese und Schreibstörungen, Sprach- und Sprechstörungen (65–80%) Stottern (etwa 75%), Tics (75 %)	Mutismus (etwa 70%)
Störungen der Geschlechtsidentität (80%), Perversionen	Selbstverletzendes Verhalten (etwa 80%)
	Depressionen (bis 75 %)

men häufiger von Beziehungen und von der Angst, die Beziehungen zu verlieren. Ihre Traumbilder sind häufiger oknophil anklammernd oder unverhüllt depressiv (Hopf 1992). Auch beim Träumen zeigen sich jene Tendenzen, dass Jungen Aggressionen stärker nach außen wenden, Mädchen stärker nach innen.

Mit unseren sprachinhaltsanalytischen Untersuchungen kamen wir zu dem Ergebnis, dass Jungen bis etwa zwölf Jahren signifikant häufiger offen aggressiv träumen als Mädchen. In den unteren sozialen Schichten sind die Aggressionsscores noch höher. Die Aggressivität steigt in den Träumen der Mädchen bis zur Pubertät zwar stetig an. Gleichzeitig wachsen aber auch die ängstlichen Affekte an, insbesondere die Todesangst (Hopf und Tschuschke 1993).

Mit einer Untersuchung von Sprachproben kamen wir zu folgendem Ergebnis: Männliche Konsumenten von Filmen mit extrem gewalttätigen Inhalten haben eine aggressivere Sprache als jene, die nur selten solche Filme sehen. Bei Mädchen konnten wir diese Unterschiede nicht feststellen, zumal die Anzahl der Konsumentinnen von Filmen mit aggressiven Inhalten verschwindend gering ist. Wir gingen davon aus, dass bei entsprechend vorgeschädigten und strukturschwachen Jungen die Affinität zum Betrachten von Filmen mit gewalttätigen Inhalten größer ist (Hopf u. Weiß 1996).

Um es abschließend in einem Bild auszudrücken: Mädchen machen häufiger den eigenen Körper zum Kampfplatz, Jungen die Straße und den Schulhof.

Psychoanalytische Überlegungen

Woher rühren diese Unterschiede? Im Folgenden werde ich auf einige Theorien zur Entstehung von Geschlechtsunterschieden in dieser Hinsicht zu sprechen kommen. Dies muss in diesem Rahmen sehr verkürzt und unvollständig geschehen.

Das Geschlecht des Kindes, die individuelle Konstitution und seine Reaktionen lösen ganz bestimmte Phantasien und Handlungsbereitschaften bei beiden Eltern aus. Doch nicht alles ist Sozialisation, es existieren bestimmte, von Geburt an vorhandene, Geschlechtsunterschiede. So reagieren beispielsweise Mädchen empfindlicher auf Geschmack und Berührungen. Mütter finden bald heraus, dass sich Mädchen auf orale Weise gut beruhigen lassen, während Jungen stärker auf Gewiegt werden ansprechen (vgl. Mertens 1992, S. 63f.). Aus kleinen Unterschieden werden große, indem sie das geschlechtstypische Handeln der Eltern beeinflussen. Jungen bewegen sich früher von den Eltern weg, die körperlichen Aktionen werden viel stärker narzisstisch bestätigt. Sie beantworten innere Unruhe bald mit motorischer Unruhe und Getriebenheit. Mütter geben den Jungen im allgemeinen keine Gegenstände, die als Übergangsobjekte vertraut sind, und zwingen sie auf diese Weise, mit ihren Ängsten motorisch aktiv und expansiv umzugehen. Bei aufkommender Angst oder in Trennungssituationen reagieren die Jungen dann auch nach diesem Verhaltensmuster (vgl. Ratzke et al. 1997, S. 159): Das Symptombild der Depression bei Kindern unterscheidet sich darum beispielsweise recht auffällig zwischen Jungen und Mädchen. Depressionen kommen bei Jungen nicht etwa seltener vor, die depressiven Affekte werden nur häufiger von einem lärmenden aggressiven Agieren zugedeckt.

Ulrike Schmauch (1987) hat Kinder in einer Krabbelgruppe beobachtet und kam zu ähnlichen Ergebnissen: „Die Mädchen wurden im Laufe ihrer Entwicklung ‚mädchenhafter', in den offenen Äußerungen ihrer Aggression gehemmt, häufig depressiv ängstlich, und die Jungen ‚jungenhafter', nämlich oft aggressiv und grandios agierend." Dem Jungen werden Aggressionsausbrüche häufiger zugebilligt als dem Mädchen, von dem man erwartet, dass es seine sadistischen Wünsche nicht auslebt, sondern die aggressiven Tendenzen nach innen wendet (vgl. M. Mitscherlich 1985).

Von schicksalhafter Bedeutung für die Entstehung der Geschlechtsunterschiede ist für einige Autorinnen wie Greenglass, Chodorow, Olivier die Tatsache, dass bei den gegenwärtigen gesellschaftlichen Bedingungen die erste Bezugsperson für alle Kinder ausschließlich eine Frau ist, die Väter häufig abwesend oder emotional nicht ausreichend erlebbar sind. Gerade diese scheinbar selbstverständliche Notwendigkeit, dass Frauen nicht nur die Kinder gebären, sondern auch ausschließlich versorgen, wird zunehmend kritisch hinterfragt. Denn somit sind schon die frühesten Beziehungserfahrungen für Mädchen andere als für Jungen. Aufgrund der geschlechtlichen Gleichheit erfahren Mütter ihre Töchter in starkem Maß als sich ähnlich und als Verlängerung ihres eigenen Selbst. Dagegen erleben sie ihre Söhne schon früh als von sich getrennt. Jungen werden darum früher aus der präödipalen Symbiose entlassen als Mädchen, die länger in einem Zustand von Verschmolzenheit mit der Mutter bleiben. Diese Tatsache deckt sich auch mit den meisten empirischen Untersuchungen (vgl. Greenglass 1986). Andererseits wird die präödipale Mutterbeziehung noch problematischer und kompliziert, weil der Junge aufgrund seines Geschlechts andererseits von der Mutter begehrt wird, das Mädchen zwar als Kind geliebt wird, jedoch nicht als sexuelles Objekt.

Früher wurden die Geschlechtsunterschiede in der oralen und analen Phase kaum beachtet, dies hat sich in den vergangenen Jahren entscheidend verändert (vgl. Mertens 1992). So ist es eine Tatsache, dass kleine Mädchen in unserer Gesellschaft früher und rigider als kleine Jungen zur Reinlichkeit und Ordentlichkeit erzogen werden. Sie erleben Mütter darum auch als kontrollierender und eindringender. Wie sich die Mütter aufgrund eines eigenen strengen Über-Ich selbst antreiben und überfordern, tun sie dies auch mit ihren Töchtern. Dies kann dazu führen, dass Aggressionen unterdrückt und gegen das eigene Selbst gerichtet werden. Das Bedürfnis, die Mutter zu kontrollieren, wird in einen Selbstkontrollmechanismus umgeformt (Mertens 1992, S. 94). Das Mädchen entwickelt dann ein strengeres, dafür aber auch ein gefestigteres Über-Ich und kann mit Frustrationen und Entbehrungen besser umgehen (S. 95). Die Verselbständigung ist allerdings komplizierter und löst mehr Schuld aus.

Mertens (1992) formuliert hierzu nachdrücklich: „Nur wenn es dem Mädchen gelingt, seine anal-sadistischen Triebkomponenten statt gegen das eigene Selbst auf die Außenwelt, vor allem auf die Mutter, zu richten, ohne dabei Angst vor Liebesverlust empfinden zu müssen, kann es eine Art von Bewältigungs- und Bemeisterungskompetenz lernen“ (S. 97). Beispielsweise ist das Quengeln und Nörgeln kleiner Mädchen eine verdeckte Form von Aggression. Es ist ein neurotischer Kompromiss zwischen mütterlichem Aggressionsverbot und töchterlicher Verlustangst (vgl. Schäfer 1992, S. 84).

Eine interessante Feststellung zur weiblichen Aggressivität trifft Haas (1996, S. 52). Sie meint, dass die Tatsache, dass Frauen seltener delinquent werden – wie zu Beginn dieses Kapitels erwähnt – nicht bedeutet, dass sie seltener aggressiv-destruktiv werden, sondern dass sich weibliche Antisozialität unter dem Deckmantel der Unterwerfung manifestiert. Dort, wo Frauen in unserer Gesellschaft heute schon über Macht verfügen, nämlich gegenüber Kindern, zeigen sie oft eine ähnliche Grausamkeit wie Männer. Haas ist darum auch der Meinung, dass der Anteil offizieller Kriminalität mit der Emanzipation ansteigen wird – Subjektwerdung ist auch damit verbunden, sich schuldig zu machen.

Der Junge wird durch die Mutter gekränkt, weil sie sich einem anderen zuwendet und die Mutter-Sohn-Beziehung aufkündigt, welche der Sohn für exklusiv gehalten hat. Die Aggression des Sohnes über diesen Verrat wird auf der manifesten Ebene als Kampf mit dem Vater ausgetragen, der als störender Dritter diesen Verrat aus seiner Sicht angezettelt hat. Dieser Kampf führt ihn in eine männliche Welt, in der sich der Junge aber auch mit den starken Seiten des Vaters identifiziert, seine realen Schwächen kennengelernt und so auch entidealisiert. Doch was geschieht mit jenen Jungen, die vaterlos aufwachsen?

In seinem lesenswerten Buch „Eisenhans" beschreibt Robert Bly die hasserfüllten Mitglieder von Straßen-Gangs. Er meint, dass die Mitglieder dieser Gangs verzweifelt versuchen würden, Mut, Loyalität und Disziplin voneinander zu lernen, weil sie keine Kontakte zu ihren Vätern, aber auch sonst zu keinen älteren Männern haben. Evelyn Heinemann hat in Jamaica die gleiche Feststellung gemacht. Jamaica ist eine Kultur mit extremen Formen männlicher Gewaltkriminalität. Die Killer, welche die Bevölkerung in Angst und Schrecken versetzen, sind meist Jugendliche und Männer aus den Frauenhaushalten der Slums. Zitat: „Ohne Vater aufgewachsen, wie es dort die übliche Sozialisationsbedingung ist, entwickeln sie illusionäre Phantasien männlicher Größe und Potenz" (Heinemann 1992, S. 88).

Die Anwesenheit des Vaters als eines Dritten regt Trennung und Loslösung von der Mutter an. Mit der Beziehung des Vaters zur Mutter identifiziert sich der Junge in Richtung einer männlichen Kern- und Geschlechtsidentität. Inzwischen ist man der Ansicht, dass die väterlichen triangulierenden Einflüsse viel früher wirken als, wie bislang angenommen, in der Wiederannäherungsphase (vgl. Mertens 1992, S. 78).

Um eine männliche Identität zu erlangen, müssen sich viele Jungen abrupter und kompromissloser von der Mutter lösen als das Mädchen, besonders aber auch von allem, was er mit Weiblichkeit verknüpft, beispielsweise Schwäche, Einfühlsamkeit und Abhängigkeit. Steht der Vater nicht zur Verfügung, kommt es zu besonders schweren narzisstischen Beeinträchtigungen und entsprechenden aggressiven Externalisierungen. Denn ein abwesender oder emotional schwacher Vater lässt seinen Sohn im gefährlichen Einflussbereich der Mutter, von der sich der Junge darum besonders radikal loszulösen versucht. Um nicht wieder zum regressiven Kleinkind und nicht von der Mutter verschlungen zu werden, ist darum oft eine hyperphallische Haltung das Ergebnis, wie im von mir geschilderten Fall Achim (vgl. auch Mertens 1992, S. 150). Keinen Vater zu haben bedeutet aber auch, dass eine Hälfte der Liebesenergie des Jungen nicht angelegt wird, weil er keine Männlichkeit erlebt und nicht umfassend lieben kann.

Kleiner Nachtrag: Konsequenzen für die Kinder- und Jugendlichen-Psychotherapeuten

In einer Untersuchung zur Dauer von analytischen Kinder- und Jugendlichen-Psychotherapien (Hirschmüller, Hopf, Munz, Szewkies 1997) kamen wir zu folgendem Ergebnis hinsichtlich der Geschlechterverteilung: 64 % von den untersuchten Therapien bis 12 Jahre waren Jungen, also lediglich 36 % Mädchen. Bei Jugendlichen kehrte sich das Verhältnis dann um in 67 % Mädchen zu 33 % Jungen. Ich selbst hatte in 35 Jahren, in denen ich ambulante Psychotherapie bei Kindern und Jugendlichen durchführte, 72 % Jungen und 28 % Mädchen jeweils bis 12 Jahre in Langzeittherapie. Bei den über 12 Jahre alten waren es – wohl aufgrund der Tatsache, dass ich ein Mann bin – 62 % männliche und 38 % weibliche Jugendliche. Diese Tatsache ist nicht unbekannt, das Verhältnis der Geschlechter ist auch bei den Klienten an den psychologischen Beratungsstellen ähnlich. Aber woher rühren diese Fakten? Sind Mädchen weniger psychisch krank? Halten sie mehr aus, haben sie eine bessere Frustrationstoleranz? Das auch. Ich meine aber nicht, dass sie weniger psychisch krank sind. Ihre Symptome sind jedoch, wie wir vorher gesehen haben, weniger lärmend und stärker nach innen gewandt. Darum bringen sie weniger Sand ins soziale Getriebe, und es gibt vermeintlich wenig Grund, sich mit ihnen zu befassen. In der Adoleszenz gleicht sich das Verhältnis aus. Wir bekommen mit einem Mal schwere Störungen, psychosomatische Krankheiten, Essstörungen, Depressionen, in unseren Praxen vorgestellt. Und diese psychischen Erkrankungen haben eine stumme Vorgeschichte, die jedoch in den meisten Fällen nicht rechtzeitig erkannt wurde.

Ich fürchte, dies ist ein schweres Versäumnis. Jungen kommen recht früh in Behandlung, weil ihre Symptome ausagierend und sozial störend sind, überwiegend im aggressiven und narzisstischen Bereich. Wie der schreiende Säugling lösen sie nicht nur unseren Ärger und unsere Wut, sondern auch unsere Zuwendung aus, und wir beschäftigen uns mit ihnen. Auch wenn uns das an unsere Grenzen bringt. Mädchen werden jedoch gern übersehen, ja man ist letztendlich froh über das ängstliche oder aggressionsgehemmte depressive Mädchen, das sich den Verhältnissen anpasst und nicht auch noch Ärger macht. Darum sind die analytischen Kinder- und Jugendlichen-Psychotherapeutinnen und -Psychotherapeuten aufgerufen, zur Früherkennung von psychischen Erkrankungen bei Mädchen beizutragen, in der Beratung, durch Vorträge, Supervision und in Balint-Gruppen.

Zur psychoanalytischen Diagnostik von Störungsbildern mit überwiegend aggressivem Verhalten

Vorbemerkung

Was verstehen wir unter „aggressivem Verhalten"? An dieser Stelle bedarf es eines kleinen Exkurses. Versuche, eine psychoanalytische Krankheitslehre für Kinder und Jugendliche zu entwerfen, scheitern an einer Schwierigkeit: Ich kann mich am äußeren Erscheinungsbild orientieren, die Symptome und die psychiatrischen Krankheitsbilder differenziert beschreiben und eine Phänomenologie entwickeln, wie es beispielsweise im DSM-V oder im ICD-10 geschieht. Dann ist aber nichts über individuelle Ursachen und die psychodynamischen Zusammenhänge gesagt. Ich kann andererseits eine psychodynamische Vorgehensweise anstreben und die Krankheitsbilder mittels psychoanalytischer Theorien ganz individuell zu erklären versuchen. Jedem Krankheitsbild liegen jedoch ganz unterschiedliche Psychodynamiken zugrunde, so wie andererseits eine ähnliche Psychodynamik – unter anderem wegen des unterschiedlichen Strukturniveaus – durchaus zu den verschiedensten Krankheitsformen führen kann. Tatsächlich trifft man zumeist nicht die zu erwartenden Kombinationen von „Psychogenese, Konfliktart, Abwehrmechanismen und Symptomen, die man erwartet" (Mentzos 1984, S. 108). Trotzdem bleibt es aber sinnvoll und für die praktische Arbeit wichtig, „idealtypische Konstellationen" (vgl. Mentzos S. 108) zu bilden und die Krankheitsbilder differenziert zu beschreiben. Darum pendeln wir dauernd zwischen einem sehr allgemein abstrakten Krankheitsbegriff und dem einzigartigen Individuum hin und her – und betreiben nicht selten eine doppelte Buchführung.

Eine rein konfliktorientierte Erklärungsweise genügt heutigen Ansprüchen für eine psychoanalytische Diagnostik nicht mehr. Mir leuchtet darum die Ansicht von Mentzos (1984) ein, dass es keine Krankheitseinheiten im alten Sinn mehr gibt. Er untersucht darum den konkreten Fall nach drei Kriterien und ordnet dann entsprechend ein: im Hinblick auf die Art des zugrundeliegenden Konflikts, die Beschaffenheit des Ich, bzw. des Selbst und die Art des Verarbeitungsmodus (S. 20; S. 109). Wir werden hierauf im Verlauf dieses Kapitels eingehen.

Einen Versuch, deskriptive Systeme und psychodynamische Diagnostik miteinander zu verknüpfen, stellt die *Operationalisierte Psychodynamische Diagnostik* dar (Arbeitskreis OPD 1996). Operationalisierung bedeutete für die Autoren, eine Auswahl von psychodynamischen Elemente zu treffen, die auf der einen Seite für das von der Psychoanalyse abgeleitete Verständnis des Patienten relevant und auf der anderen Seite noch ausreichend operational erfassbar waren, um überprüfbar zu bleiben (vgl. S. 8). Die Arbeitsgruppe entschied sich für vier Achsen: Krankheitserleben (Beschwerdesymptomatik und Therapieerwartung), Beziehung, Konflikt und Struktur (und strukturelle Störung). In eine fünfte Achse (psychische und psychosomatische Störungen) wird die deskriptiv-phänomenologische Diagnostik des ICD-10 und DSM-V mit hineingenommen. Auf diese Weise wird die phänomenologische Diagnostik durch beobachtungsnahe psychodynamische Konstrukte ergänzt. Ob dieses Instrument auch für den praktizierenden Psychoanalytiker hilfreich sein kann – vor allem, ob es von ihm angenommen werden wird –, wird die Zukunft zeigen.

Überlegen wir einmal, was üblicherweise alles in die Kategorie „aggressives“ Verhalten fällt. Tatsächlich finden wir aggressive Auffälligkeiten bei Kindern und Jugendlichen mit den verschiedensten Persönlichkeitsentwicklungen und während unterschiedlicher Entwicklungsphasen. Kleinkinder zeigen Schreianfälle mit motorischer Unruhe und manchmal schon eine ausgeprägte Zerstörungswut. Dann gibt es das trotzig-unbeherrschte Kind, mit der unzureichenden Fähigkeit, aggressive Affekte aufzuschieben und zu kontrollieren, das Wutanfälle hat, trotzt und verweigert. Wir kennen schwere narzisstische Störungen, mit extremer Verletzlichkeit, geringer Frustrationstoleranz und der ständigen Bereitschaft zur Provokation und aggressiven Entwertung oder zu Wutausbrüchen. Häufig vorgestellt wird der unruhig-getriebene Junge, der unaufhörlich Sand ins soziale Getriebe trägt, mit dem Etikett „hyperkinetisch". Seltener in unsere Praxen kommen dissoziale Jugendliche mit der Neigung zur aggressiven Inszenierung. Es ist leicht festzustellen: In die Diagnose „Aggressives Verhalten", ob verbal oder tätlich, werden in der Regel ganz unterschiedliche und unspezifische Symptome gepackt, welche bei den unterschiedlichsten Krankheitsbildern im Kindes- und Jugendalter auftreten können (vgl. auch Kugele 1995, S. 120).

Zu Beginn einer psychotherapeutischen Behandlung muss darum eine gründliche Diagnose des Krankheitsbildes erstellt werden, nur dann kann auch eine angemessene Indikation für ein individuell notwendiges psychotherapeutisches Verfahren erfolgen und eine prognostische Aussage gewagt werden. Dies mag als Plattitüde erscheinen. Ich habe jedoch den Eindruck gewonnen, dass manchmal zu rasch lostherapiert wird, nach dem Motto, „etwas wird sich schon in der Beziehung ereignen". Zumeist wird noch ein relativ starres Setting gewählt, zwei Stunden pro Woche, alle vierzehn Tage ein Elterngespräch. Dabei wird oft übersehen, welche Vielfalt an Behandlungstechniken die Psychoanalyse zur Verfügung stellt, angefangen mit der Krisenintervention, von der Kurzzeitpsychotherapie über die niederfrequente tiefenpsychologisch orientierte Psychotherapie bis hin zur hochfrequenten Kinderanalyse.

Wie bereits im vorangehenden Kapitel über die Geschlechtsunterschiede thematisiert, weisen Jungen häufiger ein aggressives Verhalten auf als Mädchen, diese zeigen eher verbale Aggressivität in Form von Widerspruch, Negativismus und Hänseln. Der Altersverlauf zeigt bei Jungen zunächst einen Gipfel im Vorschulalter und dann einen Abfall. Die körperliche Aggressivität nimmt in der Präadoleszenz ab und verdeckte Formen dissozialen Verhaltens nehmen jetzt zu (vgl. Steinhausen 1996, S. 221).

Wie kann eine Differentialdiagnose von aggressivem Verhalten im Kindes- und Jugendalter aussehen?

Walter Pöldinger (1996) hat festgestellt, dass Aggression weder in den klassischen psychopathologischen Lehrbüchern noch in den modernen Klassifikationssystemen eine Rolle gespielt hat oder spielt. So tauchen weder im Index des DSM-III, IV und V noch im Index des ICD-10 die Begriffe Aggressivität oder Aggression überhaupt auf, dort werden diese Krankheitsbilder lapidar „Störung des Sozialverhaltens“ genannt. Dies war innerhalb der klassischen psychoanalytischen Krankheitslehre natürlich anders, denken wir an Anna Freud, August Aichhorn, Fritz Redl oder Udo Rauchfleisch, die Maßstäbe setzende Arbeiten zum Verständnis und zur Behandlungstechnik von verwahrlosten/dissozialen und gewalttätigen Jugendlichen und Erwachsenen verfasst haben.

Trotzdem wurde „Aggression, Aggressivität oder aggressives Verhalten“ in der Vergangenheit nur selten als eigenständiges Krankheitsbild beschrieben. Annemarie Dührssen (1953) erwähnt beispielsweise die Begriffe in ihrer speziellen Krankheitslehre, die jahrzehntelang als Standardwert galt, lediglich auf drei Seiten und dort nur als Begleiterscheinung von anderen psychischen Krankheitsbildern (Geltungssucht, Nägelknabbern, Haarausreißen). Dies hat sich inzwischen verändert: Günther Bittner (1994) widmet beispielweise der Aggression in seiner speziellen Neurosenlehre mit dem Titel „Pathologische Selbstbehauptung“ ein eigenes Kapitel, in welchem er auch mit Christa Schaff über das des „Zappelphilippsyndrom“ (HKS) berichtet – mit der Titelüberschrift nennt Bittner bereits sein theoretisches Konzept.

Nach Kernberg (1997) bilden Affekte die Bausteine oder Substrukturen, aus welchen sich die Triebe zusammensetzen. Aggressive Affekte sind beispielsweise Gereiztheit, Ärger, Wut, Neid und Ekel. Als den Hauptbestandteil der Aggression und als einen sehr komplexen Affekt beschreibt Kernberg den Hass. Darauf werde ich im Abschnitt zur Fremdenfeindlichkeit ausführlicher eingehen. Kernberg ist – wie Mentzos und andere Diagnostiker – der Meinung, dass ein diagnostisches System, das auf Verhaltensbeschreibungen basiert, mit einem psychodynamischen Ansatz verbunden werden muss, der die Bildung von psychischen Strukturen in den Mittelpunkt rückt (vgl. Arbeitskreis OPD 1996).

Quantität, Qualität und Richtung der Aggression

Wie kann also eine systematische Diagnostik von Krankheitsbildern mit aggressivem Verhalten aussehen? Im „Hampstead-Profil", einem metapsychologischen Entwicklungsbild, welches die „Aufspaltung der Diagnose in ihre analytischen Bestandteile" zum Ziel hat, untersuchte Anna Freud innerhalb der Triebentwicklung auch die Aggression. Hieraus der entsprechende Auszug:

„Es ist zu untersuchen, welche Äußerungsformen der Aggression dem Kind zur Verfügung stehen:

a) in Bezug auf ihr Ausmaß, das heißt manifestes Vorkommen oder Fehlen im klinischen Bild;
b) in Bezug auf Form und Art, das heißt entsprechend der Phasenentwicklung auf Seite der Libido;
c) in Bezug auf ihre Richtung zur Außenwelt oder zum Selbst" (1965, S. 2254).

Mit Anna Freuds Kriterien haben wir mit a) die Frage nach der *Quantität* und mit b) die Frage nach der *Qualität* der vorkommenden Aggression. Bei letzterem wird also untersucht, welche Aggression welcher Libidophase beigemischt ist, etwa als *orale, anale* oder *phallische Aggression.* Beide Fragen werden bei einer diagnostischen Untersuchung einfach zu beantworten sein. Zur Illustration soll der folgende Fall dienen.

Ein 17-jähriger Mann vereinbarte mit mir ein Erstgespräch, weil er mit einer psychotherapeutischen Behandlung beginnen wollte. Aus der telefonischen Voranmeldung seiner Mutter wusste ich bereits, dass er unter schweren Denkzwängen litt. Als er dann – auf meinen Wunsch hin – selbst telefonisch wegen eines Termins nachfragte, erschrak ich sehr über seine Stimme, die auf mich ungemein grobschlächtig und aggressiv wirkte. Zum Erstgespräch erschien jedoch zu meiner großen Überraschung ein eher sanft aussehender Jüngling, gekleidet in teure Markenware, der mich unterwürfig mit einem Bückling begrüßte. Diese überangepasste und devote Haltung blieb bestehen und stand im ständigen Kontrast zu der dröhnenden und wenig modulationsfähigen Stimme. Der junge Mann litt an Zwangsgedanken mit außergewöhnlich destruktiven, grob sexuellen Inhalten und der ständigen Vorstellung, sich auf grausamste Weise etwas antun zu wollen – etwa sich die Adern aufzuschlitzen, sich von einer Lokomotive überrollen zu lassen. Andererseits hasste er alles Schwache, lehnte Ausländer, Außenseiter ab und bewunderte ausgerechnet einen Politiker, der sich durch eine ausgeprägte „Law and Order"-Mentalität auszeichnete. Es war leicht festzustellen, dass der junge Mann große Probleme hatte, sich direkt in einer Beziehung aggressiv durchzusetzen, dass sich jedoch seine vorhandene destruktive Aggressivität unverkennbar in seiner Sprache, projektiv über seinen Ausländerhass und in seinen sadistischen Phantasien niederschlug.

Es handelte sich – in der Gegenübertragung gut wahrnehmbar – um oral- und analsadistische Aggressionsmodi. Indem übrigens auch die oralen, analen, phallischen oder genitalen Beimischungen wahrgenommen und in Deutungen mit einbezogen werden, fällt es leichter, die aggressiven Äußerungen des Patienten auszuhalten: Denn auch die destruktivsten und gewalttätigsten Formen sind immer Legierungen von Hass und Liebe.

Die interessanteste Fragestellung beinhaltet Punkt c), hier geht es um die Beziehung von Aggression und Selbstaggression, die bei vielen psychischen Erkrankungen eine ganz entscheidende Rolle spielt und stark von der Geschlechtszugehörigkeit abhängt (vgl. S. 29 ff). Zur Fluktuation der Symptomatik zwischen den Polen Aggression und Selbstaggression möchte ich ebenfalls eine Fallvignette bringen.

Als Ismet[1] 14 Jahre alt war, besuchte er die 7. Klasse der Hauptschule. Er zeigte mäßige Leistungen, wirkte unterwürfig und überangepasst und fiel darum den Lehrern kaum auf, wie es ja bei depressiv strukturierten Schülern oft der Fall ist. Dann schrieb Ismet seinem Klassenlehrer einen Brief. Sein bester Freund hatte sich von ihm abgewandt, und Ismet wollte nicht mehr weiterleben. Er kündigte an, Suizid zu begehen, wenn sein Freund wirklich nicht mehr mit ihm zusammen sein wollte. Der Klassenlehrer führte ein Gespräch mit Ismet und seinem ehemaligen Freund, und mit Ismets Erlaubnis sprach er auch mit seinen Eltern. Er legte ihnen dringend nahe, mit ihrem Sohn fachliche Hilfe aufzusuchen. Es geschah allerdings nichts. Ismet versuchte sich wenig später zu vergiften, was jedoch misslang, weil das Medikament, das er benutzte, in seiner Wirkung zu schwach war. Erneute Gespräche von Lehrern und Schulpsychologen mit den Eltern führten wiederum zu keiner irgendwie gearteten Therapie. Auch Kontakte mit dem Jugendamt brachten nichts, der Sozialarbeiter konnte die Eltern des Jungen ebenfalls nicht bewegen, für sich und ihren Sohn therapeutische Hilfe zu suchen.

Schließlich wurden in der näheren Umgebung ständig Autos gestohlen, die dann irgendwo aufgefunden wurden, meistens zu Schrott gefahren. Recht bald wurde Ismet als Täter dingfest gemacht, kam für ein paar Tage ins Jugendgefängnis und wurde wieder freigelassen. Ismet wurde aktenkundig, die Staatsanwaltschaft schaltete sich ein. Trotzdem wiederholten sich die Autodiebstähle mit Crashfahrten von nun an in immer kürzeren Zeitabständen. Als dem Vater des Jungen die Rechnung über die gestohlenen und beschädigten Autos präsentiert wurde, schlug er Ismet fast krankenhausreif, doch ansonsten geschah immer noch nichts. Die Schulleitung des Jungen erstellte gemeinsam mit einem hinzugezogenen Fachmann einen Bericht an die Jugendgerichtshilfe. Es wurde darauf hingewiesen, dass die Autodiebstähle und risikoreichen Fahrten des Jungen im Zusammenhang mit seiner schweren Persönlichkeitsstörung gesehen werden müssten und dass die Tendenzen zur Selbstschädigung,

1 Der Name ist geändert wie alle Namen in diesem Buch.

bis hin zum möglichen Suizid, doch nicht mehr zu übersehen seien und dass Ismet zudem eine ständige Gefährdung für andere darstellte.

Als Ismet aus der Schule entlassen wurde, eskalierte alles recht schnell. Er lief von zu Hause weg, stahl unterwegs immer wieder Autos und fuhr sie, ständig waghalsiger und halsbrecherischer, zu Schrott. Ismet wurde schließlich wieder einmal aufgegriffen und kam ins Gefängnis. Dort tobte er zunächst und war kaum zu bändigen, nach ein paar Tagen erhängte er sich schließlich.

Ich habe dies tragische Fallbeispiel auch erwähnt, um aufzuzeigen, wie schwer es oft für Fachleute ist, zu helfen, erkennbares psychisches Leid zu behandeln, wenn der Patient oder seine Umwelt keinen direkten Leidensdruck haben, keine Einsicht in die Notwendigkeit von psychotherapeutischen Hilfen gewinnen und sich darum einer Therapie verweigern. Solche Fälle machen uns hilflos und machen immer wieder die Grenzen unseres Tun deutlich. Darum sind so wenig Jugendliche mit aggressiv-destruktiven Problemen, die vorwiegend aus den unteren sozialen Schichten kommen, in ambulanter psychotherapeutischer Behandlung. Zwischen Aggressivität bei Kindern und Kriminalität im Jugend- und Erwachsenenalter bestehen jedoch eindeutige Korrelationen, weshalb rechtzeitige psychotherapeutische Hilfe dringlich angezeigt ist (vgl. Nissen 1996, S. 47).

In der vorherigen Fallgeschichte ist deutlich geworden, wie der depressive Junge nach jeweiligem Objektverlust die Aggressionen verstärkt gegen das eigene Selbst richtete. Zum ersten Mal, als sich sein Freund von ihm trennte, und zum letzten Mal, als er die Schule verlassen musste, und damit auch die Menschen, die sich bis dahin um ihn gesorgt und gekümmert hatten. Über sein zielloses wie zerstörerisches Herumfahren verschaffte er sich vorübergehend psychische Erleichterung, auf diese Weise kam es zur Abfuhr von Aggressionen. Der Junge geriet dabei vermutlich in einen euphorischen Zustand mit Gefühlen von Grandiosität und erlebte gleichzeitig erregende Angstlust. Dies gab ihm das Gefühl, lebendig zu sein. Gleichzeitig begab er sich damit in einen Grenzbereich zwischen Leben und Tod. Um die vorliegende Depression abzuwehren, bedurfte es schließlich immer stärkerer Reize und immer häufigerer Thrills. Als dies plötzlich wegfiel, weil Ismet eingesperrt wurde, waren Scham und Schuld nicht mehr auszuhalten, und die destruktive Energie richtete sich mit voller Wucht gegen das eigene Selbst.

Diagnose vor dem Hintergrund von Ich- und Selbst-Entwicklung, Verarbeitungsmodus und Konflikt

Bereits die beiden zuvor geschilderten Fallbeispiele haben gezeigt, dass sich die Frage nach dem Vorkommen von Aggression bei jedem Krankheitsbild im Kindes- und Jugendalter stellt. Denn Aggression ist in jedem Fall vorhanden; manchmal ist sie nicht von außen erkennbar. Im vorliegenden Buch sollen darum – um nicht ins Uferlose zu geraten – nur jene Krankheitsbilder beschrieben werden, bei denen Aggression als störendes Verhalten nach außen in Erscheinung tritt. Auch bei den Therapiebeispielen in den folgenden Kapiteln sollen überwiegend technische Probleme beim Umgang mit direkten aggressiven Äußerungen von Patienten in der Therapie diskutiert werden.

Die Symptomatik – und sei sie noch so differenziert beschrieben – sagt noch nicht viel über das Krankheitsbild und den Schweregrad aus. Es ist darum notwendig, Befunde systematisch zu erheben und dabei die Erkenntnisse der Psychoanalyse bestmöglich zu nutzen. Ich habe in diesem Zusammenhang bereits das Hampstead-Profil (s. S. 43) erwähnt sowie die drei Dimensionen, nach welchen Mentzos einen Fall untersucht: Art des zugrundeliegenden Konflikts, die Beschaffenheit des Ich bzw. des Selbst und die Art des Verarbeitungsmodus. Annette Streeck-Fischer (1992) hat diese Kriterien ergänzt und erweitert, indem sie Untersuchungen, im Hinblick auf die vier Psychologien vorschlägt, die die Psychoanalyse hervorgebracht hat. Ich halte diese Systematik für sehr praktikabel und geeignet, eine gründliche Diagnostik zu erstellen.

Streeck-Fischer empfiehlt als erstes eine Untersuchung unter dem Gesichtspunkt der *Triebpsychologie*, wenn wir beispielsweise die Aggression im Hinblick auf libidinöse Beimischungen analysieren. Als nächstes werden die Ich-Entwicklung, die Ich-Funktionen und die Ich-Abwehr untersucht (*Ich-Psychologie*). Gerade bei aggressiven Störungen werden wir viele Ich-Defekte vorfinden, welche an der Symptomatik ursächlich beteiligt sind, beispielsweise Affektintoleranz, unzureichende Affektkontrolle und Probleme mit dem Affektaufschub. Zur *Objektbeziehung* werden insbesondere die Theorien von Margaret Mahler über Trennung und Individuation oder die Positionen von Melanie Klein (in der Weiterführung von Bion) Auskunft über das derzeitige Niveau geben. Die *Psychologie des Selbst* untersucht schließlich die Struktur und Entwicklung des Selbst, vor allem auch die Regelung des Selbstwertes, oder Ausbrüche von narzisstischer Wut. Im Anschluss an diese Untersuchungen kann das Entwicklungsniveau beschrieben werden, ob neurotisch, auf mittlerem, niedrigem oder psychosenahem Niveau (vgl. Kernberg 1978). Ähnliche oder sogar identische Symptombilder können durchaus unterschiedlich strukturiert sein und haben eine ganz unterschiedliche Funktion. Annette Streeck-Fischer (1988) hat dies sehr eingängig am Beispiel der Zwangsneurose aufgezeigt (S. 366ff). Im Folgenden möchte ich Fallbeispiele vorstellen, bei denen Aggressivität jeweils als Hauptsymptom genannt wurde, die sich jedoch aufgrund des verschiedenartigen Strukturniveaus ganz erheblich unterscheiden.

Denn natürlich ist es ganz entscheidend, in welchem Alter und in welcher Verfassung dem Kind „die narzisstische Wunde“ beigebracht wurde (vgl. Bittner 1994, S. 166). Darum werden sich auch die aggressiven Äußerungen in Gestalt von ganz unterschiedlichen Verarbeitungsformen manifestieren.

Nadine (niedriges Strukturniveau)

Sowohl im Rahmen der Diagnostiken als auch innerhalb von Therapiebeispielen dominieren in diesem Buch die männlichen Patienten, weil diese externalisieren. Mädchen mit dem Leitsymptom „aggressives Verhalten“

sind eher selten, weil sie eher internalisieren: Wie zuvor dargelegt, neigen sie mehr zu passiven und indirekten Aggressionsformen, beispielsweise zum Quengeln und Nörgeln. Wenn es doch Mädchen sind, wie im folgenden Fallbeispiel, dann finden wir Patientinnen mit frühen traumatischen Beziehungsabbrüchen und -störungen oder mit schweren Defiziten in Folge von Hospitalisierungen. Bei näherem Hinsehen existieren zwar gewisse Geschlechtsunterschiede, sie sind jedoch nicht so bedeutsam wie etwa im Bereich von neurotischen Störungen. Im Folgenden die Darstellung der Psychodynamik eines damals 11-jährigen Mädchens.

Als mir Nadine vorgestellt wurde, nässte sie tagsüber und auch jede Nacht ein und war bislang noch nie trocken gewesen. Nach Aussagen der Adoptiveltern war sie ein einzelgängerisches und wunderliches Kind. Zu gleichaltrigen Mitschülerinnen hatte sie kaum Kontakte, sie fühlte sich von ihnen abgelehnt, manchmal sogar regelrecht verfolgt. Dies führte zu fortlaufenden Reibereien und aggressiven Auseinandersetzungen. Erwachsenen gegenüber zeigte sich Nadine ausgesprochen distanzlos, zeitweise sei sie manchen Leuten regelrecht nachgelaufen. Vor allem erlebte sich das Mädchen ständig als zu kurz gekommen und benachteiligt. Wenn ihr etwas verweigert wurde, aber auch schon bei geringfügigen Versagungen und Kränkungen, geriet Nadine in eine grenzenlose Wut und schrie unbeherrscht los. In der Schule zeigte sie längst gravierende Leistungsprobleme, einmal, weil sie sich schlecht konzentrieren konnte, und zum anderen, weil sie schulische Arbeiten oft verweigerte. Doch auch zu Hause geriet das Mädchen häufig in eine trotzige Verweigerungshaltung und war dann für keinerlei Appelle mehr zugänglich.

Nadine war nichtehelich geboren und wurde – nachdem sie bis zum zweiten Lebensjahr in verschiedenen Pflegestellen gewesen war – von der leiblichen Mutter zur Adoption freigegeben. Sie kam mit etwa zweieinhalb Jahren in ihre jetzige Adoptivfamilie. Nadine wurde als ein von Anfang an unruhiges, übermäßig schreckhaftes Kind mit erheblichen Schlafstörungen beschrieben. Später fiel sie noch wegen ihrer Umtriebigkeit und den außerordentlichen Konzentrationsstörungen auf. Sie war – nach Aussagen der Adoptiveltern – nicht fähig zum Spiel, wirkte ungesteuert und war in unaufhörlicher, jedoch zielloser Aktivität. Immer wieder traten Infekte der Atemwege auf und Mittelohrentzündungen.

Beim Erstkontakt betrat Nadine ohne die geringsten Trennungsprobleme mein Praxiszimmer. Ganz im Gegenteil, sie wirkte eher distanzlos, betrachtete alles misstrauisch durch ihre starke Brille und begleitete ihre Eindrücke mit zum Teil abfälligen und herablassenden Kommentaren, die sie vor sich hin brabbelte und die gar nicht an mich gerichtet erschienen. In der Gegenübertragung erlebte ich das Mädchen bizarr und befremdlich und hatte Mühe, irgendetwas zu verstehen. Mein Denken und Assoziieren erlebte ich eigenartig blockiert. Ich begriff dies als Hinweis, wie wenig es der Mutter gelungen war, dem Mädchen die Welt erlebbar und begreifbar zu machen und seinen Erfahrungen eine Bedeutung zu geben. Nach wenigen Minuten brach Nadine den Kontakt schlagartig ab, weil sie aufs WC musste. Sie ließ dabei alle Türen offenstehen, begann sich auszukleiden und geräuschvoll zu entleeren. Ich sah dies natürlich als Ausdruck ihrer Grenzenlosigkeit und mangelhaften Selbst-Objekt-Grenzen, konnte mir aber auch eindrücklich vorstellen, dass dieses Verhalten in gewissen Situationen zum sexuellen Missbrauch stimulieren könnte. Ich fühlte mich einigermaßen hilflos, schloss dann aber die Türe zum Praxiszimmer und sagte, dass sie einfach wieder hereinkommen sollte, wenn sie fertig sei. Wieder zurückgekehrt, schlugen die ehemals kritischen Bemerkungen in plötzliche Bewunderung um. Es war, als habe sie durch die Ausscheidung das Böse zunächst draußen lassen können. Von jetzt an entwickelte sich eine maßlose Gier, mit allem gleichzeitig spielen zu wollen und das vorhandene Spielmaterial besitzen und mitnehmen zu wollen. Nadine begann immer wieder mit einem Spiel und wandte sich abrupt einer anderen Sache zu, wobei das Begonnene achtlos liegenblieb. Die Objekte tauchten auf, und sie verschwanden wieder, so wie es ihren inneren Objekten entsprach. Ein Kasperle-Spiel zeigte ihre Spaltungstendenzen, indem ständig gute Objekte von bösen Kräften bedroht und vernichtet wurden. Das Bild, welches Nadine später mit Fingerfarben malte, verstärkte noch meinen Eindruck von Beziehungslosigkeit, von Fremdartigem und Unwirklichem. Eine Sonne mit einer Brille war darauf zu sehen (wie sie selbst), daneben wie beziehungslos eine Kiwi und eine Ananas. Ich konnte nichts verstehen, konnte keine gedanklichen Verbindungen herstellen, war nur verwirrt.

Dann zeigte sich etwas für das Mädchen Prototypisches. Nadine machte ein Spiel, dem sie offensichtlich nicht gewachsen war, und geriet in unendliche Verzweiflung, als ihr nichts mehr gelingen wollte. Sie begann zu schreien, heulte und suchte, das bislang Erreichte zu zerstören. Gleichzeitig bettelte sie regelrecht um Hilfe. Dies war sichtlich eine Falle. Denn als ich hilfreiche Vorschläge machte, wurden Verzweiflung und Wut nur noch größer. Nadine konnte keine Hilfe annehmen und reagierte mit regelrechtem Hass. In der Gegenübertragung spürbar wurden ebenfalls grenzenlose Wut und vor allem Hilflosigkeit; Zweifel an meinem eigenen Können und meiner Kompetenz tauchten auf. Die Situation entschärfte sich erst, als ich Nadine später unsere gemeinsame Hilflosigkeit zeigte und dass ich ihr darum nicht helfen konnte.

Nadine brachte damit ihre Beziehungspersonen immer wieder in Pattsituationen. Sie zeigte sich hilflos und appellierte um Beistand und Hilfe. Wurde ihr jedoch Unterstützung angeboten, geriet Nadine in Angst und Wut und wehrte diese ab. Was das mit ihren Adoptiveltern und den Lehrern machte, konnte ich mir bereits nach der ersten Begegnung bildhaft vorstellen.

Andererseits deuteten die Ängste, von den Mitschülern „verfolgt" zu werden, auf paranoide Befürchtungen und die Projektion von bösen Anteilen. Sicherlich hatte die wenig empathische, problematische Mutter des Mädchens keine ausreichende Basis für eine angstfreie Entwicklung bieten können, was die vorliegenden Verfolgungsängste nach sich zog, ein charakteristisches Merkmal der paranoid-schizoiden Position. Um sie abzuwehren, wurden archaische Abwehrmechanismen eingesetzt, insbesondere Spaltung und Projektion. Erkennbar waren zudem Fixierungen im Oralen, Gier und früher Neid. Selbst erlebte ich fragmentiert, die Ich-Grenzen des Mädchens verschwommen.

Das Mädchen suchte Beziehung und wollte das Objekt verinnerlichen. Dieses Geschehen wurde immer wieder inszeniert, doch wenn sich das

Objekt näherte, um ihr zu helfen, erlebte sie das als bedrohlich, weil große Ängste vor Selbstverlust entstanden und das Objekt darum zerstört werden musste. Es war der klassische Konflikt zwischen Nähe und Distanz. Die frühen Abwehrmechanismen (insbesondere Spaltung und projektive Identifikation) trugen zur zeitweiligen Stabilisierung bei. Außerdem zeigte sich in der Tatsache, dass das Mädchen keinerlei Vorstellung von Zeit besaß und wie die zeitliche Kontinuität aufgrund der frühen Defizite beschädigt war.

Sven (mittleres Strukturniveau)

Es liegt zwar längere Zeit zurück, dass mir Sven vorgestellt wurde, aber der Junge bleibt mir eindrucksvoll in Erinnerung. Sven war ein 12-jähriger magerer, dunkelhaariger Junge mit etwas stechenden Augen. Er war nach Aussagen seiner Eltern ein „Provokateur", denn er hatte die Fähigkeit, andere Menschen zu entwerten und zu attackieren zu einer gewissen Meisterschaft entwickelt. Er schaffte es, intuitiv die verletzlichsten Stellen eines jeden Menschen zu erfassen und Salz in die offene Wunde zu streuen. Begleitet war sein Tun von einem lässigen und vor Überheblichkeit strotzenden Auftreten, das schon den neutralen Beobachter in Rage brachte. So berichteten die Eltern, Sven habe beispielsweise einen Besucher direkt gefragt, warum er eine so rote Nase habe. Ob er zu viel trinke und warum er sich nicht besser beherrschen könne. Da dies tatsächlich so war, habe es dem Mann zunächst die Sprache verschlagen, am nächsten Morgen rief er jedoch bei den Eltern an und beschwerte sich über das – in seinen Augen – unverschämte Bürschlein. Die Interventionen Svens beschränkten sich dabei keineswegs auf äußere Schwächen. Gefühlsmäßig erfasste er oft geheime wie intime Bereiche, entblößte sie, was die von ihm Attackierten in der Regel beschämte und gelegentlich bis ins Herz traf. Bald konnte Sven niemand mehr leiden, weder die Erwachsenen noch seine Mitschülerinnen und Mitschüler. Weil er aber über sein Provozieren auch ungeheure Macht ausübte und sehr gefürchtet war, taten viele, als sei es nicht so. Das blieb Sven natürlich nicht verborgen, oft beklagte er sich bei seinen Eltern, dass ihn niemand so recht möge. Deren Hinweise auf seine unerträgliche verletzende Art wurden jedoch in gewohnter Weise geleugnet, und am Verhalten des Jungen veränderte sich natürlich nichts.

Mein Kontakt mit dem Jungen gestaltete sich entsprechend. Selbstredend hatte Sven keinerlei Krankheitseinsicht, er erlebte just alle Menschen als „blöd“ und ablehnend. In meine Praxis kam er lediglich, weil die Schule den Eltern und diese wiederum ihrem Sohn so massiv Druck gemacht hatten, dass ihm zunächst nichts Anderes übrigblieb. Er trat ein, lässig, munter, ein wenig keck wirkend. Sein über mich gleitender Blick verriet – bei genauerem Hinsehen – ängstliche Beunruhigung, die sich jedoch blitzschnell in eine entwertende abschätzige Haltung veränderte, als er meinen fülligen Körperbau wahrnahm. Zwar sagte er noch nichts, aber ich fühlte mich schon durch den spöttischen Glanz in seinen Augen entwertet. Und spürte vor allem langsam Ärger und Wut in mir aufsteigen. Dann sagte Sven, langsam und sehr höflich: „Ich habe mal eine Frage. Ist Dicksein nicht auch ein Ergebnis von seelischen Problemen?“ Das saß und das war’s. Die Angst, schwach und psychisch krank zu sein, hatte er rasch in mich hineinverlegt, und er hatte mich gleichzeitig meines Handwerkzeugs beraubt und sich an meine Stelle gesetzt. Nachdem ich mich etwas gefasst hatte, deutete ich ihm sein Verhalten und sagte: „Du hast Angst, wir könnten über dich und deine Probleme sprechen, und darum hast du erst einmal über eine deutliche Schwäche von mir gesprochen.“ Und bemerkte augenblicklich, dass ich damit nichts Anderes getan hatte als er. Ich hatte ihm gleichfalls eine Schwäche zugeschrieben, kaschiert als korrekte Deutung des überlegenen Therapeuten, dass uns eine Gegenaggression immer legitim erscheinen lässt. Mir war auch klar, dass sich damit das Kräftemessen fortsetzen würde, denn Schwachsein hielt der Junge ja nicht aus.

Inzwischen war bereits eine Atmosphäre geschaffen, in welcher mir über Entwertung und Lächerlich machen die Rolle des Ungenügens, Schwachen und Schlechtseins zugeschoben würde. Bloß so konnte

Sven seine Ängste in den Griff bekommen. Nach meiner sogenannten Deutung war für einen Moment Verunsicherung in seinem Blick zu erkennen, dann nahm er wieder seine gewohnte arrogante Attitüde an, schwieg längere Zeit, gähnte verstohlen und meinte dann: „Es wird mir langweilig hier." Dabei schweifte sein Blick, leicht angeekelt, über mein schlichtes Mobiliar, und er stellte herablassend fest: „Wohl ein Ikea-Fan?"

Die kleine Sequenz genügt wohl, um die Störung des Jungen zu begreifen. Sven hatte eine Mutter erfahren, die ihn zwar bestens versorgt hatte, die sich jedoch nur als schlecht empfunden hatte und die darum auch nur kaum Geborgensein, vor allem keine Liebe und Anerkennung an ihr Kind weitergeben konnte. Sven sah sich sofort in den Augen jeder Beziehungsperson verunsichert und in Frage gestellt und konnte nur überstehen, indem er diese Rolle verweigerte und sie dem Gegenüber zuschob. Dort provozierte er damit Ärger, Wut und Ablehnung, was sein Selbstwertgefühl aufs Neue schwächte und den Teufelskreis aufrechterhielt.

Im Vergleich mit dem vorhergehenden Fall wird aber deutlich, dass ein einigermaßen kohärentes Selbst existiert, wenngleich auch eine schwere Störung der Selbstwerthomöostase vorliegt. Auch die Ich-Funktion erscheinen in vielen Bereichen (Wahrnehmung, Realitätsprüfung, Intelligenz) sehr stabil zu sein. Der Umgang Svens mit Aggressionen erscheint darum im Vergleich mit Nadine hochdifferenziert und subtil. Allerdings nur solange, wie es ihm gelingen kann, die Beziehungsperson in der Rolle des Schlechten zu kontrollieren.

ICD-10-Diagnosen
F 91.0 – F.91.9
Störungen des Sozialverhaltens
F 92.0 – F 92.9
Kombinierte Störungen des Sozialverhaltens und der Emotionen

Sascha, der „Hypi“

Innerhalb der offiziellen Kinder- und Jugend-Psychiatrie wird die *Hyperkinetische Störung* einseitig auf organische Ursachen zurückgeführt, und diese stehen dann auch bei der Behandlung im Vordergrund. Ja, es existiert sogar die Meinung, dass psychotherapeutische Behandlungen von „Hypis“ (wie sie von Insidern gelegentlich salopp genannt werden) kontraindiziert seien. Ich möchte nicht ausschließen, dass konstitutionelle Faktoren mitspielen, Hirnstoffwechselstörungen und andere physiologische Ursachen existieren können (vgl. Rothenberger 1995, S. 5f.), doch bin ich wie Stork der Meinung, „dass der Psyche und dem unbewussten Erleben bei der Entstehung und der Aufrechterhaltung eine dominierende, wenn nicht sogar die zentrale Rolle zukommt“ (S. 203). Ich erlebe allerdings, dass bei der Diagnostik und der Therapie des Hyperkinetischen Syndroms die psychodynamischen Hintergründe häufig vernachlässigt oder von vornherein, als nicht relevant, ausgeschlossen werden. Dadurch wird versäumt, hinreichend die möglichen psychogenen Verursacher zu untersuchen – ein Versäumnis, welches man rasch bemängelte, würden Psychotherapeuten so nachlässig mit möglichen organischen Verursachern umgehen. Ärgerlich erscheint mir vor allem, wenn von Seiten der analytischen Psychotherapie resignativ der Rückzug angetreten wird und gelegentlich kritiklos übernommen wird, dass manche Symptome eindeutig primär organisch verursacht seien, so dass man psychotherapeutisch nichts machen könne. Eine sekundäre Neurotisierung wird vielleicht gerade mal für möglich gehalten. Wir überlassen dann beim hyperkinetischen Syndrom – wie bei manch anderen Krankheitsbildern – das Feld widerstandslos rein medikamentösen Anwendungen, Diäten, ergotherapeutischen oder verhaltenstherapeutischen Interventionen.

Vor dem Hintergrund des bislang diskutierten, möchte ich im folgenden Abschnitt einen Patienten mit der von seinem Kinderarzt gestellten Diagnose „Hyperkinetisches Syndrom“ etwas detaillierter vorstellen. Diese Fallgeschichte habe ich ausgewählt, weil sie mir prototypisch erscheint.

Telefonischer Kontakt mit der Mutter

Die Mutter des 11-jährigen Sascha rief mich an, sie suchte einen Therapieplatz für ihn und erbat möglichst rasch einen Termin für ein Vorgespräch. Ich teilte ihr die Dauer meiner derzeitigen Wartezeit mit und fragte, worüber sie sich denn sorge. Ausweichend meinte die Anruferin, ihr Mann und sie wollten mich fürs erste kennenlernen, es ginge also einstweilen nur um diese eine Besprechung. Sie hätten auch noch andere Termine mit verschiedenen Kolleginnen und Kollegen von mir vereinbart. Wenngleich das durchaus legitim ist, hatte ich ein unbehagliches Gefühl. Ich ärgerte mich darüber, erst einmal überprüft zu werden. Dabei störte mich aber noch etwas Anderes. Es war nicht der Umstand, dass ich bereits mehr Stunden arbeite, als ich es ursprünglich vorhatte, und niemanden mehr annehmen konnte, weshalb mir jede neue Anfrage Druck machte. Es war die kühle Geschäftsmäßigkeit der Frau, mit der sie anrief, ihr unterschwellig fordernder Ton, der keinen Widerspruch duldete, was mich provozierte. Ich wurde wie eine Behörde behandelt, die zur unverzüglichen Dienstleistung verpflichtet ist. Trotz meiner inneren Widerstände, meiner spürbaren Ambivalenz, vereinbarte ich einen Termin für ein Gespräch, fragte mich aber bereits wenig später, warum ich es getan hatte. Sicherlich hatte es mich gereizt, diese Frau kennenzulernen, die so unverschämt und überzeugt von sich auftrat. Ich rätselte, wie sie aussehen mochte und welche berufliche Stellung sie einnehmen würde. Womöglich war es aber auch mein unbewusster Wunsch, ihr klar machen zu wollen, dass ich mich nicht so herrisch und von oben herab behandeln lassen wollte. Vielleicht wollte ich mich aber auch der in Aussicht gestellten Prüfung stellen, um zu beweisen, dass ich der Beste sei. Auf alle Fälle war ich sehr neugierig.

Erstkontakt mit den Eltern

Überraschenderweise kam dann ein recht seltsames Paar zum Erstgespräch. Frau F., die Mutter des Patienten, war eine etwas ungepflegte, beinahe schmuddelige Frau mit verhärmten Gesichtszügen, die von einem Augenblick zum anderen sehr hart und böse werden konnten. Während des Gesprächs schwieg sie zumeist, die Mimik blieb starr, und sie brachte lediglich hin und wieder ein paar Bemerkungen ein. Sie erschien belastet und deprimiert, was ich zunächst auf die lange Leidensgeschichte mit Sascha zurückführte. Das Gespräch bestritt durchweg ihr Mann. Dauergewellt, gepflegt und in teurer Kleidung vermutete ich zunächst einen distinguierten Geschäftsmann und war dann recht überrascht, dass er als angestellter Schreiner in einem Möbelgeschäft arbeitete. Seine Sprache war differenziert, und er formulierte geschliffen und gewandt. Im Kontrast zur Ehefrau wirkten sein ansprechendes Äußeres und seine Vitalität besonders frappant. Er vermittelte alsbald den Eindruck, als fühle er sich in seinem jetzigen Beruf unterfordert und trauerte verpassten Chancen nach. Seine Frau war übrigens gelernte Verkäuferin und arbeitete gelegentlich als Haushaltshilfe.

Was Saschas Vater erzählte, ließ mitfühlen, machte hin und wieder wütend und stimmte gelegentlich eigenartig traurig. Sie hätten mit Therapien, Kindergärten und Pädagogen bisher nur schlechte Erfahrungen gemacht, darum wollten sie dieses Mal auf Nummer sichergehen und mehrere Therapeuten kennenlernen, auch wenn sie die ersten Sitzungen selbst bezahlen müssten. Außer Sascha hatte Familie F. noch zwei Kinder von acht und fünf Jahren, ein Mädchen und einen Jungen. Die beiden anderen Kinder bereiteten ihnen kaum Sorgen, doch das mache dafür Sascha wett. Er sei, wie der Kinderarzt diagnostiziert habe, hyperaktiv und stünde ständig unter Hochspannung. Der Kinderarzt habe wegen der exzessiven Ruhelosigkeit Ritalin[2] verordnet, was sie jedoch eigenmächtig abgesetzt hätten, weil es danach mit Sascha eher schlimmer geworden sei. Ihr Vorgehen hätte dazu geführt, dass dem Kinderarzt eine

2 Methylphenidat, das unter dem Namen Ritalin im Handel ist, gehört zu den Amphetaminen und ist ein Psychotonikum. Es wirkt zentral stimulierend, appetitzügelnd und bewirkt psychische Abhängigkeit (vgl. Bader 1982, S. 238). Der umfangreiche Katalog der in der Roten Liste angeführten Nebenwirkungen reicht von Tics bis zur möglichen Wachstumshemmung. Eine ausführliche Diskussion der neurobiologischen Wirkung findet sich bei Rothenberger (1995).

weitere Zusammenarbeit nicht mehr möglich erschien, weil er sich von ihnen nicht ernst genommen sah.

Sascha könne sich einfach in keine Gruppe einfügen, er streite mit jedem herum, sei gehässig und verletzend und habe darum noch nie feste Freunde gehabt. In der Schule sei er nicht nur kasperig und unaufmerksam, in kürzester Zeit lege er sich mit jedem Lehrer an, sei anmaßend und unverschämt und verweigere regelmäßig die Mitarbeit. Inzwischen sei er – nach einem kurzen Intermezzo auf der Realschule – auf der Hauptschule gelandet. Ständig seien sie zu Gesprächen in die Schule bestellt worden, sahen sich in der Vergangenheit wegen Sascha immer wieder gedemütigt und verletzt.

An dieser Stelle bekam das Gespräch eine andere Qualität. Herr F. wirkte mit einem Mal sehr verbittert und gereizt. Weder in der Vergangenheit die Erzieherinnen, noch später die Lehrer hätten sich in den Jungen richtig eingefühlt und ihn darum falsch behandelt. Sascha sei von ihnen bald nur noch abgelehnt worden, wurde zum Außenseiter und zum Sündenbock. Dies habe dazu geführt, dass schließlich keine Zusammenarbeit mehr zwischen ihnen und der Schule möglich war. Tatsächlich stellte sich heraus, dass die Eltern mittlerweile keine Kontakte mehr mit Lehrern, Schulleitung oder Schulpsychologen pflegten. Die Lehrer waren – ihrer Meinung nach – an Saschas Problemen erheblich mitschuldig. Die Eltern erlebten sich von allen Seiten abgelehnt, ja regelrecht verfolgt. Familie F. hatte auch keinerlei Beziehungen zu anderen Familien, weil sie sich inzwischen wegen Sascha abgewiesen sahen, und so lebten sie sozial völlig isoliert.

Dann nahm das Gespräch wiederum eine andere Wendung. Enttäuschung und Wut richtete sich wieder auf Sascha. Er lasse sich aber auch nicht helfen. Alles müsse immer nach seinem Kopf gehen. Er halte sich selbst für den Größten, glaube immer, alles besser zu wissen. Andererseits sei er sehr verletzlich, halte nichts aus und nichts durch. Wenn ihm etwas nicht gelänge, breche er gleich zusammen, schreie vor Verzweiflung oder Wut. Dies führe auch innerhalb der Familie immer wieder zu großen Problemen. Früher habe man mit ihm noch regelmäßig gelernt, inzwischen helfe man ihm jedoch nicht mehr bei seinen Aufgaben, weil es sofort zum Streit führe.

Die Vorgeschichte

Seine Frau sei ungewollt mit Sascha schwanger geworden, es sei geschehen, dann habe man es halt so akzeptiert und geheiratet. Diese Tatsache wurde in einem Tonfall geschildert, als müsse man sein Schicksal immerzu akzeptieren. Als sei es gar nichts Besonderes, Mutter und Vater zu werden, sondern lediglich eine neue Last und nur Verantwortung. Auch die Mimik der Mutter veränderte sich an dieser Stelle nicht, sie zeigte weder Freude noch Stolz. Sascha war ein Schreikind, von Anfang an unruhig und – den Aussagen der Eltern folgend – nie zufriedenzustellen. Es war anstrengend, anstrengend, anstrengend: Den ganzen Tag über, aber besonders nachts, wo man ihn ständig herumtragen musste, damit er nicht schrie. Lebhaftigkeit und Unruhe nahmen noch zu, als sich Sascha von der Mutter wegzubewegen begann. Überall stieg er hinauf, alles fasste er an, und er war von Anfang an nicht zu bändigen. Abends fand er nicht in den Schlaf, und ganz früh am Morgen war er schon wieder fortwährend aktiv. Bald begannen sie unter der ständigen Rastlosigkeit des Jungen zu leiden, reagierten gereizt und gelegentlich mit Strenge. Dabei erlebten sie den Jungen nicht eigentlich trotzig, sie waren aber froh, als Sascha in den Kindergarten kam. Er sei ein hübscher Junge gewesen mit seinen schwarzen Haaren, der dunklen Hautfarbe und den geschickten Bewegungen. An dieser Stelle bemerke ich ein wenig Stolz und Bewunderung, und über das unlebendige erstarrte Gesicht der Mutter glitt ein Leuchten, das aber rasch wieder verlosch. Schlimm wurde es, als Sascha in den Kindergarten kam. Er habe dauernd etwas angestellt, habe andere Kinder gebissen und geschlagen, ihr Spiel zerstört und konnte sich in keine Gruppe einlassen. Die Erzieherin fühlte sich bald hilflos und bestellte immer wieder die Eltern ein. Es wurde empfohlen, sich an eine Beratungsstelle zu wenden, was die Eltern empört zurückwiesen. Sascha wurde vom Kindergarten abgemeldet. Als er eingeschult wurde, wiederholte sich alles: Sascha ärgerte die Kinder, raufte und biss und störte ohne erkennbaren Anlass den Unterricht. Im ersten Schuljahr wurden die Eltern bereits fünfmal zum Rektor bestellt. Von Anfang an zweifelten sie daran, dass ihnen jemand helfen wolle, sondern waren der Meinung, dass man ihren Sohn nur loshaben wollte. Aus diesem Gefühl heraus entwickelte sich rasch eine feindselige Haltung. Eine schulpsychologische Betreuung wurde recht bald abgebrochen, weil die Eltern überzeugt waren, die Psychologen seien auf der Seite der Schule.

Zu den Lebensgeschichten der Eltern sei angemerkt, dass Herr F. von sich meinte, eine problemlose Kindheit gehabt zu haben und in einer harmonischen Familie aufgewachsen zu sein. Er bedauerte lediglich, nicht den Schulabschluss und die berufliche Ausbildung bekommen zu haben, wie es seinen Fähigkeiten entsprochen hätte, ging dabei aber nicht auf die Gründe ein. Frau F. war das nichteheliche Kind einer Alkoholikerin; sie hatte es wenigen Wochen nach der Geburt in eine Pflegefamilie gegeben. Von diesen Pflegeeltern wurde Frau F. später adoptiert. Sie sei streng im pietistischen Glauben erzogen worden – wen Gott liebt, den züchtigt er. Die Pflegeeltern hätten sie darum von früh an sehr hart erzogen, weil sie fürchteten, das böse Erbe der Mutter könne in ihr überhandnehmen. Dies hätten sie wiederholt im Zorn gesagt, wenn es zu Auseinandersetzungen gekommen sei, welche dann immer wieder rigorose Strafen nach sich zogen. Die Atmosphäre in ihrer Adoptivfamilie könne nicht anders als lieblos und freudlos genannt werden.

Nach dem Gespräch fiel mir ein, dass wir nicht über Saschas Geschwister gesprochen hatten. Wie hatte er auf ihre Geburt reagiert? War er eifersüchtig gewesen, und wie ging er heute mit ihnen um? Die Eltern hatten diese Bereiche ignoriert, und mir waren die Geschwisterprobleme im Gespräch später einfach weggerutscht, was mich befremdete. Waren neben Sascha Geschwister undenkbar? In jedem Fall hatten mir die Eltern ein kleines Monster vorgestellt und dabei nicht vergessen die beiden Geschwister als unauffällig zu erwähnen. Manchmal hatte es zwar während des Gesprächs ein klein wenig Stolz über Sascha gegeben und hin und wieder Wut, dass er von draußen nur abgelehnt wurde. Insgesamt hatte ich das Bild von einem überwiegend unausstehlichen, aggressiven Wesen gewonnen, das seine Triebe nicht unter Kontrolle hatte und in allen Beziehungen nur Ärger und Zwietracht trug.

Wir vereinbarten, dass sich die Eltern wegen eines Kontakts mit Sascha bei mir melden sollten, wenn alle Gespräche abgeschlossen wären und sie sich für mich entschieden hätten. Erst jetzt hatte ich so richtig wahrgenommen, dass ich – entgegen meiner sonstigen Technik – zunächst ein Elterngespräch geführt und nicht zuallererst Kontakt mit dem Patienten aufgenommen hatte. Die Eltern hatten mich rundum überrumpelt. Ich würde mich nach der Begegnung mit Sascha entscheiden, ob ich die Therapie übernehmen würde – eine Feststellung, welche die Eltern ganz offensichtlich verletzte und wütend stimmte. Daran hatten sie offensichtlich nicht gedacht, dass auch ich eine Entscheidungsmöglichkeit hatte. Verärgert gingen sie, und ich war mir sicher, dass sie nicht für mich votieren würden.

Überrascht war ich darum, als Frau F. wenige Tage später anrief und erklärte, dass sie sich für mich entschieden hätten. Sie hätten sich und Saschas Probleme so gut verstanden gefühlt, so dass sie davon überzeugt seien, ich sei der richtige Therapeut für Sascha, und sie hätten bereits alle anderen Termine abgesagt. Das schmeichelte mir natürlich sehr, setzte mich aber unter beträchtlichen Druck, denn jetzt konnte ich ja kaum mehr absagen. Gleichzeitig war mir klar, was auf mich zukommen würde. Ich hatte bereits das permanente Wechselbad zwischen narzisstischer Bestätigung, sprich Schmeichelei, und einem kolossalen Erwartungsdruck erfahren. Dieser Druck wurde natürlich von außen noch sehr verstärkt, von Schule, Kinderarzt, Beratungsstellen, die alle möglichst schnell mit dem Verschwinden der störenden Symptome rechneten und erfahrungsgemäß bald mit Ungeduld, Enttäuschung und Entwertung reagieren würden. Und die Eltern hatten mir ja eindrücklich beschreiben, wie gravierend die Symptome des Jungen waren und welche Spannungen und Unruhe er überall hineintrug. Außerdem hatte ich in absehbarer Zeit keinen Therapieplatz frei. Ich erlebte mich bereits intensiv in die

Dynamik des Falls verstrickt, in die Interaktion hineingezogen – und wusste nicht, wie ich noch herauskommen konnte.

Kontakt mit dem Patienten

Angespannt erwarte ich also diesen Patienten, der wie ein kleines Monster beschrieben worden war. Pünktlich läutet er und kam mit seiner Mutter in mein Therapiezimmer – und ich war noch mehr überrascht, als bei der ersten Begegnung mit den Eltern. Vor mir stand ein hübscher, dunkelhaariger Junge mit weichem, noch ganz kindlichem Gesicht. Rein äußerlich erschien er zart und sehr verletzlich. Sein Auftreten war unsicher, ängstlich, und er wirkte sehr bedürftig. Ich fühlte, dass ich mich um diesen Jungen sorgen musste und dass ich ihn nicht im Stich lassen durfte. Trotzdem spürte ich noch etwas Anderes, das in diese ersten Eindrücke schlecht zu integrieren war. In seinem Blick erkannte ich etwas kühl Taktierendes und ein tiefes Misstrauen, was mich irritierte.

Ohne auf meine Aufforderung zu warten, setzte sich die Mutter wie selbstverständlich auf die Couch, Sascha daneben, und er schmiegte sich eng an sie. Sie verschmolzen beinahe zu einer einzigen Gestalt. Über dem Gesicht der Mutter lag jetzt ein zufriedener Glanz, sie legte ihren Arm um den Jungen, und ich hatte das Empfinden, störender Dritter zu sein. Als ich meinte, mit Sascha allein sprechen zu wollen, bekam das Gesicht von Saschas Mutter wieder den gewohnten harten Zug. Sie stand auf, meinte noch, sie würde am Stundenende draußen warten, und ging wortlos hinaus.

Nach kurzem Schweigen, das Sascha sichtlich beunruhigte, denn er wippte noch stärker mit seinem Fuß, sagte ich, dass ich ihn etwas kennenlernen wollte. Ich hätte bereits mit seinen Eltern gesprochen, die ihm wohl davon erzählt hätten. Ich verwies darauf, dass er mit mir sprechen, dass er sich aber auch im Zimmer umsehen könne. Vielleicht würde er gerne etwas Anderes tun. Sascha meinte, er wolle mit mir reden. Dann begann er zu erzählen. Von der Schule, von unangenehmen Erlebnissen mit Schülern und Lehrern und von dem schlimmen Gefühl, ständig

Außenseiter zu sein. Es war, als seien Schleusen geöffnet worden, der Redefluss strömte und füllte das Praxiszimmer. Außenseiter sei er vor allem deswegen, weil seine Mutter alles verbiete. Nie könne er ihr etwas recht machen, ständig sei sie unzufrieden, und immer erwarte sie etwas von ihm. Beispielsweise dürfe er nie so lange draußen bleiben wie andere. Sie hätten keinen Fernseher, und alle würden doch dauernd übers Fernsehprogramm sprechen. Er dürfe nie zu anderen in die Wohnung und dürfe nie jemanden mit nach Hause bringen. Eigentlich hätte er ja seine Mutter sehr gerne, denn sie verteidige ihn auch manchmal. Aber meistens habe er eine Wut auf sie. Sein Vater kümmere sich um nichts, dem sei alles egal. Mit ihm könne man schon darum nichts anfangen, weil er immer alles besser wisse oder könne.

In der Gegenübertagung verspürte ich zunehmend das Gefühl, spontan mit den Eltern sprechen zu wollen um ‚erziehungsberaterisch‘ zu intervenieren. Ich bemerkte, dass es mir sehr schwer fiel, diesen Impuls zu unterdrücken oder aufzuschieben. Zunehmend nahm ich jedoch auch wahr, dass die Ansprüche des Jungen immer größer wurden, und mit einem Mal bemerkte ich, dass man ihn eingrenzen musste, dass die Mutter sicherlich Gründe hatte, weshalb er nicht so lange draußen bleiben durfte und so weiter. Ich spürte seine grenzenlose Unzufriedenheit mit der Situation und hatte vor allem unvermittelt das Gefühl, den Jungen in der Therapie nicht ausreichend zufriedenstellen zu können. Ich erlebte ihn anstrengend, und ich wollte ihn nicht bei mir haben.

Psychodynamische Überlegungen

Bereits mit dem telefonischen Kontakt konstellierten sich typische szenische Manifestationen, die sich durch alle weiteren Begegnungen zogen. Ich erlebte die anrufende Mutter eisig und abweisend, andererseits rücksichtslos fordernd und gleichzeitig entwertend, was mich wütend, aber auch sehr unsicher werden ließ. Im Gegensatz dazu vermittelte sie mir zeitweise das Gefühl, etwas Besonderes zu sein, und sie traute mir viel (zu viel?) zu. Diese beiden konträren Haltungen erzeugten einen ungeheuren Druck und ich geriet in einen Sog, so dass ich rasch in die Familiendynamik verstrickt war. Ich musste mich bewähren, wusste jedoch gleichzeitig, dass ich der Mutter nie genügen konnte. Andererseits vermittelte sie mir ja das Gefühl, ich sei der Größte, was mir aber erst recht Angst machte. Die mütterlichen Erwartungshaltungen – so oder so – machten mich zunehmend unruhig, kribbelig, und ich war mit der Zeit in Gedanken fast ununterbrochen mit der Familie befasst. Auch beim Vater waren zwei diametrale Haltungen erkennbar. Er suchte soziale Anerkennung für sich, und Sascha sollte sie ihm besorgen. Das konnte der Junge natürlich aus vielerlei Gründen nicht, so kam es zu immerwährenden Enttäuschungen, und Sascha wurde für den Vater zum Versager und zum Sündenbock. Zeitweise verschafften sich beide Eltern Erleichterung, indem sie über projektive Mechanismen die Schuldigen in der Schule, den Nachbarn und überhaupt in der Gesellschaft fanden. Dies führte jedoch unaufhaltsam in die soziale Isolation.

In diesem Zusammenhang ist es sehr wichtig, vor allem die biographischen Verletzungen der Mutter zu sehen. Als Kind einer verwahrlosten Alkoholikerin blieb sie in der Adoptivfamilie mit Schmutz behaftet, der in der Phantasie immerwährend abgewaschen werden musste und trotzdem an ihr haften blieb. Auf die Triebäußerungen des kleinen Mädchens wurde ein außerordentlicher Druck ausgeübt, was sicher zur Bildung eines frühen grausamen Über-Ich führte, zur ständigen Angst vor Triebdurchbrüchen und zum Hass auf die schlechte Mutter, die sie ja auch verlassen hatte. Aber mit dieser Mutter blieb sie gleichzeitig identifiziert, denn ihr Bild war in ihr, so dass sich der Hass gegen das eigene Selbst richtete. Wir können es wohl nur begrenzt phantasieren, vielleicht wurde manches inzwischen durch direkte Säuglingsbeobachtungen erkannt, wie eine Mutter mit solcher Vorgeschichte ihrem ersten Kind begegnen wird – manches davon wurde im Erstgespräch deutlich. Keine Freude, kein Stolz, keine Lust an der Lebendigkeit, nur Angst vor allen triebhaften Äußerungen, vor Sexualität wie vor Aggression. Diese mussten darum im Ansatz unterbunden werden. Aber da gab es noch etwas Anderes. In der Phantasie existierte auch das Bild vom unschuldigen, vom gänzlich reinen Kind. Mit diesem Kind konnte die Mutter leicht verschmelzen – doch wehe, es zeigten sich aggressive und autonome Regungen. Dann musste Druck ausgeübt werden, damit dieses Kind rein blieb. Die autonomen Wünsche des Kindes wurden hierdurch noch forciert, und Sascha wurde viel zu früh in eine Selbständigkeit entlassen, der er von seiner Gesamtreife her nicht gewachsen war. Der mütterliche Druck, immer alles recht zu machen, im Wechsel mit dem Auftrag, elterliche Größenvorstellungen zu realisieren, trieb den Jungen in eine ständige Unruhe – wie ich sie ansatzweise in der Gegenübertragung erleben konnte.

Auch Neurosenstrukturen sind erbgenetisch angelegt, und vielleicht war Sascha ein Kind mit gewisser Hypersensibilität, mit geringem Reizschutz. Seine Symptomatik wurde wahrscheinlich schon sehr früh zum Kristallisationspunkt der elterlichen Konflikte – oder wurde erst von ihnen geschaffen. Dies wird schon dadurch unterstützt, dass Sascha bei mir ähnlich irritierende Gegenübertragungswahrnehmungen auslöste wie bei seinen Eltern. Zunächst glaubte ich, ihn vom elterlichen Druck befreien zu müssen, dann bekam ich wieder Angst, von seinen Ansprüchen aufgefressen zu werden. Rasch hatte ich darum das intensive Gefühl, ihm Grenzen setzen zu müssen.

Stork (1993) hat nach Sichtung und Diskussion verschiedener Fallbeispiele einige wesentlichen Ursachen für die Entstehung von *hyperkinetischen Störungen* des Kindes beschrieben. Zum einen geht er davon aus, dass die Individuation eingeengt und unterdrückt wird, was Suche nach Befreiung und Aggression hervorbringt. Zum anderen meint er, dass der psychische Konflikt in eine motorische Verhaltensweise übergeführt und so unkenntlich gemacht wird. Darum wird oft lediglich an hirnorganische Defekte gedacht; das Assoziieren in der Gegenübertragung ist eingeschränkt. Warum findet aber eine solche Mimikry statt? Nach Stork sind es bestimmte Geschehnisse aus der elterlichen Phantasie und Vorstellungswelt, die ungeheuer gefährlich erlebt werden, die weder besprochen, noch bewusstgemacht werden dürfen. Zeigt das Kind psychische Auffälligkeiten, wird es für die Eltern zu einem gefährlichen Wesen, das sie mit ihren tiefsten Ängsten konfrontiert. Zitat: „Auf diese Überlegungen könnte verständlich werden, warum die Kinder eine Art Körpersprache benutzen, um ihren inneren Problemen wenigstens auf diese Weise Ausdruck zu verleihen, da sie – eng mit den Eltern verstrickt – vor allem den Auftrag haben, jede Form von Konflikthaftigkeit zu verbergen" (Stork 1993, S. 210f.).

Darum geht von diesen Eltern ein starker Druck auf den Therapeuten aus, nur ja keine Familiendynamik, keine Konflikte anzusprechen und alle Krankheit im Kind zu belassen. Dann kann es bei geplagten und bedauernswerten Eltern bleiben, denen ein gestörtes Kind schwere Probleme bereitet. Dann sind Amphetamine, Festhalten und Diäten folgerichtig die einzig angemessene Therapie.

Kehren wir noch einmal zu Sascha und seinen Eltern zurück. Ich denke, dass deutlich wird, in welchen Bereichen der dargestellten Psychodynamik Ähnlichkeiten mit dem vorher Diskutierten existieren. Der grundlegende Unterschied bestand allerdings darin, dass sich Eltern und Patient schon anfangs mit ihren Konflikten konfrontieren ließen und gewillt waren, an ihnen zu arbeiten. Dies machte die Prognose für eine psychoanalytische Behandlung noch einigermaßen günstig.

ADHS – zwanzig Jahre später!

Im folgenden Abschnitt habe ich, zwanzig Jahre später, meine aktuelle Sicht auf das Störungsbild ADHS zusammengefasst, die sich seit damals allerdings nur wenig verändert hat.

Zu Beginn zitiere ich aus einem Lehrbuch: „Wohl selten sind die Entwicklungsbedingungen der Kinder so unruhig und ungeordnet gewesen wie in den vergangenen zehn oder gar fünfzehn Jahren. ... Jeder Lehrer klagt über die nicht zu bändigende Wildheit und motorische Unruhe der prozentual stark hervortretenden sogenannten ‚Störer'. Die Hoffnung, dass man mit einfachen, billigen, leicht zu handhabenden Maßnahmen diese so störend unruhigen Kinder zur Ruhe bringen möchte, wird immer wieder ausgesprochen. Dass diese Hoffnung kaum verwirklicht werden kann, leuchtet von selber ein, wenn man nur einen kurzen Augenblick der Bemühung darauf verwendet."

Dieser Text wurde zum ersten Mal 1954 veröffentlicht und stammt aus dem Buch „Psychogene Erkrankungen bei Kindern und Jugendlichen" von Annemarie Dührssen (9. Aufl. 1972). Die von ihr erwähnten unruhigen Kinder mit den bewegenden Schicksalen sind die während des Zweiten Weltkriegs und danach geborenen Kinder. Eine auffällige Zahl von bewegungsunruhigen Kindern gab es also schon zu anderen Zeiten: Die sogenannte „Langeoog-Untersuchung" ist wohl die wichtigste und zugleich eine exemplarische Beschreibung von traumatisierten Kriegskindern des Zweiten Weltkriegs. In den Jahren ab 1947 waren 50 000 Schüler der Geburtsjahrgänge 1927 bis 1941 im Lebensalter zwischen 6 und 20 Jahren untersucht worden. Festgestellt wurden damals „nervöse Störungen", übergroße Schreckhaftigkeit, motorische

Unruhe, mangelnde Konzentrationsfähigkeit, Schlaf- und Sprachstörungen (Radebold, 2005, S.47), Symptome, welche dem heute so häufig diagnostizierten ADHS außerordentlich geähnelt haben, vor dem Hintergrund von Trennungstraumata und Vaterlosigkeit. Diese Untersuchung weist zudem auf einen eklatanten Zusammenhang zwischen ADHS, der Posttraumatischen Belastungsstörung (PTBS) sowie von Bindungsstörungen hin: Van der Kolk et al. (2000) haben festgestellt, dass die ADHS einen hohen Grad von Komorbidität mit der PTBS aufweist. Gemäß einer empirischen Untersuchung von Stevens und anderen sind Unaufmerksamkeit, Überaktivität und Impulsivität häufige klinische Anzeichen von Kindern, die ihre frühen Lebensjahre in Heimen verbracht haben (Stevens et al.,2007). Ich bin übrigens eines jener Kriegskinder, war bis zu meinem 11. Lebensjahr auf der Flucht oder in Lagern und erinnere die damalige überbordende Unruhe der Kinder noch sehr genau. Wenn es dieses Störungsbild schon früher gegeben hat, bedeutet es keineswegs, dass ADHS ausschließlich organische Ursachen hat, sondern beweist gerade das Gegenteil.

Mit der folgenden Vignette will ich einen kleinen Blick auf heutige unruhige Jungen werfen: „So eine furchtbare erste Klasse habe ich noch nie gesehen. Die Jungs sind lauter kleine Machos, ‚Mutters Liebling' und glauben, die Größten zu sein. Andererseits haben sie kein Sozialverhalten und fangen bei jeder Kleinigkeit an zu heulen. So gut wie alle Mädchen sind unauffällig und lernwillig. Unsere neue Lehramtsanwärterin war sprachlos und meinte, so etwas hätte sie noch nie erlebt. Einer der Jungen haute ihr auf den Hintern, ein anderer grabschte ihr an den Busen und ein weiterer meinte, mit Brille sehe sie beschissen aus, und sie sollte sie sofort absetzen". Mit dieser Klage hat sich eine befreundete Lehrerin an mich gewandt und Hilfe gesucht. Die von ihr beschriebenen Jungen schwanken zwischen gestörtem Selbstwert und großsprecherischer Angeberei. Sie scheinen keine Scham zu verspüren, sind distanzlos und grenzüberschreitend, sie sind sexualisiert und verspüren wenig Realangst. Dazu sind sie unruhig, unkonzentriert und unbeherrscht. Die hier beschriebenen Jungen stellen übrigens das Hauptklientel der meisten

Psychotherapien, die Jungen betreffen. Ich bin der Überzeugung, dass bei diesen Jungen keineswegs hirnorganische Defekte vorliegen, allerdings massive Defekte bei ihrer Erziehung.

Was ist ADHS?

Beim Umgang mit der Diagnose ADHS wird deutlich, dass ein irrealer Anspruch der Neurowissenschaften, sie würden gleichsam alle Wissenschaften „überspannen", zu einem unangebrachten Rückzugsverhalten von Pädagogik und Psychologie geführt hat. Ich halte eine solche Annahme für höchst unwissenschaftlich und sage es schon vorweg: Experten für Medizin, Gehirne und Körper können zwar einen fehlenden Ausschnitt des Gesamtbildes ergänzen, doch können sie nicht über Fragen der Pädagogik oder Psychotherapie entscheiden (vgl. Wenke, 2014).

Ich will im Folgenden versuchen, psychisches Geschehen, psychisches Verstehen, Einsicht und Veränderung in den Mittelpunkt meiner Überlegungen zu rücken. Manchmal ist es ein Vorteil alt zu sein, um Zusammenhänge besser zu erkennen. Von 1973 bis 1995 hatte ich kein Kind wegen Bewegungsunruhe oder Unaufmerksamkeit in psychotherapeutischer Behandlung, auch nicht mit ähnlichen Begleitsymptomen und auch nicht im alten Kostüm MCD, und ich besitze noch die Akten aller Kinder, die ich je behandelt habe.

Meine Erfahrungen mit der Diagnose ADHS begannen erst, als ich Mitte der 1990er Jahre therapeutischer Leiter eines psychotherapeutischen Kinderheims wurde, während dieser Zeit habe ich den vorherigen Abschnitt über ADHS verfasst. Damals wurden uns immer häufiger 7- bis 12-jährige Jungen vorgestellt, die einander verblüffend ähnelten. Es waren meist schmächtige, kleinwüchsige Bürschchen, zappelig und unbeherrscht, die nirgends mehr gehalten und ausgehalten werden konnten. Sie waren aggressiv und sexualisiert und zumeist von einer Respektlosigkeit, welche einem die Luft nahm. Sie agierten mit verbalen Beleidigungen und Kränkungen, Schlagen, Beißen und Treten. Nicht selten waren es Söhne alleinerziehender Mütter, viele litten erkennbar unter Vaterentbehrung. Alle hatten sie wechselhafte Lebensgeschichten, viele fehlgeschlagene Behandlungsversuche und vielfältige und traumatisch wirkende Trennungen hinter sich. Bei allen war eine ADS oder eine ADHS diagnostiziert worden. In vielen Fällen, die uns vorgestellt worden waren, war bislang eine Medikation mit Methylphenidat die einzige Therapie gewesen. Die Diagnose ADHS nahm von jetzt an inflationär zu und ersetzte mit der Zeit alle anderen. Die Kinder in unserer Einrichtung erhielten übrigens während ihres Aufenthaltes keinerlei Medikamente und dennoch bildeten sich im verstehend-therapeutischen und begrenzenden Raum des Heims die Symptome zurück. Dies wird bis heute so gehandhabt. Diese Tatsache wurde durch empirische Untersuchungen bestätigt.

Seit 18 Jahren bin ich Psychotherapie-Gutachter und habe viele Tausende Psychotherapieanträge begutachtet. Bei den unterschiedlichsten Störungen wird ADHS diagnostiziert, denn gleiche Symptome können bekanntlich die unterschiedlichsten Ursachen haben, so wie gleiche Ursachen zu unterschiedlichen Symptomen führen können. An dieser Stelle wird die Problematik unserer Psychiatrie-Manuale deutlich, die zwar Symptome differenziert beschreiben, jedoch nicht nach Ursachen fragen. Dabei wird seit Jahren von vielen Fachleuten gebetsmühlenhaft darauf hingewiesen, dass oft nicht sorgfältig genug, den Forschungskriterien gemäß, diagnostiziert wird.

Betrachtet man die Fülle von möglichen Differentialdiagnosen wird rasch klar, warum das so ist: Ausgeschlossen werden sollten unter anderem die folgenden Störungsbilder:

Affektive Störungen (F30-F39) Tiefgreifende Entwicklungsstörungen (F84) – Angststörungen (F41, F93.0) (Dilling, 2011). Würden diese Krankheitsbilder stets sorgfältig ausgesondert, so würde vermutlich die von Nissen (2005) genannte Zahl von 1–2%, welche er als „hirnorganische Kerngruppe" bezeichnete, realistisch werden. Es stellt sich primär die Frage, ob es überhaupt sinnvoll und möglich ist, ein Krankheitsbild ADHS mit einem Kometenschweif von Komorbiditäten einigermaßen exakt zu diagnostizieren, zumal diese oft das eigentliche Störungsbild darstellen. Eine Diagnose, die sich lediglich an Symptomen orientiert, ist für einen Psychoanalytiker wertlos und auch im Bereich der somatischen Medizin zumindest fragwürdig. Wird eine Diagnose nach neurosenpsychologischen Aspekten erstellt, kommt der Psychoanalytiker so gut wie immer zu anderen Ergebnissen. Dies gilt für die hyperkinetischen Störungen im Besonderen.

Was heutzutage als ADHS diagnostiziert wird, ist in der Regel eine Sammeldiagnose zu Störungsbildern mit unterschiedlichen Ursachen. Diese reichen von prä- und perinatalen Schädigungen über Traumata, auch transgenerationale, bis hin zu frühen Störungen von Objektbeziehungen sowie Bindungsstörungen. In der Regel liegt eine Störung der affektiven und emotionalen Selbstregulation, der Triangulierung sowie der Symbolisierungsfähigkeit und des Spielens vor. Diese Störungen stehen im Kontext zu frühen Beziehungs- und Bindungserfahrungen vor dem Hintergrund veränderter soziokultureller Verhältnisse. Es ist vor allem erstaunlich, dass der Mainstream der Hyperaktivitätsforschung den sich rasch wandelnden kulturellen Rahmen, zum Beispiel sich verändernde Familienstrukturen, kaum zur Kenntnis nimmt. Auch nicht den massiven Einfluss von Medien auf die kindliche Entwicklung, sowie eine ‚erregte Gesellschaft', in der wir leben, wie sie Christoph Türcke (2002) eindrücklich beschrieben hat.

Medizin sowie Psychiatrie vermitteln vielmehr beharrlich den Eindruck, dass mit Hilfe der Manuale DSM und ICD-10 ADHS bzw. Hyperkinetische Störungen eindeutig diagnostiziert werden können, als sei diese Störung immer ein klar abgrenzbares Krankheitsbild. Zudem wird stillschweigend, gelegentlich auch kämpferisch, von einer ausschließlich genetischen Disposition, also einer biologisch fundierten Beeinträchtigung exekutiver Funktionen ausgegangen. Angesagt ist darum multimodale Behandlung, vorzugsweise Pharmakotherapie mit Methylphenidat (MPH). Ist dieses ausschließlich auf Physiologie begründete Theoriegebäude wirklich wissenschaftlich so unangreifbar?

Seit den 1990er Jahren hat die Diagnose ADHS lawinenartig zugenommen, die Verordnung von Methylphenidat in gleicher Weise. Waren es

1991 noch etwa 1500 Kinder mit dieser Diagnose, so waren es im Jahr 2011 in Deutschland bereits 757 000 Kinder und Jugendliche, 558 000 davon sind Jungen, dies sind etwa 75 % (BARMER-GEK-Arzt-Report, 2013). Mittlerweile erhalten etwa 12 % aller 10-jährigen Jungen diese Diagnose, also jeder achte Junge. 1993 wurden lediglich 35 Kilogramm (allerdings auch schon 35 Milionen mg) verabreicht, 2009 waren es bereits 1,7 Tonnen und die Verschreibungsfreudigkeit hält an (Schmitz, 2011; Steinbacher, 2012).

So stellt sich an dieser Stelle schon die erste Frage. Wenn dieses Störungsbild vererbt wird und ausschließlich physiologisch bedingt ist, wie kommt es dann zu dieser epidemischen Zunahme an Diagnosen? Geantwortet wird zumeist, weil ADHS heutzutage immer sorgfältiger diagnostiziert wird. Hier muss ich mir als Kinderpsychoanalytiker die Frage stellen, ob ich innerhalb von fünfundvierzig Jahren Tätigkeit Bewegungsunruhe, Aufmerksamkeitsstörungen und Affektdurchbrüche völlig übersehen habe. Diese Erklärung ist darum so grotesk, weil gerade das Gegenteil richtig ist: ADHS wird nur selten exakt diagnostiziert, denn dann müssten es auch heute noch so viele Diagnosen sein wie zu allen Zeiten. Der Grund für die wundersame Vermehrung ist ein anderer. Störungen des Sozialverhaltens und ADHS sind dadurch gekennzeichnet, dass sie teilweise ineinander übergehen und kaum sicher diagnostiziert werden. Dies führte dazu, dass irgendwann *alle* Störungen des Sozialverhaltens als ADHS diagnostiziert wurden, ich vermute auch, weil dann eine Pharmakotherapie durchgeführt werden kann. Die meisten Fachleute gehen mittlerweile bei sogenannten ADHS-Diagnosen von etwa 80 – 90 % sozialen Störungen aus, lediglich bei den restlichen 10–20 % könnte von ADHS, gelegentlich mit prä- und perinatalen Schädigungen, gesprochen werden. Als Psychotherapiegutachter kann ich beobachten, dass mittlerweile beginnende Schulprobleme, gesteigerte Bewegungsunruhe, auch leicht aggressives Verhalten eines Kindes sofort medikamentös behandelt werden, oft ohne ausreichende psychologische Diagnostik. Der Eindruck entsteht, dass Kinder gelegentlich konzentrierter, leistungsstärker – vor allem aber diszipliniert werden sollen.

Ein – fast – geschlossenes System ist mittlerweile zu erkennen.

- Kinder- und Jugendpsychiater sind dankbar, dass ihnen für alle sozialen Störungen ein offenkundig hilfreiches Medikament zur Verfügung steht.
- Eltern fühlen sich entlastet. ADHS ist gemäß der offiziellen Kinder- und Jugendpsychiatrie eine angeborene Transmitterstörung. Also haben die Symptome nichts mit ihnen und ihren Beziehungen zu tun.
- In den Schulen bekommen viele Kinder von ihren Lehrerinnen und Lehrern nach kurzer Symptombeobachtung die Diagnose ADHS. Lehrerinnen und Lehrer üben danach Druck auf Eltern aus, ihren Kindern eine Medikation zu verabreichen, damit sie angepasste Kinder haben. Aber sollten nicht gerade zufriedene, aufmerksame Kinder das Ziel einer differenzierten schulischen Erziehung sein? Darum kommt es zu den folgenden, teils grotesken Fehldiagnosen:

Ein ängstliches, verunsichertes Elternpaar wendet sich an mich. Die Lehrerin hat energisch eingefordert, dass ihr 9-jähriger Sohn Methylphenidat bekommen solle, andernfalls könne er nicht in seiner Klasse verbleiben. Im Gespräch teilen mir Mutter und Vater die Gründe mit. Der Junge würde gelegentlich sehr laut reden und mache sich manchmal zum Klassenclown.

In unserer Begegnung erlebe ich einen depressiven kleinen Jungen, einfühlsam und zugewandt, der sehr konzentriert alle projektiven Tests bearbeitet. Er ist aggressiv gehemmt, mit seinen Clownerien will er den Klassenkameraden imponieren.

Ein 10-jähriges Mädchen entwickelt eine Schulphobie vor dem Hintergrund von Trennungsängsten. Das Mädchen verweigert zunehmend den Schulbesuch. Der behandelnde Kinderarzt empfiehlt den Eltern eine Medikation mit Methylphenidat. Dies würde bekanntlich die Aufmerksamkeit schärfen, dann wolle das Mädchen sicherlich wieder gerne in die Schule.

Ein 7-jähriger bewegungsunruhiger Junge hat die Diagnose ADHS. Er ist Pflegekind, und er hat in seiner Kindheit Vernachlässigung und Misshandlungen erfahren. Er leidet unter vielfältigen Symptomen, unter anderem unter einer desorientierten-desorganisierten Bindungsstörung.

Wenn diese diagnostiziert wird, sollte ADHS gemäß den Manualen ausgeschlossen werden. Doch der Junge bekommt seit seinem vierten Lebensjahr Methylphenidat, obwohl es Kindern unter sechs nicht verabreicht werden darf.

Welche unterschiedlichen psychodynamischen Ursachen der Symptomatik solcher Kinder zugrunde liegen können, will ich am Beispiel des 9-jährigen Luca aufzeigen, der in einem psychotherapeutischen Heim lebt und dort therapeutisch betreut wird.

Schon Lucas Eintritt in die Welt war problematisch. Die Schwangerschaft mit ihm sei beschwerlich gewesen, die Mutter habe unter körperlichen Beschwerden gelitten, Lucas Geburtsgewicht war unterdurchschnittlich. Das größte Problem war schon damals ein gewalttätiger Vater. Es kam zu ständigen Wutausbrüchen und Gewalttätigkeiten durch ihn: In seinen ersten Lebensjahren wurden Luca, die Mutter und sowie die ältere Schwester vom Vater misshandelt, gelegentlich auch eingesperrt. Oft mussten alle hungern.

Als Luca drei Jahre alt war, floh die Mutter mit Tochter und Sohn in ein Frauenhaus, um sich vor den Grausamkeiten des Vaters zu schützen. Seitdem lebten sie von ihm getrennt und Luca besuchte ihn an jedem zweiten Wochenende. Mittlerweile hat die Mutter einen neuen Lebensgefährten, als Luca acht Jahre alt, kam eine gemeinsame Tochter zur Welt.

Bereits im Kindergarten war Luca wegen seiner außerordentlichen Wutdurchbrüche auffällig geworden. Mit fast acht Jahren wurde er in die erste Klasse der Grundschule eingeschult, um dort eine Grundschulförderklasse zu besuchen. Von der Schule wurde ein massiver Entwicklungsrückstand festgestellt. Der Kinderarzt diagnostizierte eine Störung des Arbeitsgedächtnisses, der Impulskontrolle sowie der Aufmerksamkeit und überwies Luca mit folgender Diagnose in ein kinderpsychiatrisches Klinikum: „Hyperkinetische Störung des Sozialverhaltens und emotionale Störung des Kindesalters".

Luca wurde daraufhin in einer Tagesklinik untergebracht. Er zeigte ein oppositionell-verweigerndes Verhalten, konnte Regeln und Grenzen nicht akzeptieren und verhielt sich distanzlos und übergriffig, vor allem gegenüber Erwachsenen, dazu kamen noch Schlagen, Beißen, Spucken.

Auch in der Klinik hatte Luca täglich bis zu eineinhalb Stunden dauernde Wutanfälle, bei denen er festgehalten werden musste. Ein sofortiger Wechsel in eine vollstationäre heilpädagogische bzw. therapeutische Jugendhilfeeinrichtung mit angegliederter Schule wurde empfohlen.

Es wurden die folgenden Diagnosen festgestellt:

- AD(H)S (Mischtyp)
- Verdacht auf Traumafolge-Störung, reaktive Bindungsstörung bei massiven Gewalterfahrungen in der Prä- und Postnatalzeit sowie der frühen Kindheit bei psychischer Entwicklungsverzögerung.
- Verdacht auf Zustand nach Kindesmisshandlung im Kleinkindalter, Verdacht auf unzureichende elterliche Aufsicht und Steuerung.

Vor allem hatte es an einem liebevoll strukturierenden, grenzsetzenden Vater gefehlt, mit dem sich Luca hätte auseinandersetzen und identifizieren können. Und weder im Kindergarten noch später in seiner Grundschule ist Luca Männern begegnet. Die Fallgeschichte von Luca veranschaulicht, dass ADHS auf einem Mangel der affektiven und emotionalen Selbstregulation beruht. So gut wie immer liegen Störungen der Mentalisierungsfähigkeit und der Symbolisierungsfähigkeit vor (Bovensiepen, Hopf u. Molitor 2002, Heinemann u. Hopf 2006). Mentalisieren ist bekanntlich eine wesentliche seelische Eigenschaft: Damit wird jene Fähigkeit beschrieben, die es uns möglich macht, auf das Verhalten eines anderen Menschen – angemessen – zu reagieren. Vereinfacht ausgedrückt befähigt uns Mentalisierung dazu, anderen Menschen ein seelisches Leben zuzuschreiben und ihre Gedanken und Gefühle zu erfassen: „Es ist mir wichtig, zu wissen, was Du denkst und fühlst. Und ich versuche das für mich herauszufinden!"

Wie schon erwähnt, wurde ab den 1990er Jahren die ursprüngliche relativ gesicherte Zappelphilipp-Diagnose in kurzer Zeit auf alle sozialen Störungen ausgeweitet. Seelische Ursachen wurden von jetzt an ausgeblendet und alle Symptome wurden mit einem Defekt im Gehirn erklärt. Damit wurde die Seele eliminiert, zentrale Bereiche der Pädagogik wurden medizinalisiert. Gleichzeitig wurden auch alle aus der erzieherischen Verantwortung entlassen, Eltern, Erzieher, Lehrer – von jetzt an war nur noch Chemie, im Kopf und als Medikation, angesagt. Über den Topf mit brodelnden Konflikten kam ein eiserner Deckel mit einer Diagnose ADHS, die nicht mehr angezweifelt werden durfte. Damit wird allen Beteiligten suggeriert, Beziehung, Erziehung und Gesellschaft seien an der Entstehung dieser Störung nicht beteiligt. Ich zitiere aus einer Pressemitteilung des bkjpp vom 23. Februar 2012:

„ADHS ist eine Krankheit, keine gesellschaftliche Fehlentwicklung! Sowohl einige Abgeordnete des Gesundheitsausschusses des Deutschen Bundestages als auch einige Presseartikel der letzten Tage äußerten sich kritisch zur medikamentösen Behandlung von ADHS. Leider hat dabei das Bemühen, fundierte Diagnostik einzufordern, offensichtlich dazu geführt, ADHS als Krankheit insgesamt in Frage zu stellen und damit die Betroffenen zu stigmatisieren. Es ist warnend darauf hinzuweisen, dass bereits früher psychiatrische Erkrankungen als persönliche Schuld, ‚Besessenheit' oder (göttliche) Strafe gedeutet und damit Betroffene diskriminiert wurden".

Ich werde also zum Inquisitor und *diskriminiere* psychisch Kranke, wenn ich psychodynamische Überlegungen anstelle! Wer es wagt, zu widersprechen, das ist meine Erfahrung, dem weht in dieser Debatte ein eisiger Wind entgegen. Doch letztendlich wissen alle, dass es weniger um Wahrheiten geht, als um Macht und Geld.

Sehr viele Fehldiagnosen sind, ich habe es bereits erwähnt, den Klassifikationsmanualen geschuldet. Beispielsweise existiert Bewegungsunruhe in vielerlei Variationen, leise, kaum merkbar, heftiger, stark…Klassifiziert wird jedoch nur entweder gesund oder krank. Trotz klarer Kriterien für die Symptomatik ist eine Diagnose darum stets subjektiv: Auf Temperamentsunterschiede wird keine Rücksicht genommen (vgl. auch Staufenberg, 2011). Hinzu kommt, dass die Klassifikationssysteme – wie bereits festgestellt – keinerlei Ursachen berücksichtigen, und die sind bei der Bewegungsunruhe genauso reichhaltig wie bei anderen psychischen Auffälligkeiten.

Ich bin in klar indizierten Fällen für die Gabe von Methylphenidat, auch um intensiver pädagogisch und psychotherapeutisch arbeiten zu können. Aber was bedeutet es für die Identitätsbildung eines Kindes, nur dann funktions- und leistungsfähig zu sein, wenn es über viele Jahre seiner Kindheit ein Medikament bekommt? Wenn ihm so suggeriert wird, dass sein Gehirn krank sei – vor allem dann, wenn keine weiteren Behandlungen stattfinden? Es kann seinen eigenen Affekten nicht mehr vertrauen. Ich sehe noch eine andere Problematik. Wenn Erwachsene Medikamente einnehmen, so geschieht das nach eigener Entscheidung und in Verantwortung. Wenn aber Kindern, bereits ab sechs Jahren, nicht selten auch vorher, über viele Jahre ein Medikament verordnet wird, das direkten Einfluss auf Neurotransmitter nimmt und betäubungsmittelrechtlichen Vorschriften unterliegt, so stellen sich auch ethische Fragen.

Und will man bei der Feststellung bleiben, ADHS sei *immer* eine ausschließlich hirnorganische Störung, deren Entstehung nichts mit Beziehung und nichts mit einer veränderten Gesellschaft zu tun habe, so wollte ich nur einige wenige Fragen beantwortet haben. Ich benutze hierzu Daten aus dem BARMER-GEK-Arzt-Report:

- ADHS wird umso häufiger bei Kindern diagnostiziert, je jünger deren Eltern sind. Warum?
- In unteren Schichten wird mehr und in höheren Schichten weniger ADHS diagnostiziert. Warum?
- Bei den Söhnen alleinerziehender Mütter wird häufiger ADHS diagnostiziert. Warum?
- Etwa 75 % von allen Diagnosen betreffen Jungen. Warum?
- ADHS wird signifikant häufiger bei Kindern diagnostiziert, die mit einem Alter von weniger als sechs Jahren eingeschult wurden. (SZ, 2015, S. 8). Warum?

Betrachten wir die statistischen Aussagen, so fällt auf,

- dass – wie zuvor erwähnt – die unruhigen Kinder überwiegend Jungen sind,

- dass die betroffenen Kinder offensichtlich schon früh Probleme mit Bindung und Beziehung hatten.
- Und dass fast immer ein grenzsetzender, Affekte regulierender Vater fehlte.
- Die erste Auffälligkeit betrifft den Überhang von Jungen, der in der Kinderpsychiatrie so gut wie nicht diskutiert wird.

Geschlechtsunterschiede

Bei der ADHS existiert eine extreme Asymmetrie der Geschlechtsverteilung zugunsten der Jungen, es sind mindestens viermal so viel Jungen wie Mädchen, welche als hyperaktiv gelten. ADHS ist also eine typische Störung der Jungen. Sind Mädchen davon betroffen, so liegen fast immer Deprivationen, Traumatisierungen oder Bindungsstörungen vor.

Auch ambulante und stationäre Psychotherapien belegen, dass es sich bei den sogenannten ADHS-Kindern überproportional häufig um Jungen mit emotional oder sozial abwesenden Vätern handelt. ADHS scheint somit ein Syndrom zu sein, das auch eine spezifische Problematik männlicher Identitätsbildung unter der Bedingung eines sozial oder emotional abwesenden Vaters beinhaltet.

Warum können viele Mädchen ihre Affekte im Zaum halten, nachdenken und phantasieren? Und warum neigen so viele Jungen eher zur impulsiven und unvermittelten Abfuhr, zum Externalisieren ihrer Affekte und Konflikte, zur Hypermotorik? Ganz offensichtlich ist die Mentalisierungs-/Symbolisierungsfähigkeit von Jungen nicht so gut entwickelt wie die von Mädchen. Sie können Affektmotilität weniger gut in Leistungsmotorik verwandeln. Natürlich greift es zu kurz, bewegungsunruhige Jungen lediglich als kleine irrlichternde Narzissten mit grandiosen Phantasien zu sehen. Es wird jedoch ein deutlicher Zusammenhang zwischen den Störungsbildern der Jungen und solchen Tendenzen erkennbar. Wie kann das erklärt werden?

Von Geburt an ist die Mutter-Sohn-Beziehung mehr oder weniger ambivalent

Jungen sind natürlich darum anders, weil sie 15mal so viel Testosteron haben wie Mädchen. Das formt bereits im Mutterleib ihr Gehirn und ihr Denken, das sich früh augenscheinlich mit den leblosen Dingen befasst. Mit ihrem für Mütter befremdlichem Verhalten, so ist zu vermuten, lösen Jungen von Anfang an auch andere Phantasien bei ihren Müttern aus als es die Mädchen tun. Dabei kann sich die mütterliche Ambivalenz fortsetzen: Jungen können ihren Müttern wegen ihrer Andersartigkeit zwar faszinierend, jedoch auch fremd und bedrohlich erscheinen. Das Mädchen hingegen ist der Mutter vertraut. Wie stark sich das manifestiert, hängt von den lebensgeschichtlichen Erfahrungen einer Mutter ab, vor allem mit ihrem Vater und dem Erleben seiner Männlichkeit, aber auch mit ihrem Selbstwert und anderen Persönlichkeitsmerkmalen.

Ich nehme an, dass dieser Prozess bereits beginnt, wenn die Mutter um das Geschlecht weiß und sich darum erste Phantasien ranken. Und ich gehe davon aus, dass der Säugling auch von Geburt an – je nach Geschlecht – unbewusst Akzeptanz oder Ablehnung spürt, dies im Gesicht der Mutter und an ihrem Verhalten erkennen kann. Stellen wir fest:

Der Junge zeigt also von Geburt an andere Verhaltensweisen als das Mädchen. Er löst vermutlich andere Phantasien bei der Mutter aus, die von deren lebensgeschichtlichen Prägungen mit Vater und Männlichkeit abhängen. Die Beziehung *kann* ambivalent werden, denn der Junge ist fremd, aber auch faszinierend. Dies hat wahrscheinlich auch Folgen für die Phantasien des Jungen.

Eine empirische Untersuchung des Kriminologischen Institut Niedersachsen zu Geschlechtsunterschieden in der Beziehung von Müttern zu ihren Kindern aus dem Jahr 2014 unterstützt diese Hypothesen.

- Schon im Alter von sechs Monaten waren erhebliche Unterschiede festzustellen. Die Mütter der Jungen fühlten sich signifikant häufiger am Ende ihrer Kräfte als die Mütter der Mädchen, bei Müttern der unteren Schichten war das noch drastischer.

- Töchter wurden fröhlicher empfunden als Jungen und bereiteten der Mutter mehr Freude. Mit Heranwachsen des Kindes verstärkten sich diese Unterschiede noch.
- Mädchen wird mehr emotionale Zuwendung entgegengebracht als Jungen.
- Mädchen werden in ihrem Verhalten stärker beaufsichtigt und kontrolliert als die Jungen. Sie üben später weniger Gewalt aus und erzielen bessere Schulleistungen (Mößle, et al., 2014).

Kleine Zusammenfassung

Motorik, Aggression und Sexualität, Lust an der Bewegung sind bei Jungen eng miteinander verknüpft. Weil die Bewegungsfunktion für sie bedeutend ist, ihnen andererseits häufig keine ausreichenden Möglichkeiten zur Regulation ihrer Affekte zur Verfügung stehen, machen Jungen aus dieser Not eine – vermeintliche – Tugend. Sie externalisieren. Den Mädchen ist es dagegen bald möglich, Affekte zu symbolisieren und zu sublimieren.

Vorgänge von Affektspiegelung, Symbolisieren, Mentalisieren innerhalb der frühen Mutter-Kind-Beziehung etc. lassen einen inneren Raum entstehen, in dem Affekte gehalten, ausgehalten und symbolvermittelt in Beziehungen gebracht werden können. Externalisieren ist also immer ein Versuch, sich von negativen Affektzuständen zu entlasten oder sie zu modifizieren. Besonders Jungen und männliche Jugendliche mit sozialen Störungen neigen dazu, innere Konflikte zu *externalisieren* und zu *agieren*. Auch Bewegung kann eine spezielle Form einer *ausstoßenden* Externalisierung sein und wird dann im Sinne einer Abwehr verwendet. Eine solche Bewegungsunruhe deutet – wie andere Externalisierungen – auf eine missglückte Mentalisierung. Diese Abwehrform ist geschlechtsspezifisch, wie uns die große Anzahl der bewegungsunruhigen Jungen zeigt.

Ich gehe davon aus, dass ein bestimmtes Maß an Bewegungsunruhe und affektgeladener Motorik zur normalen Entwicklung des Jungen gehört. Die Bandbreite von Bewegung reicht somit von einer motorischen Abfuhr von Affekten über Motilität (im Sinne einer ausstoßenden Externalisierung) hin zu einer lustvoll-phallischen, auch rivalisierenden Bewegungsfreude, die jedoch stets vom Ich kontrolliert wird. Diese natürliche Lust des Jungen am Phallischen und am Kräftemessen sollte von einer hilfreichen Pädagogik unterstützt werden, auch zur Förderung einer männlichen Identitätsbildung.

Bewegung ist Lust: Sie kann – vor allem für Jungen – ein Vehikel für phallisches Lusterleben, für Risiko, Kräftemessen und Rivalitäten sein. Bewegung garantiert zudem, freundliche Weiten entdecken und erobern zu können, auch die phantasierten Innen-Welten von Computer und Internet.
Bewegung kann aber auch zur Last werden: Bewegungsunruhe ist eine Regression zur Affektmotilität. Unerträgliche, nicht ausreichend containte/mentalisierte Affekte werden in Form von ungesteuerter Bewegung externalisiert.

Das Beziehungsdreieck Mutter-Vater-Kind

Varianten von Männlichkeit entstehen im Beziehungsdreieck Mutter, Vater, Kind. Es geht nicht um den Einfluss der Mutter als einzelne Person, niemals um eine exklusive Zweierbeziehung, sondern immer um die Chancen der Mutter innerhalb einer triadischen, also Dreier-Entwicklung, also immer im Zusammenhang mit dem *mittelbaren und unmittelbaren Einfluss des Vaters.* Ist die elterliche Beziehung intakt, nimmt der Vater seinen Platz in einer Triade ein. Von Anfang an ist alsdann der mütterliche Bezug zum Dritten präsent. Die frühe Beziehung des Vaters zum Kind ist durch Nähe und Zärtlichkeit ausgezeichnet und er unterscheidet sich mit dem, was er tut, noch kaum von der Mutter. Langsam taucht er jedoch im Bewusstsein des Kleinkinds als ein anderer auf. Zunehmend nimmt er triangulierende Distanz ein und vermeidet auch nicht Aggressivität. Der Vater wird durch sein bewegungsfreudiges Spielverhalten immer deutlicher als ‚Dritter im Bunde' erkennbar. Jungen lernen dadurch, Affekte zu organisieren und zu modulieren sowie Aggressionen für positive Ziele einzusetzen. Ich habe ein Zitat aus dem 19. Jahrhundert gefunden, welches den Kern der Triangulierung verdeutlicht: „Das Wichtigste, das ein Vater für seine Kinder tun kann, ist, ihre Mutter zu lieben." So lernen Jungen auch, Weibliches in sich selbst anzuerkennen und in Beziehungen zu achten und zu lieben.

Fehlt der Vater, unmittelbar oder mittelbar, so entsteht nicht selten eine große Nähe zur Mutter. Die übergroße Nähe zur Mutter kann zur Folge haben, dass der Junge seine männliche Entwicklung regelrecht aufgibt und verweiblicht. Wir nennen das eine pseudofeminine Position; Loriot hat sie in seinem Film „Ödipussi" eindrücklich vorgestellt.

Weil sich der Sohn nicht von ihr lösen kann und in ihrem Einflussbereich verbleibt, kann er von der Mutter aber auch stimuliert und sexualisiert werden. Nicht selten neigen solche Jungen zu einem distanzlosen Umgang mit Frauen mit sexualisierter Sprache bei gleichzeitiger Entwertung und Verächtlichmachung. Wir nennen das eine hypermaskuline oder hyperphallische Neigung. Offensichtlich sucht der Junge, dem für ihn gefährlichen Bereich der Mutter zu entkommen. Ergebnis ist eine destruktive Aggressivität der Mutter und allen Frauen gegenüber. Es ist ein Versuch, diese auf Abstand zu halten und gleichzeitig zu kontrollieren. Die Folge ist eine unruhige Getriebenheit mit chronischer Aggressivierung des Verhaltens. Ich möchte aber auch betonen, dass Kinder von alleinerziehenden Müttern viele reale oder phantasierte Gelegenheiten haben, sich einen ‚Dritten' in der erweiterten Umwelt zu suchen. Gute Triangulierungschancen bestehen dann, wenn eine seelisch reife Mutter die Verbindung mit erwachsenen Männern innerlich bejaht und das Kind nicht als Ersatzpartner verwendet. Mütterliche wie auch väterliche Haltung haben übrigens nichts mit dem Geschlecht zu tun, sondern beschreiben spezifische erzieherische und therapeutische Haltungen. Ich halte fest: Vaterentbehrung kann bei Jungen und bei Mädchen schwerwiegende Folgen für das gesamte Leben nach sich ziehen.

Ich fasse wiederum zusammen:

Auf die Tatsache, dass Jungen die meisten ADHS-Diagnosen erhalten, wird in der öffentlichen Diskussion kaum eingegangen. In einer neueren

Arbeit habe ich gelesen, dass es eben die Gene seien, die diesen Unterschied bewirken. Die sind es gerade nicht, denn 30 000 Gene sind bei Männern und Frauen gleich, lediglich 20 sind auf dem Y-Chromosom anders. Jungenhafte Tendenzen, vor allem phallisch und philobatisch, sind wesentliche Ergebnisse der Androgene, die Maskulinisierung von Körper und Gehirn einleiten. Eine bedeutsame Rolle spielt auch die Phylogenese, die sich auch in Märchen und Mythen sowie in den Archetypen des kollektiven Unbewussten spiegeln kann. Geformt werden diese vorhandenen Prägungen jedoch erst durch die realen Interaktionen des Jungen mit seinen primären Beziehungspersonen. Den vielfältigen Veränderungen der Gesellschaft können sich Jungen nur schwer anpassen. Jungen brauchen Vorbilder und Begrenzungen, vor allem durch liebevolle private und öffentliche Väter. Dabei müssen sie aber Jungen bleiben dürfen. Jungen zeigen eine spezifische Lust an der Bewegung. Scheitern jedoch die Vorgänge von Affektspiegelung und Containment, kommt es zu Störungen der Mentalisierung. Die nicht verarbeiteten Anteile werden über Externalisieren ausgeschieden, unter anderem in Form von ständiger Bewegungsunruhe.

Welche psychodynamischen Ursachen sind bei ADHS in der Regel festzustellen?

Auch wenn jeder Fall individuell ist, so zeigen sich beim Studium verschiedener Fallgeschichten mit der Diagnose ADHS gewisse gemeinsame Nenner. Bewegungsunruhe ist ein frühes und unspezifisches Reaktionsmuster (Affektmotilität). Es können genetische Belastungen vorliegen, die ihre Entstehung ermöglichen; doch die Störung entsteht erst im Zusammenspiel mit seelischen Verursachern. Andererseits wirken sich frühe Bindungsstörungen und Traumatisierungen während der ersten Lebensjahre immer auf die Entwicklung des Gehirnes aus.

Zu Beginn der Lebensgeschichte steht nicht selten ein Scheitern des Containments; entweder wegen einer missglückten Mutter-Kind-Beziehung oder weil Traumata – etwa abrupte Beziehungsabbrüche – bereits gelungene Weiterentwicklungen zerstört haben. Im Fall des 9-jährigen Luca fand beides statt.

Gefühle werden nicht ausreichend symbolisierungsfähig und sie werden weiterhin in Gestalt von Affektmotilität abgeführt. Die Stimulation des Körpers wird in der Phantasie zum Muttterersatz.

Oft fällt die triangulierende, beschützende und begrenzende Funktion des Vaters aus. Der Junge bleibt in einer fatalen Beziehung mit der Mutter verklebt. Die inzestuöse Nähe sexualisiert, andererseits schürt sie auch destruktive Aggression, so dass der Junge in einer sado-masochistischen Beziehung gefangen bleibt und sich nicht von der Mutter lösen kann. Verschwindet der Vater, löst der Junge den ödipalen Konflikt scheinbar, indem er sich selbst an die Stelle des Vaters setzt.

Die repräsentative Frankfurter ADHS-Wirksamkeitsstudie, durchgeführt von Marianne Leuzinger-Bohleber, hat mit ihren Ergebnissen die bestehenden psychoanalytischen Erkenntnisse unterstützt. Es wurde vor allem nachgewiesen, dass analytische Kinderpsychotherapie eine klare Alternative zur langjährigen Medikation darstellt. Ich zitiere kurz einige Ergebnisse:

„Klinisch-ätiologisch handelt es sich bei Kindern mit einem ADH-Syndrom nicht um eine homogene Gruppe. Der am häufigsten aufgetretene biologische Risikofaktor betrifft alle Arten von prä-, peri- und postnatalen Stressoren. Bei den psychosozialen Risikofaktoren ist am häufigsten Alleinelternschaft sowie ein Aufwachsen ohne väterliches Gegenüber festzustellen. Hinzu kommen unverarbeitete Trennungstraumata und Beziehungsabbrüche."

Diese Befunde werden kaum einen Kinderanalytiker überraschen. Mir wurde in der Vergangenheit vorgeworfen, wenn ich versuche, einem rein medizinischen Verständnis auch psychodynamische Erklärungen hinzuzufügen, ich würde polarisieren. Verhaltensstörungen, die psychische Krankheiten charakterisieren, sind selbstredend immer Störungen der Gehirnfunktion, und zwar auch in jenen Fällen, in denen die Ursachen der Störungen ihren Ursprung eindeutig in der Umwelt haben – Geist ist immer auch Biologie, Hirnfunktionen basieren auf der Übertragung von elektrischen und chemischen Signalen. Das gilt natürlich für *alle* psychischen Störungen, von Depression über Angststörungen und hin zur ADHS. Umgekehrt wird jedoch die Wirkung der Physiologie erst in menschlichen Beziehungen aktiviert und wird zu psychischem Erleben. Auch neurobiologische Niederschläge können durch Einflüsse von Pädagogik und Psychotherapie wieder verändert werden.

Eine scheinbar objektive und emotionslose Diagnose ADHS blendet jedoch Beziehung und elterliche *Verantwortung* völlig aus und hatte verheerende Wirkungen auf die Haltung von Erziehenden. Ich bin bekümmert darüber, dass heute nicht selten Erzieherinnen und Lehrer als erste nach Amphetaminen rufen, *auch* um Kinder zu disziplinieren. Manfred Gerspach (2014) schreibt hierzu: „Durch die geradezu epidemisch zu nennende Medikation einer ganzen Generation junger Menschen sinken die Vorbehalte gegenüber der Einnahme solch schwerer Medikamente. Zunehmend entdecken verunsicherte Eltern deren scheinbaren Nutzen für die verbesserte Leistungsfähigkeit ihrer Kinder, auch wenn keine Diagnose vorliegt. Nur mehr 87 % der Kindern und Jugendlichen verordneten Arzneimittelpackungen werden zulassungskonform angewandt."

Unruhe, Aufmerksamkeitsstörungen sowie Impulsivität sollten wieder klare Disziplinen **auch** der Kinder- und Jugendlichen-Psychotherapie werden, Pädagogen müssen erzieherische Verantwortung übernehmen.

ICD-10-Diagnosen
F 90.0 einfache Aktivität- und Aufmerksamkeitsstörung
F 90.1 hyperkinetische Störung des Sozialverhaltens
F 90.8 sonstige hyperkinetische Störungen
F 90.9 nicht näher bezeichnete hyperkinetische Störung

Die gesellschaftlichen Veränderungen

Es ist erstaunlich, dass der Mainstream der Hyperaktivitätsforschung den sich rasch wandelnden kulturellen Rahmen, zum Beispiel sich verändernde Familienstrukturen kaum zur Kenntnis nimmt. Es kann beobachtet werden, dass sich in den vergangenen Jahrzehnten die Störungsbilder bei Kindern und Jugendlichen vor dem Hintergrund veränderter soziokultureller Verhältnisse erheblich gewandelt haben: Externalisierende Störungsbilder (hyperkinetische Störungen und Störungen des Sozialverhaltens) gehören mittlerweile zu den am häufigsten diagnostizierten Auffälligkeiten, vor allem bei männlichen Kindern und Jugendlichen. Es kommt häufiger zu Störungen der Symbolisierung sowie der Mentalisierung. Externalisierende Störungen nehmen auch darum zu, weil der gesellschaftliche Rahmen nicht ausreichend haltend und begrenzend ist: Die Orientierung an haltgebenden Werten und Normen ist schwieriger, Grenzen sind unkenntlicher geworden, mannigfaltige Verführungen größer. Reale Angst und Scham scheinen sich zurückzubilden.

Eine erregte Gesellschaft, ein beschleunigtes Leben, fehlende Spielräume

Wir leben in einer „Gesellschaft des Spektakels", wie der Philosoph Christoph Türcke meint (Türcke, 2002, 2012). Er geht davon aus, dass die Aufmerksamkeit *aller* Menschen durch ein Trommelfeuer der Bildmaschinen absorbiert und zermürbt wird. Exzessives Computerspielen und Fernsehen wirken zerstörerisch auf assoziatives Denken, Phantasiebildung und symbolisieren. Lebendiges dialogisches Spielen hingegen fördert Mentalisierung.

Türcke sieht hinsichtlich der Symbolisierungsstörungen, die den externalisierenden Störungen zugrunde liegen, eine Chance in der Wiederbelebung von Ritualen. Er plädiert beispielsweisen dafür, dass in der Schule eine Ritualkunde eingeführt werden sollte, einhergehend mit einer Wiederbelebung von Märchen, Volksliedern, Reimen und Spielen. Ich denke, wir sollten uns davor hüten, solche Gedanken vorschnell als altmodisch und reaktionär zu verwerfen.

Fehlende private und öffentliche Väter

Der gesellschaftliche Rahmen ist nicht mehr ausreichend stabil, in vielen Bereichen fehlt es an haltenden und begrenzenden Strukturen. Die kontinuierlichen Veränderungen von Familien mit einer Zunahme von traumatischem, oft unbewältigtem Trennungserleben bei Kindern kann nicht übersehen werden. Viele dieser Kinder leiden unter Vaterentbehrung und Vaterhunger. So wie unsere Gesellschaft generell an einem Rückgang von väterlicher Struktur, von Symbolen und Ritualen leidet.

Jungen brauchen Männer zur Identifizierung und zur Triangulierung. Väter sind jedoch zunehmend „unsichtbar" und besitzen keine ausreichende triangulierende Funktion, die Jungen geraten immer häufiger in Schwierigkeiten mit ihrem Umfeld. Denn sie sind unflexibel, sie können sich veränderten Verhältnissen viel schwerer anpassen als die Mädchen. Aber es kommt für die Jungen noch schlimmer. Es existieren auch keine öffentlichen Väter in den Institutionen. In den Kitas bewegt sich die Anzahl der Männer im Promillebereich, in den Kindergärten sind es gerade mal 4 % und in den Grundschulen noch etwa 14 %. Ich betone an dieser Stelle immer, dass Frauen natürlich beste Arbeit leisten, aber Jungen und Mädchen brauchen auch Männer. Pädagogik und Psychoanalyse müssen wieder väterliche und triadische Strukturen schaffen. Allein durch ihre Präsenz würden Lehrer ihre Kolleginnen vor übergriffigen und sexualisierten Jungen schützen und diese deutlich in ihre Grenzen verweisen. Die heutigen Jungen leiden auch in Kindergarten und Schule unter Vaterentbehrung und entsprechendem Vaterhunger, und sie lechzen vor allem nach eindeutigen Grenzen. Verantwortungsvolle und psychisch präsente Väter würden entscheidend dazu beitragen, dass sich Unruhe, Unaufmerksamkeit und Unbeherrschtheit bei den Jungen empirisch messbar zurückbilden würden. Solche zuverlässigen Väter wünsche ich mir nicht nur in der Familie, sondern als „Public Fathers" (vgl. Aigner, 2012) in der gesamten institutionalisierten Erziehung.

Angst vor Erziehung

Die autoritären Strukturen sind in vielen Bereichen zerfallen, samt jenen gesellschaftlichen Bedingungen, die einst den autoritären Charakter hervorgerufen hatten. Seit den 1970er Jahren war ein geringerer Zwang zum Triebverzicht zu beobachten, und damit einer Unterstützung des Auslebens von Triebwünschen sowie von hedonistischen Haltungen. Es fehlten gelegentlich optimale Hindernisse, die ein Kind überwinden lernen muss, um autonom zu werden. Ergebnis waren eine Zunahme aller möglichen Formen von narzisstischen Störungen mit Problemen der Affektregulation, es wurde weniger gehalten und ausgehalten, die Störungen wurden zunehmend externalisiert, wie zuvor erwähnt. Die Angst, autoritär zu sein, sitzt tief. ‚Auctoritas' bedeutet jedoch Ansehen und Einfluss, Eigenschaften, die letztendlich für Eltern erstrebenswert sind. Ich beobachte seit längerer Zeit bei Eltern eine große Angst vor dem „Nein". Aggression wird oft mit Zerstörung gleichgesetzt. Dabei bedeutet Aggression Selbstbehauptung und Ich-Durchsetzung, was für jeden Menschen überlebenswichtig ist. In vielen Familien dominieren aggressive Hemmungen. Oft wird bereits mit kleinen, dabei völlig überforderten Kindern über selbstverständliche Rahmenbedingungen diskutiert. Der Affektforscher Rainer Krause hat betont, dass ein vorübergehendes Ertragen negativer Emotionen und die Negation die wesentliche Grundlage der inneren Strukturbildung ist. Die heutige rasche Sedierung unangenehmer Affekte beschreibt er als psychologisches Fundament einer Suchtkultur sowie einer damit verbundenen Maßlosigkeit (vgl. Krause, 2011).

Inzestgrenzen und die Achtung von Generationenunterschieden

Diese beiden Bereiche betrachte ich als zentral für eine gesunde Identitätsbildung. Ich habe schon vorher darüber gesprochen, dass ein funktionierendes Beziehungsdreieck mit einer ausreichend guten Paarbeziehung der Eltern für die Entwicklung des Jungen von größter Bedeutung ist. Ist der Vater nicht ausreichend präsent, so kann die Mutter dem Jungen zu nahe kommen mit den bereits beschriebenen Folgen.

Ich beobachte in diesem Bereich eine zunehmende Laxheit, etwa wenn 10–16-jährige Jungen noch im Bett bei der Mutter schlafen. Warum ist das schädlich? Zum einen entsteht eine dauerhafte Regression. Die betroffenen Kinder müssen sich nicht mehr ausreichend mit ihren Konflikten und den daraus entstehenden Ängsten auseinandersetzen. Die übergroße und intime Nähe zu den Eltern – vor allem zum anderen Geschlecht – kann zudem inzestuöse Phantasien begünstigen, so dass die psychosexuelle Entwicklung eines Kindes *sehr* gestört werden kann. Ich bin nicht selten hochaggressiven – bis zu 15-jährigen – männlichen Jugendlichen begegnet, die jede Nacht im Bett ihrer Mutter schliefen.

Die Missachtung von Generationenunterschieden wird von vielen Psychoanalytikern ebenfalls für eine problematische Entwicklung verantwortlich gemacht. Eltern sind die „Älteren" und keine Kumpel. Entwertungen vor allem von Frauen, Distanzlosigkeiten und Übergriffigkeiten aller Art werden gebilligt, oft darum, weil sie Hilflosigkeit auslösen. Ein 7-jähriger Junge meint zu seiner Lehrerin: „Fick Dich mit Deinem Kugelschreiber!". Ein 13-jähriger sagt zu seiner alleinerziehenden Mutter, sie sei eine alte Hure. Ich denke, dass spätestens in solchen Momenten das Ende einer unheilvollen Entwicklung deutlich wird.

Die Ursachen für Destruktivität

Die Ursachen für schwere Störungen im aggressiven Bereich sind Unlust- oder Frustrationserlebnisse im Kindes- und Jugendalter, oder es sind Traumatisierungen, welche die psychischen Verarbeitungsmöglichkeiten des Kindes überfordert haben, wie schwere Unfälle, Misshandlungen und Missbrauch, chronische Schmerzen, aber auch Mangel an Stimulierung, beispielsweise Deprivationen (vgl. auch Ratzke et al., 1997)

Kinder, welche wegen „aggressiven Verhaltens" vorgestellt werden, haben also zumeist ein niederes oder mittleres Strukturniveau sowie selbst- und ich-strukturelle Defizite. Es sind in der Regel Patienten mit Borderline-Risiken, mit einer schweren narzisstischen Pathologie und antisozialen Zügen (vgl. auch Kernberg 1997, S. 37). Neurotische Störungen sind eher selten, weil hier das Ich so stark ist, dass es mit aufkommenden aggressiven Impulsen steuernd umgehen kann. Außerdem besitzt phallische Aggression eine Qualität, die für die Beziehungspersonen offenbar besser aushaltbar ist. Ich habe darum in diesem Kapitel auf die Darstellung einer neurotischen Störung verzichtet, zumal es dabei selten zu *destruktiven* Erscheinungen kommt.

Diagnose nach neurosenpsychologischen Aspekten

„Aggressives Verhalten" ist ein unspezifisches Symptom. Wir finden es als Leit- oder Begleitsymptom bei Kindern und Jugendlichen mit den unterschiedlichsten Persönlichkeitsentwicklungen und -störungen. Eine Diagnose nach neurosenpsychologischen Aspekten bedarf darum mehrerer Schritte:

1. Zunächst erfolgt eine genaue *Beschreibung der Symptomatik* mit ausführlicher Symptomgeschichte. Hier ist es bereits wichtig zu untersuchen,
   - ob es sich beispielsweise um nicht-destruktive Formen handelt, die zur Loslösung und Individuation eingesetzt werden,
   - um feindselige Destruktivität, als Ausdruck und Ergebnis von Unlust mit Wutausbrüchen, Hass, Sadismus,
   - um Aggression, die zur Angstabwehr eingesetzt wird,
2. welche aggressiven Affekte vorrangig auftreten:
   - Gutartige Aggression wird zur Verteidigung eingesetzt, zur Ich-Durchsetzung, beim Rivalisieren. Vorrangige Affekte sind Ärger, Zorn und Wut.
   - Bösartige Destruktivität tritt auf mit Neigung zum Zerstören. Vorrangige Affekte sind Neid, Rachsucht und narzisstische Wut.

3. Beschreibung
   - der *Quantität*
   - der *Qualität* und
   - der *Richtung der Aggression.*
4. Beschreibung der *libidinösen Beimischungen,* zum Beispiel:
   - orale Aggression mit Beißen, Spucken, Sich-Einverleiben etc.,
   - anale Aggression mit zerstörerischer Aggressivität und Sadismus,
   - phallische Aggression mit Prahlerei, Überheblichkeit, Rivalität etc.,
5. Beschreibung
   - des *zentralen Konflikts* (vgl. Arbeitskreis OPD-KJ 2003, S. 71),
   - der *Familiendynamik* und
   - des *Verarbeitungsmodus.*
6. Untersuchung im Hinblick auf die Objektbeziehungen.
7. Untersuchung der
   - Beschaffenheit des *Ich* (wie sehen die Ich-Funktionen aus, beispielsweise Affektkontrolle, Wahrnehmung, Realitätsprüfung),
   - des Über-Ich und
   - des *Ich-Ideals.*
   - *Fähigkeit zur Abwehr*: Welche Abwehrmechanismen dominieren (beispielsweise Spaltung, Projektion, projektive Identifizierung, Identifikation mit dem Aggressor).
8. Untersuchung der
   - *Beschaffenheit des Selbst,*
   - der *Selbststeuerung* und
   - der *Selbstwertregulierung.*
9. Feststellung des Entwicklungsniveaus (neurotische Störung, mittleres, niedriges, psychosenahes Strukturniveau).
10. Untersuchung der Struktur (vgl. Arbeitskreis OPD-KJ (2003, S. 123). Im Konzept von der psychischen Struktur sind Vorstellungen der Selbstpsychologie und der Objektbeziehungstheorie enthalten und integriert. Struktur ist definiert als eine Verfügbarkeit über psychische Funktionen, welche für die Organisation des Selbst und seine Beziehungen zu den inneren und äußeren Objekten erforderlich sind.

Strukturelle Störungen beinhalten die unzureichende Verfügbarkeit über diese Funktionen, bzw. ihre Vulnerabilität. Strukturelle Störungen sind meist die Folge frühkindlicher Beziehungsstörungen. Bei aggressiven Störungen ist vor allem die Dimension der Steuerung und Abwehr betroffen. Diese beschreibt die wachsende Fähigkeit eines Kindes, negative Affekte und Impulse zu regulieren, sie abpuffern, aushalten und aufschieben zu können.

11. Untersuchung des Bindungsstils:
    - Es gibt Kinder, die ihre Bindungsbeziehungen vorzugsweise durch körperliche oder verbale Aggressionen gestalten. Dies wird auch als *aggressives Bindungsverhalten* bezeichnet. Solche Kinder, meist sind es Jungen wegen ihres externalisierenden Verhaltens, fallen in Schulen oder Kindergartengruppen als Störenfriede auf. Sie suchen Kontakte über aggressive Interaktionen, erfahren aber wegen ihres Verhaltens überwiegend Unverständnis und Ablehnung. Hintergrund ist nicht selten ein Familienklima, das durch aggressive Verhaltensweisen geprägt ist. Das Verhalten solcher Kinder wird letztendlich vom Abwehrmechanismus „Identifikation mit dem Aggressor" bestimmt. Die Äußerung von Bindungswünschen wird aggressiv kämpferisch gestaltet, weil aufgrund früher Erfahrungen mit den Bindungspersonen Zurückweisung erwartet wird (vgl. Brisch, 2009, S. 107).
12. ICD-10-Diagnose

Behandlungstechnische Probleme beim Umgang mit der Aggression – theoretische Überlegungen und Fallstudien

Es ist immer kritisch und eigentlich unzulässig, konflikthafte Situationen aus psychoanalytischen Behandlungen verallgemeinern zu wollen. Dennoch wissen wir aus Erfahrung, dass es in unseren Therapien immer wieder zu ähnlichen Schwierigkeiten kommen kann, denn die Persönlichkeitsentwicklung unserer Patienten haben nicht selten einen gemeinsamen Nenner. Ich möchte darum in den folgenden Abschnitten einige zentrale Probleme anhand von Vignetten aus Therapien darstellen, von denen ich meine, dass sie weit verbreitet sind; ich habe versucht, Beispiele aus verschiedenen Altersstufen zu finden.

Zunächst möchte ich jedoch über zwei Variablen diskutieren, die innerhalb eines psychoanalytischen Prozesses unveränderliche Größen darstellen. Als erstes geht es dabei um die Handhabung des *Rahmens*, welcher unter Umständen neue Konflikte mit der Aggressivität schafft, andererseits aggressives Agieren erst erkennbar werden lässt. Als zweites soll die *Persönlichkeit des Analytikers* im Mittelpunkt stehen und diskutiert werden, welche Anteile den Umgang mit der Aggressivität des Patienten vielleicht problematisch machen. Erst dann möchte ich über technische Probleme im eigentlichen psychoanalytischen Prozess nachdenken, natürlich nicht systematisch abgehandelt, sondern eingebettet in kleine Fallgeschichten.

Der analytische Rahmen

Befassen wir uns mit Aggressionen in der Psychotherapie von Kindern, so müssen wir notwendigerweise über das „analytische Milieu“ sprechen. Hierunter verstehen wir mit Greenson (1973) den äußeren Rahmen und alle Routinemaßnahmen, welche den psychoanalytischen Prozess erst ermöglichen (S. 417). Die psychoanalytische Situation setzt sich aus zwei Elementen zusammen, dem Prozessanteil und dem Rahmen. Dieser stelle sozusagen eine unwandelbare Konstante dar, welche die Haltung des Analytikers sowie Raum- und Zeitfaktoren beinhalten (vgl. Zimmermann, S. 156). Der Rahmen kann vielerlei repräsentieren, Symbiose, Trennung und – als Präsenz eines ständigen Dritten – Triangulierung. Bildhaft gesprochen: Der Rahmen ist mein Sandkasten. Im darin enthaltenen Sand agiert das Kind prozesshaft seine Konflikte. Ohne Behälter, der den Sand einfasst, würde alles verstreut und bald unübersichtlich. Auch unsere Affekte und die Beziehung.

Mit dem Rahmen wird also beispielsweise der Ort festgelegt. Die Analyse des Kindes findet in meinem Therapieraum statt, nicht in seiner häuslichen Umgebung. Zur Gestaltung des Ortes und Festlegung des Rahmens gehört, welche Spielsachen ausgewählt werden und ob ich eventuell gefährliches Spielmaterial weglasse. Alle Gegenstände und Spielsachen bleiben hier und werden nicht mit nach Hause genommen. Das Kind produziert Material, welches ebenfalls in meiner Praxis verbleibt und für die Blicke anderer – auch der Eltern – unzugänglich ist. Die Ordnung im Zimmer wird am Stundenende wieder hergestellt und so weiter.

Das Kind wird zweimal oder häufiger pro Woche zu festen Terminen, möglichst zweimal zur gleichen Zeit, für 50 Minuten in meine Praxis kommen, nur an den Feiertagen und in den – vorher genau verabredeten – Ferienzeiten nicht. Diese Konstante legt die Zeit genau fest und ist darum ebenfalls wichtiger Bestandteil meines Rahmens.

Aber auch meine analytische Haltung, Grundregel und Abstinenz, meine Einschränkungen und Begrenzungen, die Finanzierung der Therapie, das Ausfallhonorar und vieles mehr strukturieren die analytische Arbeit mit dem Kind. Die Grundregel, den Patienten zum Assoziieren anzuleiten, wird in der Psychoanalyse des Kindes lediglich mit dem Angebot zum freien Spiel modifiziert. Nach Körner (1995) darf der Patient den Rahmen zwar angreifen, beispielsweise verweigert ein Kind, die Ordnung im Zimmer wiederherzustellen. Doch der Analytiker muss den Rahmen wahren. So gibt es ganz klare Regeln, speziell in der Analyse von Kindern, die unverrückbar feststehen müssen, etwa, dass wir uns nicht körperlich wehtun.

Verändere ich Bestandteile des Rahmens, so hat das einen ganz entscheidenden Einfluss auf den psychoanalytischen Prozess. Insbesondere dann, wenn ich blind mitagiere und diese Veränderungen nicht erkenne. Schon wenn ich in meiner Gegenübertragung spüre, dass ich Rahmenbedingungen verändern möchte, sollte ich meine entsprechenden Phantasien gründlich analysieren. Wenn ich es – in Ausnahmefällen – trotzdem tue, dann muss ich das wohl verstehen, begründen und davon ausgehen, dass ich damit immer auf den Therapieprozess entscheidend einwirke. Ich will im Folgenden ein paar Beispiele skizzieren und später in den Fallbeispielen immer wieder vertieft auf die Problematik eingehen.

Ein Kind bleibt unentschuldigt einer Stunde fern. Der Kindertherapeut setzt sich unverzüglich hin und schreibt eine Rechnung, mit der er von den Eltern das Ausfallhonorar einfordert. Er tut dies allerdings, ohne je mit den Eltern über die – an und für sich völlig korrekten – Bedingungen gesprochen zu haben, dass ausgefallene Stunden privat beglichen werden müssen. Wütend ruft der Vater des Kindes an, es kommt zur Eskalation und schließlich zum Abbruch der Therapie. Der Kindertherapeut hat den Eltern nicht rechtzeitig die Rahmenbedingungen mitgeteilt, hat ganz offensichtlich seine eigene Gegenübertragungs-Wut nicht analysiert, sondern über die voreilige Rechnungsstellung agiert. Darum konnte er auch nicht den Widerstand des Kindes und der Eltern erkennen und ausreichend durcharbeiten. Zum Rahmen gehört natürlich auch, dass Honorarrechnungen am Monats- oder Quartalsende gestellt werden und nicht spontan zum Vehikel werden dürfen, die Eltern zu erziehen.

Um einem Kind seine Situation zu erleichtern, weil es nach der Therapiestunde mit dem Bus pünktlich nach Hause fahren muss, gestattet eine Kindertherapeutin, dass das Kind etwa 10 Minuten früher zur Stunde kommen darf. Von jetzt an kommt es mal früher, mal später. Manchmal wird es aber auch pünktlich mit dem Auto gebracht und wesentlich später abgeholt. Die Therapeutin weiß inzwischen nicht mehr, wann sie beginnen und wann sie Schluss machen soll. Sie ärgert sich, und sie spürt, dass sie Zielscheibe von latenten Aggressionen wird. Doch weil sie Bedingungen des Rahmens verändert hat, kann sie nicht klar erkennen, in welchen Nischen sich Widerstände und Übertragungen versteckt haben und welche Bestandteile sie überhaupt als Ausdruck kindlicher Konflikte oder als Agieren der Eltern deuten kann.

Es bräuchte nicht eigens betont werden, dass es selbstverständlich ist, den Patienten, also auch Kinder jeden Alters, als Menschen zu achten, ihm Respekt und Höflichkeit entgegenzubringen. Dazu gehört, dass ich mich ausschließlich dem Patienten widme, während der Sitzungen keine Telefonate führe und keiner Nebenbeschäftigung – wie etwa Protokollieren, Lesen, Stricken, Rauchen – nachgehe. Es gehört auch zu den Rahmenbedingungen, dass ich dem Kind wie seinen Eltern die analytische Technik – mit einfachen Worten, jedoch seine wesentlichen Funktionen – erkläre. Natürlich wird das auch unmittelbar zum Bestandteil des analytischen Prozesses.

Eine Frau kommt zum Erstkontakt zu einem Analytiker, der eine Stunde lang schweigt, ohne ihr den Grund seines befremdenden Verhaltens zu erklären. Ihre Wut auf ihn – sie hatte einen Vater, der tagelang schwieg, wenn sie etwas gegen seinen Willen getan hatte – war nach dieser Sitzung grenzenlos, und sie ging nicht mehr hin. Sie weigerte sich auch, das Honorar zu begleichen. Ohne Einführung in die analytische Technik hatte sie das Schweigen nur feindselig erleben können, sich aber nicht getraut, etwas während des Erstkontaktes zu sagen. Mit ihrem Agieren konnte sie sich wenigstens nach der Sitzung rächen.

Wir sollten also auch stutzig werden, wenn wir uns lediglich auf neutrale Regeln zurückziehen wollen und unflexibel werden, ehe mit dem Patienten und seinen Eltern über die Rahmenbedingungen gesprochen und mit der Therapie begonnen wurde.

Ein 7-jähriges Mädchen kommt zum Erstkontakt und malt ein prächtiges Bild von seiner Familie. Das Mädchen möchte das Bild mitnehmen, doch die Kindertherapeutin gibt es ihm nicht mit, weil das ja Bestandteil des Rahmens ist. Das Kind fängt an zu weinen, denn es will seiner Mutter das schöne Bild zeigen. Und so etwas ist ihm in der Vergangenheit noch nie passiert, weder im Kindergarten noch in der Schule, es ist doch sein eigenes Bild. Die Therapeutin bleibt jedoch hart, das Bild verbleibt in der Praxis. Das Kind nimmt diesen Vorfall in der ersten Begegnung zum Anlass, seiner Mutter zu erzählen, dass die Therapeutin gemein und böse ist und vermittelt ihr, dass sie nicht sehr einfühlsam ist. Das Mädchen weigert sich, wieder hinzugehen, und die Mutter gibt ihm recht.

Ich denke, dass es noch keine Rahmenbedingung ist, einem Kind – vor allem einem solch kleinen – sein Bild aus dem Erstkontakt nicht mitzugeben, denn der Rahmen muss ja erst erarbeitet werden. Dem Kind hätte allerdings dabei klar gemacht werden können, dass dies in Zukunft anders gehandhabt werden muss. Dass die Bilder im Praxisraum bleiben und gut aufbewahrt werden, dass sie auch nicht im Zimmer aufgehängt werden und dass die Situation hier eine andere ist als in der Schule und Kindergarten.

Ein 8-jähriges Mädchen nimmt das Bild, das es in einer therapeutischen Sitzung angefertigt hat, mit nach Hause. Voller Stolz zeigt es sein Werk der Mutter. Diese interpretiert und deutet dem Kind die unbewussten Inhalte. Die Mutter kommt mit dem Bild ihres Kindes zur begleitenden Psychotherapie und will auch mit dem Therapeuten über ihre Einfälle zu dem Bild diskutieren. Dieser ist entsetzt, wird wütend und wirft der Mutter vor, sie wolle mit ihm in Konkurrenz treten. Diese Vorwürfe verwirren die Mutter sehr, wollte sie dem Therapeuten doch nur „helfen“. Es ist natürlich möglich, die eindringende Art dieser Mutter mit den

Rahmenbedingungen zu verhindern. Über den Rahmen kann jedoch ihr Handeln wahrnehmbar werden, etwa wenn eine Mutter in den Stunden angefertigtes Material ihres Kindes sehen wollte. Dann könnte über ihre Absicht, Grenzen zu überschreiten und einzudringen, gesprochen und ihr Tun angemessen interpretiert werden. Das Agieren der Mutter wurde jedoch im vorliegenden Fall durch das Verhalten des Therapeuten, das Material des Kindes nicht zu bewahren und zu schützen, unbewusst noch gefördert. Natürlich konnte er der Mutter darum auch schwer begreiflich machen, dass sie ihr Kind kontrollierte, und der Deutungsversuch des Therapeuten kam nur als Vorwurf und Angriff an.

Ich könnte noch über vielerlei Rahmenbedingungen und ihre Handhabung berichten: Ein Kind möchte die Stunde vorzeitig beenden, und die Therapeutin gibt nach. Ein Junge bringt seinen Hund mit zur Therapie, ein anderer seinen Freund. Ein Kind möchte rauchen, ein Jugendlicher kiffen. Aus Angst vor aggressiven Auseinandersetzungen wird vom Therapeuten Konfrontation vermieden und auf diese Weise mitagiert: Der Therapeut passt sich in solchen Fällen den Wünschen des Patienten nicht selten völlig unreflektiert an und wird von ihm manipuliert.

Ich denke, dass schon mit diesen wenigen Beispielen klar geworden ist, dass bei unklarer Handhabung des Rahmens Prozessanteile nicht erkannt und dann auch nicht bearbeitet werden kann: Verändere ich Bestandteile des Rahmens, können wesentliche Anteile der Übertragung verborgen bleiben. Der Rahmen wirkt haltend und strukturierend, er vermittelt Sicherheit und Geborgenheit. Alle Veränderungen können darum – insbesondere bei traumatisierten Kindern – starke Ängste auslösen. Doch es geht noch um viel mehr.

Nach *Trimborn* (1994) wird der Patient im Umgang mit den Bedingungen des Rahmens früh spüren und erahnen, ob sich der Analytiker dem Setting verpflichtet fühlt oder ob er es als unwichtig erachtet. Er wird daran seine Redlichkeit, Ernsthaftigkeit und Stabilität erkennen.

„So entwickelt der Patient ein zunehmend klares Bild, das ihn erkennen lässt, inwieweit der Analytiker fürsorglich oder ängstlich ist; ob er aus narzisstischen Bedürfnissen handelt, weil er den Erfolg braucht und die Anerkennung des Patienten sucht; ob der Analytiker selbst strukturlos ist; ob er bedürftig ist und seine eigenen Abhängigkeitswünsche und -ängste in der therapeutischen Beziehung an und mit dem Patienten zu reproduzieren sucht; ob er eine lässige, großzügige Lockerheit pflegt, um Konflikten und aggressiven Spannungen aus dem Weg zu gehen" (Trimborn 1994, S. 96).

Am Umgang mit den Regeln und an der Handhabung des Rahmens zeigt sich also nicht nur die Persönlichkeit des Patienten, sondern auch die des Analytikers. Ist der Therapeut beispielweise zwanghaft, unflexibel, dann wird für ihn der Rahmen vielleicht lediglich zum Mittel, vorsichtige Distanz zum Patienten halten zu können. Ist er eher zerfließend, symbiotisch, dann kann er den Rahmen und seine Bedingungen nicht gut ertragen, weil er klare Grenzen vermittelt. Er wird aggressive Auseinandersetzungen um Bedingungen des Rahmens vermeiden, nachgeben und somit beispielweise Loslösung und Trennung verhindern. Im folgenden Kapitel über die Persönlichkeit des Analytikers werde ich darauf noch aus anderer Sicht eingehen. Trimborn (1994) meint, der Umgang eines Analytikers mit dem Rahmen mache letztendlich deutlich, ob er die depressive Position erreicht hat.

Die gängigen Rahmenbedingungen müssen bei bestimmten Störungen zu Beginn erarbeitet und modifiziert werden, weil es natürlich wenig sinnvoll ist, wenn sie die Patienten später nicht erfüllen können. Rauchfleisch (1992, 1996) hat das bei Therapien von dissozialen Störungen für unbedingt nötig gehalten. Er hat die Erfahrung gemacht, dass das Finden eines therapeutischen Rahmens bei dissozialen Patienten ein erstes therapeutisches Ziel sein kann. Er betont, dass es trotzdem notwendig bleibt, während des psychotherapeutischen Umgangs ständig zu reflektieren, inwieweit den Wünschen der Patienten nach einem ihnen akzeptablen Setting nachgegeben werden kann und wo auf strikte Grenzsetzung bestanden werden muss und sie sich den gesetzten Rahmenbedingungen anpassen müssen (1992, vgl. S. 156f). Doch das ist die Ausnahme, welche bei manchen Störungen notwendig werden kann. Andererseits sollten wir für uns selbst, vor dem Hintergrund unserer eigenen Persönlichkeit und Möglichkeiten, Rahmenbedingungen finden, die wir später konsequent eindeutig vertreten können.

„Der Patient wird den Analytiker am Rahmen bewusst und unbewusst testen, herausfordern und messen. Der Umgang des Analytikers mit dem Rahmen konstituiert und erhält den therapeutischen Prozess; und er wird um so entscheidender sein, je gestörter der Patient ist" (Trimborn 1994, S. 95).

Die Persönlichkeit des Psychoanalytikers

Wir können davon ausgehen, dass ein künftiger Psychoanalytiker in seiner Lehranalyse mit allen Facetten seines Charakters konfrontiert wird, Einsicht und schließlich Veränderung erfährt. Aber bekanntermaßen hat das auch Grenzen. Allen Erfahrungen nach bleiben blinde Flecken, nicht analysierte Reste, Empfindlichkeiten, welche ebenfalls erhebliche Probleme schaffen können, um angemessen mit den Aggressionen der Patienten umzugehen.

Wenn Kandidaten der Kinderpsychoanalyse mit ersten supervidierten Behandlungen beginnen, haben eine ganze Reihe mit ihren Erstlingstherapien sehr ähnlich gelagerte Probleme: Geht es darum mitzufühlen, sich einzufühlen, das Geschehen und die unbewusste Dynamik zu erfassen, gibt es meistens wenig Schwierigkeiten. Denn Empathie, also die Fähigkeit zum grenzenlosen Einfühlen in den Anderen und zum Wahrnehmen von psychischen Prozessen, ist bei den meisten Kandidaten reichlich vorhanden. Das verwundert sicherlich nicht, denn diese Fähigkeit ist für die Mitglieder von Ausbildungsausschüssen ein wichtiges Auswahlkriterium, und sie wählen in der Regel solche Kandidaten aus, welche ihnen selbst sehr ähnlich sind.

Erste Probleme zeigen sich allerdings recht schnell bei Grenzüberschreitungen, bei aggressiven Attacken der Patienten oder ihrer Eltern, überall dort, wo Strenge und Grenze verlangt wird. Hier erweisen sich viele Kandidaten nicht selten als erpressbar. Sie bekommen Angst, die

Therapie könnte abgebrochen werden, und geben darum schnell nach – vor allem bei Auseinandersetzungen um das Setting, bei der Frequenz, bei Stundenausfall, bei Ausfallhonorar, bei der Höhe des Honorars und so weiter. Die Fähigkeit zum Aushalten von negativen Übertragungen, von aggressiven Attacken, der trivialen Tatsache, nicht immer geliebt zu werden, scheint bei Kandidaten der Psychoanalyse weniger gut ausgebildet zu sein, wobei sie in der Regel recht schnell bemerken, dass das Aushaltenkönnen von Aggressionen für eine erfolgreiche Therapie genauso wichtig ist wie Empathie. Wird auf diese Charaktereigenschaften bei der Auswahl von Kandidaten vielleicht weniger geachtet, weil sie nicht selten schon bei den Auswählenden fehlt?

Gibt es einen typischen Charakter bei Psychoanalytikerinnen und Psychoanalytikern? Und welche Menschen interessieren sich überhaupt für eine Ausbildung zum Psychoanalytiker? Das Thema hat ganze Generationen von Analytikern beschäftigt, von Freud über Jones bis hin zu Greenson. Auch *Alice Miller* hat sich in ihrem Aufsatz „Das Drama des begabten Kindes“ (1979) intensiv mit dieser Frage auseinandergesetzt und bei den Kandidaten, welche bei ihr Supervision machten, und bei ihren Lehranalysanden ein ähnliches Kinderschicksal festgestellt.

Meist hatten ihre Ausbildungskandidaten eine emotionale unsichere Mutter, die für ihr narzisstisches Gleichgewicht auf ein bestimmtes Verhalten oder eine bestimmte Seinsweise des Kindes angewiesen war. Diese Unsicherheit konnte durchaus hinter einer harten und autoritären Fassade verborgen bleiben. Dazu kam eine erstaunliche Fähigkeit des Kindes, dieses Bedürfnis der Mutter oder beider Eltern intuitiv, also auch unbewusst zu spüren und zu beantworten, das heißt die ihm unbewusst zugeteilte Funktion zu übernehmen. Diese Funktion sicherte dem Kind langfristig die „Liebe“, eigentlich jedoch die narzisstische Besetzung durch die Eltern. Es spürte, dass es gebraucht wurde, und das gab seinem Leben die Existenzsicherung. Um zu überleben, lernte das Kind, sich einzufühlen. Es wurde so zum idealen Analytiker, zu einer mütterlichen Vaterfigur oder zur väterlichen Mutter (vgl. *Greenson* 1993, S. 414).

Diese Fähigkeit wurde später noch ausgebaut, und solche Kinder wurden nach Miller nicht nur zu Müttern, Vertrauten, Tröstern, Ratgeber, Stützen ihrer Mütter, sondern übernahmen auch Verantwortung für ihre Geschwister und bildeten schließlich ein ganz besonderes Sensorium für unbewusste Signale und Bedürfnisse des Anderen aus. „Kein Wunder, wenn sie später oft den Beruf des Psychoanalytikers wählen. Wer sonst ohne diese Vorgeschichte würde das Interesse aufbringen, den ganzen Tag herausfinden zu wollen, was sich im Unbewussten des Anderen abspielt. Aber in der Ausbildung und Vervollkommnung des differenzierten Sensoriums, das einst dem Kind zum Überleben verhalf und den Erwachsenen zu einem seltsamen Beruf befähigt, liegen auch die Wurzeln der narzisstischen Störung" (Miller 1979, S. 24). Ich denke, man kann Alice Miller in diesem Punkt auch heute noch recht geben: Ein Psychoanalytiker ohne eigene narzisstische Verwundung ist nicht vorstellbar.

Karl König hat sich ebenfalls mit den Charakterstrukturen von Psychoanalytikern befasst (1991). Er meint mit Recht, dass Menschen mit rein narzisstischen Strukturen wahrscheinlich nicht genug Interesse am Menschen haben, um auf Dauer als psychoanalytischer Therapeut tätig sein zu können. Meiner Beobachtung nach ist bei Psychoanalytikern häufiger eine ausgeprägte narzisstisch-depressive Struktur verbreitet. Nach Königs Erfahrungen haben depressive Analytiker Probleme mit den Aggressionen ihrer Patienten, weil sie generell fürchten, dass Aggressionen Beziehungen gefährden. Sie möchten für ihre Patienten unentbehrlich sein und phantasieren, dass diese ohne sie nicht auskommen. Damit rationalisieren sie, dass sie ihre Patienten länger als nötig festhalten. Die Rolle der bösen Mutter und die damit verbundenen negativen Übertragungen können sie nur schwer ertragen. „So wie sie selbst an Schuldgefühlen leiden, neigen sie auch dazu, ihre Patienten unter Schuldgefühlsdruck zu setzen, wenn diese einmal aggressiv geworden sind. Aggression in Form von Kritik bedroht sie weniger als die Drohung, eine Therapie abzubrechen. Depressive Analytiker versuchen, „gute Menschen" zu sein. Den Aggressionen des Patienten versuchen sie zuvorzukommen, indem sie sich sehr einsetzen" (S. 95).

Wenn wir die Persönlichkeit des Analytikers im Hinblick auf seinen Umgang mit den Aggressionen seiner Patienten betrachten, müssen wir auch an die Geschlechtsunterschiede denken. Wegen sozial störendem aggressivem Verhalten kommen vor allem Jungen bis etwa 13 Jahren in analytische Psychotherapie. Andererseits sind 75 % (heute sind es bereits 80–85%) der Kinder- und Jugendlichen-Psychotherapeuten Frauen (vgl. Hirschüller, Hopf, Munz, Szewkies 1997). Dies stellt sicherlich ein großes Problem dar, denn erfahrungsgemäß haben Frauen mit offener Aggressivität und mit feinseligen Übertragungen mehr Probleme als Männer, die wiederum mit libidinösen Gefühlen weniger gut umgehen können (vgl. auch König 1991, S. 185).

Ich habe einmal Traumprotokolle, die Patienten (Kinder und Jugendliche) selbst aufgeschrieben haben, mit solchen verglichen, die die Therapeuten nach der Sitzung aufgeschrieben haben und kam zu einem erstaunlichen Ergebnis (Hopf 1989): Die Patienten erschienen in den von den Therapeuten niedergeschriebenen Traumprotokollen anklammernder, weniger autonom, mit mehr Ängsten und nahmen eine deutliche „Opferrolle" ein. Dies lässt natürlich auch Schlüsse auf die Charakterstrukturen der Therapeuten zu, denn die von den Therapeuten niedergeschriebenen Traumprotokolle wurden offensichtlich durch deren eigene Projektionen und Übertragungen verzerrt. Auch dieses Ergebnis bestätigt, dass die narzisstisch-depressive Charakterstruktur bei Psychoanalytikern wahrscheinlich häufiger zu finden ist.

Ich fand in diesem Zusammenhang interessant, dass bereits *Balint* (1972) den oknophilen (anklammernden) Trend unserer heutigen Behandlungstechnik kritisiert und diskutiert hat. Seiner Meinung nach führte die Technik der Übertragungsdeutung zu einem sehr einseitigen Weltbild, das aus einem recht unbedeutenden Subjekt (nämlich den Patienten) besteht, welches von mächtigen, weisen und allgegenwärtigen Objekten (den Analytikern) umgeben ist, die immer die Macht haben, alles korrekt in Worten auszudrücken. Dies musste nach Balint zwangsweise zu einer Theorie der „oralen Abhängigkeit" führen. Es ist zu vermuten, dass diese oknophilen Tendenzen aus ganz naheliegenden Gründen in der Psychoanalyse des Kindes und Jugendlichen noch stärker wirken (vgl. S. 205). Wenn dies so ist, dann neigen wir dazu, Aggressionen bei unseren Patienten zu unterdrücken und Autonomie zu verhindern.

Der Umgang mit den Aggressionen der Kinder und Jugendlichen konfrontiert also recht schnell mit einer defizitären Seite der Persönlichkeitsentwicklung des künftigen Analytikers. Depressive Analytiker begegnen ihrem angstmachenden externalisierten aggressiven Über-Ich. Oft wird dadurch ein intensiver und fruchtbarer Prozess in der Kontroll- und Lehranalyse eingeleitet, der zur Weiterentwicklung und langfristig auch zur Umstrukturierung führt. In vielen Fällen, die ich beobachten konnte, bleibt jedoch ein blinder Fleck bestehen. Solche psychoanalytischen Therapeuten werden, aus Angst, nicht mehr geliebt zu werden, aggressive Attacken nur schlecht aushalten und immer wieder versuchen, symbiotische Übertragungsbeziehungen einzugehen und in harmonischer Verschränkung mit ihren Patienten zu verharren. Ich bin darum der Meinung, dass folgende Empfehlung von Rauchfleisch bedacht werden sollte: „So paradox es erscheinen mag: Der Psychotherapeut aggressiver Patienten sollte nach meiner Erfahrung die augenblickliche Übertragungs-Gegenübertragungs-Konstellation immer dann besonders kritisch reflektieren, wenn er sich im Umgang mit einem Patienten sehr wohl fühlt und unter dem Eindruck steht, es entstehe eine ‚sehr harmonische Beziehung' zwischen ihnen" (1992b, S. 210).

Ich bin auch überzeugt davon, dass es bestimmte Theorien und Techniken gibt, welche eine oknophile Haltung regelrecht fördern können und es dem Therapeuten auf diese Weise leicht machen, sein Verhalten zu rationalisieren. Hinzu kommt, dass Abstinenz, insbesondere bei kleineren Kindern, schwerer einzuhalten ist als bei Jugendlichen oder Erwachsenen, doch wie Beland (1992) meint, schützt sie den Patienten vor unseren ungestillten Bedürfnissen.

Es ist ganz sicherlich keine Frage, dass auch Psychoanalytiker mit anderen Charakterstrukturen Probleme mit direkten aggressiven Äußerungen in der Therapie von Kindern und Jugendlichen bekommen können. So werden beispielsweise zwanghafte Analytiker von den Aggressionen der Patienten geängstigt, weil sie fürchten, das Chaos nicht in Schach halten zu können, und sie werden die aggressiven Tendenzen ihrer Patienten vielleicht zu rasch unterdrücken. Andere wiederum können ihre Patienten regelrecht zum aggressiven Verhalten provozieren, und Analytiker mit paranoiden Tendenzen verfolgen ihre aggressiven Patienten möglicherweise mit Interventionen und Deutungen. Ich meine, auch in diesen speziellen Fällen werden viele Analytiker zur Rationalisierung ihrer Haltung die passende und für ihre Charakterstruktur stimmige Schulrichtung und Theorie finden. Von ihr werden sie dann zutiefst überzeugt sein, dass sie die alleinseligmachende sei. So mancher dogmatische Eifer ist sicherlich derart zu verstehen.

Psychoanalyse bedeutet jedoch, Wahrheiten zu erkennen und zu akzeptieren. Verständnis, Empathie, Containment sind ohne Zweifel wichtig. Zusätzlich muss jedoch auch eine Aufdeckung von Konflikten, ein Bearbeiten auch von negativen Affekten und ein Aushalten von negativen Grundstimmungen erfolgen – der Analytiker muss unparteiisch die positive *und* die negative Übertragung verstehen und übermitteln. Nur beides kann zum Ziel führen, dem Pateinten zu helfen und ihn aus der Neurose herauszuführen.

Wir schützen uns am besten vor abrupten destruktiven Durchbrüchen unserer Patienten, indem wir negative Übertragungsmanifestationen sofort deuten, wenn wir sie erkennen. Es ist eine Erfahrung, dass ein solches „portionsweise Umgehen“ mit der destruktiven Aggression ihr Anwachsen und explosive Entladung verhindert. Auch hier gibt es Kritiker, die meinen, auf diese Weise werde dem Patient die Möglichkeit genommen, einen heftigen Aggressionsdurchbruch in der Analyse und die Übertragungsbeziehung zu bringen. Ich bin mir sicher, dass uns auch eine zureichend gute Lehranalyse nicht von allen blinden Flecken befreien wird, dass sie uns jedoch die Grenzen unserer Möglichkeiten bewusst machen kann, so dass wir auch im Rahmen unserer Eigenkonflikte trotzdem ausgezeichnete analytische Arbeit leisten können. Hierzu gehört, immer darum zu wissen, was die aggressiven Attacken unserer Patienten mit uns machen – und was wir uns selbst zumuten können.

Abschiednehmen ist immer ein Stückchen Tod – Trennungsangst und Aggression[3]

Als mir Sebastian vorgestellt wurde, war er gerade vier Jahre alt geworden. Der Junge hatte nach Aussagen seiner Mutter in der Vergangenheit immer wieder „schwierige" Zeiten gehabt. Als sein größtes Problem sah sie jedoch, dass er sich nicht von ihr trennen konnte. Er wollte die Mutter nicht gehen lassen und reagierte mit Angst und Zorn, wenn sie es trotzdem tat, weil es der Alltag erforderlich machte. Wenn Sebastian etwa in den Kindergarten sollte, würde er endlos trödeln, so dass sie erst ganz kribbelig und schließlich wütend werde, denn sie musste ja pünktlich zur Arbeit gehen. Andererseits zeigte sich der Junge anderen Personen gegenüber distanzlos. Beispielsweise nahm er sich hemmungslos und ohne zu fragen von fremden Tellern und wollte insgesamt keinerlei Grenzen akzeptieren. Im Hinblick darauf zeigte er sich ausgesprochen unzugänglich, und es schien so, als würden ihn keinerlei Interventionen, weder Bitten noch Forderungen, erreichen. Stets tat er, was er wollte. Sebastian spielte sich zugleich beständig in den Mittelpunkt und wollte immer und überall beachtet werden. Redete die Mutter mit jemand anderem, drängte er sich dazwischen. Telefonierte sie, störte er so lange, bis die Mutter genervt aufgab. Aber auch auf andere Weise ertrug Sebastian keine Veränderungen: Es durften keine Möbel verstellt, ja nicht das geringste in der Wohnung verändert werden. In der Kindergartengruppe zeigte sich der Junge außerordentlich ängstlich, nahm nur selten Kontakt zu anderen auf, spielte zumeist allein mit den Legosteinen und wirkte auf die Erzieherinnen verlassen und traurig. Gelegentlich wachte Sebastian morgens auf, kam zur Mutter und meinte, dass er ein böses Kind sei, und fragte, wie er wiedergutmachen könne, was er angerichtet habe. Sein Wunsch, die Schuld sühnen zu wollen, gipfelte offensichtlich in autodestruktivem Verhalten. In diesem Kontext berichtete die Mutter,

3 Die Überschrift *Abschiednehmen ist immer ein Stückchen Tod* ist die Übersetzung des französischen Sprichworts Partir c'est toujours un peu ourir.

dass Sebastian in der Vergangenheit mehrfach schwer verunglückt sei, beispielsweis die Treppe runtergestürzt. Seither war die Mutter voller Angst und wollten den Jungen nicht mehr allein lassen, weil sie fürchtete, ihm könnte etwas zustoßen. Sie glaubte, ihn dauernd überwachen zu müssen. Die Problematik steigerte sich, bis Sebastian überhaupt nicht mehr in den Kindergarten wollte, weil er meinte, alle Kinder dort seien böse. Übrigens hatte Sebastian immer wieder von ängstigenden Träumen berichtet, in welchen Totenköpfe, Gespenster, Vampire, Teufel und Hexen vorkamen, andererseits auch starke Helden. Er wollte am liebsten ein kleines Vögelchen sein, weil man dann allezeit wegfliegen könne. In diesen Bildern des Jungen waren seine Autonomiebestrebungen enthalten, jedoch nicht in reiferer Form als aggressive Ich-Durchsetzung, sondern noch ganz als philobatische Phantasie, welche sich auch in Angst vor den gefährlichen Objekten manifestierte. Sein großer Wunsch, fliegen zu können, begleitete seinen gesamten Therapieverlauf.

Sebastians Vater war Alkoholiker im fortgeschrittenen Stadium, und es bestanden nur wenig Chancen, ihm noch helfen zu können. Das Kind war noch einmal Anlass für die Mutter, vom Ehemann eine grundlegende Veränderung seines Lebens zu verlangen, oder sie würde sich unwiderruflich von ihm trennen, denn sie konnte nicht mehr. Der Vater brach jedoch wiederum seine Therapien ab und begann erneut zu trinken. Als Sebastian zwei Jahre alt war, trennte sich die Mutter endgültig von ihrem Mann und ließ sich bald darauf scheiden. Sie verkauften das gemeinsame Haus, und die Mutter zog mit dem Jungen weg. Traurig, enttäuscht und hilflos, musste sie schauen, wie sie existentiell überstehen konnte. Sie kaufte ein Haus in einem anderen Ort und war weiterhin berufstätig. Tapfer bewältigte sie alle Probleme, aber zwangsläufig gab es zeitweise nur wenig inneren Raum für den kleinen Jungen. War sie bei ihm, konnte sie ihm kaum Grenzen setzen. Sie fühlte sich schwach und wurde recht bald von dem Agieren des Jungen überwältigt. Der Vater hatte noch gelegentlich Kontakte zu Sebastian, dabei war er zumeist betrunken und kasperte mit dem Jungen herum. Sebastian erzählte übrigens jedem, dass sein Vater ein Alkoholiker sei. Seine Sehnsucht nach

Männlichem und überhaupt nach Nähe zu Männern war – wie bei fast allen Söhnen alleinerziehender Mütter – grenzenlos.

Ich denke, dass deutlich wird, dass Sebastian die depressive Position nicht erreichen konnte. Er spaltete in Gut und Böse, erlebt sich zeitweise als nur schlecht und projizierte dann die minderwertigen Anteile nach außen, beispielsweise in die bösen Kinder im Kindergarten – anderes konnte er die übermäßige Aggression nicht bewältigen. Weil er fürchten musste, das mütterliche Objekt sonst zu verlieren, kontrollierte, beherrschte und quälte er es. Er zeigte manische Abwehrmechanismen und Allmachtsdenken, Verleugnen und Verächtlichmachen, um seine Abhängigkeit von geliebten Objekten zu verleugnen.

Trennung tut weh, und wird sie von der Realität erzwungen, entstehen Angst, Verzweiflung und Wut. Erst wenn das Objekt als Ganzes geliebt wird, so meint Melanie Klein, kann auch sein Verlust als ein ganzer erlebt werden. Ich betrachtete die psychoanalytische Therapie dieses Patienten auch als seinen inneren Kampf, getrennte Objekte wahrzunehmen, Frustration und Trennung zu ertragen. Sebastian klammerte sich an die Mutter, kontrollierte sie und musste darum seine Autonomiebestrebungen, weil zu gefährlich, im Wesentlichen unterdrücken. Seine aggressiven Tendenzen wurden darum überwiegend in seinen Phantasien und Träumen deutlich. Wie verquickt Mutter, Trennung und Tod waren, zeigt das folgende Traumbeispiel, das er mir einmal während seiner Therapie erzählte: „Ich habe vom Tod geträumt. Ich und die Mama, wir haben den Tod aus dem Schrank geholt. Er war ein toter Mensch mit einem schwarzen Kittel an. Ich habe ihm gesagt, er darf nicht sprechen." Dies wiederum hatte auch mit seiner realen Beziehung zu mir zu tun, wie der folgende Abschnitt zeigen wird.

Nach Winnicott hat Aggression immer mit der Errichtung einer klaren Unterscheidung zwischen Selbst und Nicht-Selbst zu tun (1992, S. 125). Trennung wird darum, wie bereits erwähnt, immer auch von Aggression begleitet sein. Winnicott hat Wortpaare gebildet, die für ihn jeweils das Stadium einer bestimmten emotionalen Entwicklung verkörpern: vernichten – erschaffen; zerstören – wiederschaffen; hassen – intensiver lieben; grausam sein – zärtlich sein; schmutzig machen – sauber machen; beschädigen – reparieren; und weitere (Winnicott 1992, S. 185). Ich möchte diese von Winnicott so skizzierte Entwicklungslinie durch einige Vignetten aus der Behandlung von Sebastian illustrieren.

Eine typische Eigenart von Sebastian zeigte sich bereits in der ersten Sitzung: Er plapperte unaufhörlich und überschüttete mich mit einem unstillbaren Redeschwall, den ich auf keinen Fall durch eigenes Sprechen unterbrechen durfte. Er wollte mich auch mit seinem Sprachverhalten kontrollieren, und ich durfte kein Eigenleben führen. So entstanden zwar eine dichte Beziehungssituation und ständige Nähe, aber das hatte erhebliche technische Konsequenzen. Denn wenn ich zu sprechen begann, schrie mich Sebastian nieder, hielt sich die Ohren zu, redete noch schneller und lauter. Ich hatte keinerlei Spielraum und anfänglich natürlich schon gar keinen Raum für irgendwelche Interventionen oder Deutungen. Dieses Verhalten jener Kinder, die Ungetrenntheit nicht ertragen, darf jedoch nicht so missverstanden werden, dass Sprache in der Psychoanalyse des Kindes generell keine Rolle spiele oder dass sie gar für Deutungen unzugänglich seien, wie gelegentlich behauptet werde. Es ist eine spezifische Widerstandsform, die zugegebenermaßen schwer zu bearbeiten ist, weil ja dem Analytiker zunächst sein wichtigstes Instrument, die Sprache, geraubt wird. Verringert sich die Angst des Patienten, dann verändert sich auch sein kontrollierendes Verhalten, und sprachliches Intervenieren wird langsam möglich. Im Verlauf der weiteren Analyse reduzierte sich die Logorrhoe des Jungen in der Tat, so dass ich wieder mehr Spielraum, auch für das eigene Denken und Phantasieren, gewann.

Selbst und Nicht-Selbst

Anfänglich begann Sebastian vieles, schien spontan begeistert, verlor aber rasch die Lust daran. Dann wandte er sich – ohne die geringste Pause zu lassen – dem nächsten Spiel zu. Schließlich entdeckte er das Mensch-ärgere-Dich-nicht, und das Spiel faszinierte ihn, denn es bot ausreichend Projektionsflächen für seine zentralen Konflikte. Mit spürbarer Lust warf er meine Männchen raus und fühlte sich überglücklich, wenn er mit den Seinen in Sicherheit war. Wie es aber der Zufall wollte, konnte Sebastian beim Mensch-ärgere-Dich-nicht nicht immer gewinnen. Selbstverständlich wollte ich die Realität auch nicht verfälschen. Ich ließ ihn also nicht einfach gewinnen, sondern wir spielten nach den Regeln, so wie es kam. Hatte Sebastian verloren, warf er das Brett voller Zorn vom Tisch, so dass Würfel und Figürchen durch den Raum spritzten, und schrie, dass er nie mehr mit mir spielen wolle. Er ertrug es nicht zu verlieren, sondern wollte immer der Stärkere sein und siegen. Natürlich wollte er wenig später wieder mit mir spielen, weil ihn das Spiel mit seinen „thrills" zu sehr reizte. Sebastian meinte schließlich, wir könnten ja spielen wie bisher, nur dürfte ich ihn nicht mehr rauswerfen. Dabei war für ihn ganz klar, dass er es weiterhin dürfte. Ich deutete ihm dies, indem ich sagte, dass ich schon verstehen könnte, dass er immer gewinnen wollte. Das hieße aber gleichzeitig, dass ich immer verlieren müsste, und wir müssten überlegen, was das wohl für unsere künftigen Spiele bedeuten würde.

Sebastian wehrte sich mit seinen Wünschen nach Regellosigkeit primär gegen die Tatsache, dass konturierte Objekte mit eigenen Ansprüchen existierten. Zorn und Ausrasten beim Verlieren waren natürlich das Ergebnis von Kränkung und Scham, Ausdruck seiner narzisstischen Wut. Sebastian wollte keine Regeln, weil sie zur Auflösung seiner Illusion führen mussten, dass eine unendliche harmonische Verschränkung mit der Objektwelt auf Dauer möglich sei: Regeln ließen die „Harmonie mit dem Grenzenlosen" (Balint, 1972) zerbrechen. Gleichzeitig spürte ich hinter seiner offensichtlichen Wut auch Trauer über Unwiederbringliches und zugleich den Wunsch, sich dann an den Widerstand bietenden Objekten wenigstens festhalten zu wollen. Ich sagte darum, dass wir das Spiel schon so spielen könnten, wie er es sich vorstellte. Er würde mich dann aber immer nur vernichten, und er hätte wahrscheinlich keine Freude an einem solchen Spiel, weil er mich nicht mehr spüren würde. Tatsächlich wollte Sebastian das Mensch-ärgere-Dich-nicht wenig später wieder „richtig" spielen, „so mit Rauswerfen". Das mache doch mehr Spaß.

Das Übergangsobjekt

In meinem Spielzimmer hatte ich ein kuscheliges rosa Schweinchen. Meine (damals bereits erwachsene) Tochter hatte es mir für die Praxis geschenkt, und es hatte darum für mich eine besondere Bedeutung. Das Schwein wurde Sebastians Schatz, er liebte und misshandelte es gleichzeitig. Es wurde unverkennbar zu seinem Übergangsobjekt. Bekanntlich steht es in einem Übergangsbereich zwischen Kind und der Außenwelt, zwischen seinem Ich und seinem Nicht-Ich. Langsam begreift das Kind, dass eine innere und eine äußere Welt existiert, das Übergangsobjekt bleibt ein Rest jener intermediären Welt, ein Paradies, in welche sich gelegentlich auch Erwachsene zurückziehen und wieder eins werden wollten mit der Mutter. Es wird darum geliebt und gleichzeitig geschunden und traktiert.

Enke (1995) betont, dass das Übergangsobjekt zwei unterscheidbare Bedeutungen besitzt. Es ist zum einen Stellvertreterobjekt, indem es die Brust der Mutter vertritt. Zum anderen ist es eine Frühform der Realitätsprüfung und markiert den Beginn der Verknüpfungsarbeit zwischen innerer und äußerer Realität. Enke schlägt – um zu differenzieren – für die zweite Bedeutung die Begriffe „Primär-Ding oder Primärbesitz" als geeigneter vor (S. 18). Winnicott (1971) hat noch verschiedene andere mögliche Bedeutungen und untersuchungswerte Phänomene gesehen, wie etwa die Fähigkeit des Kindes, ein Objekt zu erschaffen, und den Beginn einer zärtlichen Objektbeziehung (vgl. S. 10f).

Dieses rosa Schweinchen wurde also zum Mittelpunkt von Sebastians Wünschen, Ziel seiner Begierden und Opfer seiner Wut. Er wollte es geschenkt, wollte es mir abkaufen, wollte es wenigstens ausleihen. Für mich ist Bestandteil des Settings – und es wird darum vor Behandlungsbeginn so abgesprochen – dass alle Dinge und Spielsachen in der Praxis bleiben. Ich verweigerte ihm darum seine Wünsche, aber wir sprachen und phantasierten jeweils ausführlich über seine Sehnsüchte. Mir hat Francoise Doltos Zitat immer gefallen, dass man Bedürfnisse befriedigen, über Wünsche jedoch phantasieren und sprechen solle. Ich habe den Eindruck, dass es heutzutage in der Regel gerade andersherum geschieht.

In der letzten Stunde vor den Sommerferien spitzte sich dieser Kampf zu. Sebastian wollte das rosa Schwein mit in die Ferien nehmen. Ich sagte ihm, dass wir doch abgesprochen hätten, dass die Spielsachen hierbleiben würden. Sebastian umklammerte das Schwein, schloss die Augen und wollte nicht gehen. Ich fühlte mich nur schlecht und grausam, und in der Gegenübertragung nahm ich wahr, wie sehr ich von ihm zur Nachgiebigkeit verführt wurde.

Ich weiß, dass manche Kolleginnen und Kollegen an dieser Stelle anders gehandelt hätten. Brauchte Sebastian vorübergehend sein Übergangsobjekt, um seine Trennungsängste zu bewältigen? Ich traute es ihm zu, die Ferien auch ohne die physische Präsenz eines Übergangsobjekts gut zu überstehen. Ich glaubte, dass er die jetzige Frustration ertragen könnte und an Ich-Stärke und Reifung gewinnen würde. Ich spürte natürlich, dass es ihm leichter gefallen wäre, sich von mir zu trennen, wenn er das Schwein hätte mitnehmen dürfen. Für mich war es jedoch bedeutsam, ihm Selbst und Nicht-Selbst deutlich zu machen, Grenzen und Trennungserleben. Der Besitz des Übergangsobjekts hätte es für Sebastian kurzzeitig erträglicher und aushaltbarer gemacht, hätte jedoch auch die Grenzen verwischt. Und wahrscheinlich hätte er sich weniger in der Phantasie mit Trennung, mit Selbst und Objekt befasst. Ich betonte also mit meinem Beharren auf Absprache und Setting unsere Getrenntheit. Ich sagte ihm, dass ich wüsste, dass er die Ferien gut ohne das Schwein verbringen könnte. Nach den Ferien würde er es ganz sicher wieder bei mir vorfinden. Nach langer Umklammerung ließ Sebastian das Schweinchen schließlich los und verabschiedete sich von mir.

In der Stunde nach den Ferien würdigte er das rosa Schwein mit keinem Blick. Nach einer Weile meinte Sebastian: „Wenn es mir in den Ferien langweilig geworden ist, habe ich mir vorgestellt, ich bin bei dir, und dann habe ich dich ganz genau vor mir gesehen.“ Er hatte das Übergangsobjekt nicht mehr gebraucht, denn seine Fähigkeiten, das Objekt zu phantasieren, waren besser geworden, und Sebastian hatte die Trennung darum auch gut aushalten können.

Der Platz an der Seite des Objekts wird bedroht

Sebastian kommt zur Tür herein und sieht im Sandkasten, was sein Vorgänger alles aufgebaut hat. Im Allgemeinen werden die Sandkastenbilder von den Kindern am Stundenende auch wieder abgebaut. Wer allerdings seinen Aufbau einmal stehen lässt, weiß, dass er ihn wahrscheinlich nicht mehr vorfinden wird, weil natürlich jedes Kind in seiner Stunde auch das Recht hat, am Sandkasten zu spielen. Sebastian schreit unvermittelt Los: „Das hat die dumme Sau gemacht!" Ich denke, es ist kein Zufall, dass es einen „Sau" ist, wie sein Übergangsobjekt, das rosa Schweinchen. Wie ein Besessener fängt der Junge an, die kleine Sandburg zu zerstören. „Wer hat das gemacht? Das will ich sofort wissen." Ich deute ihm: „Du ärgerst dich, dass noch andere Kinder zu mir kommen." Er holt eine Schlange aus Kunststoff, wirft sie auf den Boden und zertrampelt sie: „Ich mach sie kaputt." Sie steht in diesem Moment ganz für seine Feinde, für die anderen Kinder, die er nicht kennt, die mich aber in Beschlag nehmen. Er kommt mit der Schlange zischend und züngelnd auf mich zu: „Du musst mir sagen, wer das war." Blitzartig beißt er mich fest in die Hand, so dass es weh tut.

Ich schreie auf und sage ihm, dass ich nicht möchte, dass er mir weh tut. Ich könne dann nicht mehr verstehen, was sich zwischen uns ereignet und außerdem täte es ihm selber auch nicht gut. Sebastian sagt, etwas schuldbewusst, nicht er, die Schlange hätte mich doch gebissen. „Nein", sage ich. „Der Sebastian wollte mir weh tun, weil er sich geärgert hat, dass ich mich auch mit anderen Kindern beschäftige und dass ich ihm nicht gleich gesagt habe, wer bei mir war". In diesem Moment zieht er seine Hose etwas runter, streift sein Hemd über den Körper und lässt seine Muskeln spielen. Geschwind erschrecke ich, denke einen Augenblick tatsächlich, er wolle mir womöglich sein Glied zeigen. Ganz offensichtlich will er mich auf wahrhaft phallische Weise einschüchtern und der phallische „Knüppel aus dem Sack“ wird doch noch angekündigt: „Wenn du mir nicht sofort sagst, wer das gemacht hat, dann bekommst du halb Prügel. Und wenn du es erst später sagst, kriegst du ganz Prügel. Nur wenn du es gleich sagst, gibt es keine Prügel.“ Ich sage, dass ich mich darauf nicht einlassen will: „Du willst mir zeigen, wer von uns beiden der Stärkere ist, das habe ich begriffen. Aber ich will trotzdem nicht, dass du mich schlägst. Du zeigst, dass du die Situation beherrschen willst. Ich denke, dass du vorhin das Gefühl hattest, andere Kinder sind mir wichtiger als du. Und das hat dir wehgetan, vielleicht hat es auch Angst gegeben, und du bist darum sehr wütend geworden.“ Sebastian wird mit einem Mal sehr nachdenklich, die Wut verliert sich, und er holt sich das Spielgeld aus dem Regal. Er häuft einen Riesenberg von Scheinen vor sich auf und macht noch einen ganz kleinen Haufen. Dann nimmt er sich den Riesenberg und fragt etwas scheinheilig: „Welchen Haufen willst du nehmen?“ Ich sage: „Ich habe ja gar keine Wahl, du willst, dass ich der Schwache bin.“ „Jawohl, du bist der Schwache, entlassen, arbeitslos und rauschgiftsüchtig.“ Damit schreibt er mir alle Eigenschaften zu, die er vom Vater weiß. Im selben Moment schiebt er mir den großen Berg Geldscheine herüber und sagt gönnerhaft, ich solle doch auch mal viel Geld haben. Heute würde er einmal nachgeben, was ich denn davon halten würde. Ich spreche an, dass ich spüre, dass er es gut mit mir meine, und dass es eine große Leistung sei, mich auch mal gewinnen zu lassen. Sebastian möchte jetzt basteln. Er klebt Papiere mit viel Uhu zusammen, und ich spüre, wie er unser inniges symbiotisches Zusammensein betonen will. Später geht er nochmals zum Sandkasten, in dem sein Vorgänger die Sandburg mit einigen Figuren hinterlassen hat. Er möchte jetzt aus Wasser und Sand eine Hexenbrühe machen und den ganzen Sandkasten damit überschwemmen. Er versucht die Situation mit magischem Allmachts-Denken zu kontrollieren.

Die Stunde darauf: Sebastian kommt ärgerlich herein, wahrscheinlich hat er ein Kind aus der Praxis kommen sehen. Er nimmt sich das Bolzengewehr und lädt es mit einem der Gummibolzen. Dieser kann sich erfahrungsgemäß ganz leicht lösen, und ich sage darum, dass er ja von früher weiß, dass er gut aufpassen müsse, wenn er damit umginge. Abrupt richtet Sebastian das Gewehr im gleichen Moment direkt auf mich. Ich erschrecke, weil ich ja weiß, wie schnell der Bolzen losgehen kann, vor allem, wenn Sebastian das Gewehr so heftig herumreißt, und rufe spontan: „Vorsicht!“, was mir im gleichen Moment allerdings als geradezu lächerlich erscheint. Offensichtlich habe ich ihn damit aber sehr erschreckt, geschwind wirkt er ängstlich betroffen. Er richtet das Gewehr auf das Schwein, erschießt es mit einem lauten „Päng“ und wirft es – wie ein Stück Dreck – in die Ecke.

Rückfall in alte Verhaltensweisen

Es war eine längere Pause zwischen den Stunden, weil Sebastian erkrankt war. Er kommt herein und fragt mich, ob das mein Schwein sei. So, als ob er es noch nie gesehen hätte. Ich sage ihm, dass er doch wisse, dass alles hier im Raum mir gehöre. „Dann muss ich es schlachten.“ In der Gegenübertragung erschrecke ich sehr darüber, dass er so grausam zerstören will, was er doch liebt. Sebastian fragt weiter: „Wem gehören die Puppen?“ Ich sage, dass er ganz offensichtlich wissen will, was alles zu mir gehört. Auch die Puppen gehörten zum Spielzimmer. „Dann werde ich sie auch schlachten.“ Schließlich sieht er mich lange an. „Am besten ist, wenn ich dich auch schlachte.“ Er will mich also töten, er will mich sich einverleiben, dann muss er sich nicht mehr von mir trennen. Ich sage ihm: „Es war eine lange Zeit, dass wir nicht beieinander sein konnten. Wenn du alles hier verschluckst und mich dazu, dann musst du dich gar nicht mehr so lange trennen, weil ich in dir drin bin. Aber wir waren doch in dir, denn du hast oft an mich gedacht, so wie damals in den Ferien.“

Nach dieser Stunde kam Sebastian und erzählte mir den folgenden Traum: „Ich habe dich heute Nacht mit dem Fuß getreten.“ Er entschuldigt sich gleichzeitig, weil er ein schlechtes Gewissen hat und so böse zu mir war. Er hasst mich wegen seiner spürbaren Abhängigkeit von mir, und er leidet an Schuldgefühlen, weil er mich hasst. Sebastian kann Reue empfinden, und er möchte wiedergutmachen. Aber es ist kein einfaches „Ungeschehenmachen", um auf magische Weise lediglich zu beschwichtigen. Ich spüre echtes Mitleiden, und Sebastian versucht das in der Phantasie beschädigte Objekt wiederherzustellen. Tatsächlich veränderten sich auch in der Außenwelt seine sozialen Beziehungen, und Sebastian wurde immer mehr „gruppenfähig". Er freute sich auf die Schule und bewältigte sie problemlos, zeigte herausragende Leistungen.

Bei aller individuellen Problematik habe ich häufig ähnliche Konflikte wie in dieser Therapie bei Söhnen alleinerziehender Mütter wiedergefunden. Die Beziehung der Mutter zum kleinen Kind war oft gekennzeichnet durch einen abrupten Wechsel aus Nachgiebigkeit und Verwöhnung und wiederum einer aus Ohnmacht und Hilflosigkeit geborenen Strenge. Dies verhinderte Loslösung und Individuation. Hinzu kam noch, dass es an emotionaler Unterstützung und Triangulierung durch den Vater fehlte. Der Junge muss gegen den drohenden Untergang seiner Männlichkeit kämpfen und wird darum in der Beziehung zur Mutter „herrisch" und ansprüchlich: Die fehlende Möglichkeit, sich mit einem realen Mann zu identifizieren, führt zur Überidealisierung, und zum hyperphallischen, übersteigert aggressiven Verhalten, um eine ausreichende Distanz zur bedrohlichen Mutter aufzubauen.

Alleinerziehende Mütter suchen darum in ihrer Not meist einen männlichen Therapeuten für ihre Söhne, allerdings mit der Hoffnung, dass er ganz real Vater und Ehemann ersetzen möge. Und dieser Sog ist beträchtlich. Ein solcher Wunsch der Mutter ist verständlich und legitim, auch wenn ihn der Analytiker – nicht einmal im Ansatz – erfüllen kann, ja auf keinen Fall entsprechende Illusionen schüren darf. Er soll das Kind niemals väterlich lieben, denn seine eigenen Übertragungstendenzen würden die Weiterentwicklung des Kindes hemmen und die Übertragungsbeziehung empfindlich stören. Hier bedarf es intensiver Reflexion der Gegenübertragungsreaktionen. An den unabwendbar entstehenden Enttäuschungen muss darum intensiv gearbeitet werden.

„Erst Einlauf kriegen…" – Eine Kurzzeittherapie mit einem Vorschulkind

Die psychoanalytische Therapie von jüngeren Vorschulkindern stellt uns vor ganz besondere technische Probleme. Diese Kinder können ihre Konflikte weder ausreichend verbal reflektieren noch zum Assoziieren angeleitet werden. Indem wir sie zum Spielen anregen, verleiten wir sie notwendigerweise zum maßvollen Agieren, das durch verbale Interventionen wiederum bewusst gemacht wird. Vorschulkinder agieren ihre Konflikte jedoch besonders ungestüm und heftig und sind darum oft nur schwer zu begrenzen. Außerdem ist ihre Sprache noch zu wenig differenziert, so dass sie von sprachlichen Interventionen manchmal nur schwer zu erreichen sind. Andererseits fällt es dem Therapeuten nicht leicht, komplexe Vorgänge in eine altersgerechte und verstehbare Sprache zu bringen. Kommt es zu aggressiven Durchbrüchen, so sind diese archaisch und nicht selten körperlicher Art: Die Kinder versuchen zu beißen, zu schlagen, mit den Füßen zu treten, sie schreien und toben. Es steht außer Frage, dass sich der Therapeut nicht körperlich attackieren lassen darf, darum muss er in jedem Fall sich, aber auch das Kind vor unkontrollierten Affektdurchbrüchen schützen. Geraten jedoch kleine Kinder in solch einen Ausbruch von unkontrollierbarer Wut, dann werden sie meistens auch nicht mehr von verbalen Deutungen erreicht. Haben seine Interventionen aber nichts ausgerichtet, muss der Therapeut unbedingt wieder eine Beziehung und einen Raum schaffen, in dem analytische Arbeit möglich ist. Im Kapitel über die ich-psychologische Deutungstechnik gibt es vielerlei Beispiele, wie auch heute noch – vor dem Hintergrund erweiterter Theorien – in solchen Situationen sinnvoll gearbeitet werden kann.

Die Kurzzeittherapie mit ihrer begrenzten Dauer, eher niedrigen Frequenz und bei einem klar umschriebenen Konflikt eignet sich besonders gut bei Vorschulkindern, bei denen wir die Entstehung von Neurosen gleichsam in statu nascendi beobachten können. Kurzzeittherapie ist immer eine Fokaltherapie, das heißt, sie ist auf einen psychischen Krankheitsherd, einen zentralen und relativ bewusstseinsnahen Konflikt ausgerichtet (vgl. Heigl 1978, S. 251). Der Therapeut greift auch nicht jedes Material auf, sondern nur das, welches mit dem Fokus in Zusammenhang steht. Der die Symptomatik auslösende Konflikt sollte nicht allzu lange zurückliegen, und als günstig erweist sich, wenn die Patienten ein einigermaßen hohes Strukturniveau besitzen. Am besten eignen sich darum Patienten, deren Selbst von der Außenwelt einerseits gut abgegrenzt ist, deren trennende Scheidewand andererseits so durchlässig ist, dass Innen und Außen durch Symbole von Spielen, Gesten, Emotionen und Sprache wieder verbunden werden können.

Beim kleinen Kind bilden sich aus primitiven Formen von Aggressionen reifere Formen von Selbstbehauptung. Traumatische Ereignisse können diesen Entwicklungsprozess stören, so dass es zur Stagnation und auch zum Rückfall kommt, die Aggression kann nach innen gewandt werden, oder es können sich destruktive Formen mischen. Eine Kurzzeittherapie von etwa drei Monaten, deren Ziele ja zwangsläufig bescheiden sein müssen, konnte im folgenden Fall wahrscheinlich verhindern, dass sich ein Konflikt chronifizierte und eine neurotische Erkrankung zur Folge hatte.

Eine 21-jährige Frau ruft mich wegen eines Termins für ihre Tochter an. Ich kenne sie seit ihrer Kindheit, habe zwar seit längerer Zeit nichts mehr von ihr gehört, kann mich aber recht schnell wieder an sie erinnern. Sie und ihr Mann machten sich Sorgen um ihre Tochter Susi, weil diese tagelang keinen Stuhlgang habe und es deswegen ständig Auseinandersetzungen gebe. Sie wüssten nicht mehr ein und aus, und sie wollten gerne einmal mit mir sprechen. Ich spüre die Überwindung, die es gekostet haben muss, mich anzurufen, nehme Angst und Sorge wahr, aber auch Drängeln und Druck. Ich habe nur an einem Vormittag einen Termin frei, so dass die Mutter zunächst allein, ohne den Vater, kommen muss. Als ich den Termin zugesagt habe, frage ich mich bereits, warum ich dem Drängeln so schnell nachgegeben habe.

Frau S. kommt pünktlich zum Gespräch, und in vielem ist sie noch das kleine Mädchen von ehedem. Sie redet aufgeregt und hektisch, verhaspelt sich oft, während sich ihr Gesicht rötet und sie gleichzeitig beginnt, ticartig mit den Augen zu zwinkern. Susi ist jetzt 2 Jahre und 9 Monate alt. Begonnen habe alles mit einem Unfall vor etwa 8 Monaten. Susi habe abends um 9 Uhr mit großen Legosteinen gespielt, sei gestolpert und mit dem Kopf auf einen spitzen Legoklotz gefallen. Sie habe sich böse verletzt und sie mussten in die Kinderklinik fahren, damit die Wunde genäht werden konnte. Susi habe ununterbrochen geschrien und sich an sie geklammert. In der Klinik durften sie zunächst mit bei der Untersuchung dabei sein, während des eigentlichen Eingriffes wurden sie jedoch hinausgeschickt. Das habe Susi wahrscheinlich nur schlecht ausgehalten. Mit großen, angsterfüllten Augen habe sie geschaut, als sie zur Tür hinausgegangen seien. Über eine Viertelstunde sei sie dann allein mit den Ärzten und Schwestern gewesen, habe auf einmal wesentlich weniger geschrien, sei dann jedoch wie erstarrt gewesen. Ganz offensichtlich musste ihr das Nähen der Wunde sehr wehgetan haben, denn das Mädchen hatte von jetzt an panische Angst vor Ärzten und Schwestern. Außerdem fing Susi an, abends nicht mehr ins Bett zu wollen, klammerte sich an die Eltern und sprach sogar von Angst. Nachts wachte sie immer wieder auf, schrie nach den Eltern, wollte ins Bett zu ihnen und sagte immer wieder, sie habe Angst.

Susi sei zum Zeitpunkt vor dem Unfall schon recht selbständig und angstfrei gewesen, danach habe sie jedoch begonnen, sich wieder an die Eltern zu klammern. Auch hätte sie damals schon Anstalten gemacht, trocken und sauber zu werden, erlitt jetzt auch hier wieder einen Rückfall. Ganz langsam habe sie zudem angefangen, den Stuhl zurückzuhalten. Kotete sie dann in die Windel, tat ihr der verhärtete Stuhl natürlich weh, was dazu führte, dass sie vor jedem Stuhlgang immer mehr Angst bekam. So kam es, dass die Abstände zwischen den jeweiligen Stuhlgängen immer länger wurden, manchmal bis über eine Woche, was die Eltern in helle Panik versetzte. Die vom Kinderarzt verschriebenen Abführmittel zeigten kaum eine Wirkung. Susi versuchte immer verbissener, den Stuhlgang zurückzuhalten, hockte sich, wenn sie Stuhldrang bekam in eine Ecke, drückte und presste mit hochrotem Kopf, nur damit nichts in die Windel ging. Daraufhin verordnete der Kinderarzt die Verabreichung von Klistieren. Immer wenn 3 bis 4 Tage vergangen waren, wurde Susi ausgezogen, festgehalten, bekam einen Einlauf und hatte dann meistens Stuhlgang. Vor den Einläufen hatte sie mittlerweile ebenfalls panische Ängste, ließ sich aber weder durch Zureden noch durch Anschreien davon überzeugen oder zwingen, dass sie von selbst Stuhlgang hatte. Dabei sei Susi sonst über die Maßen lieb und es gebe keinerlei Trotz.

Während Frau S. dies hektisch und schnell erzählte, spüre ich in der Gegenübertragung ihre Angst und ihre Getriebenheit, aber – wie schon beim Telefonat – auch den Druck, den sie wahrscheinlich dem Kind machte. Dann erzählte sie noch, dass Susi, wenn mehrere Tage wieder überschritten wären, heftig mit den Augen zu zwinkern begänne. Wie sie selbst, dachte ich mir.

Frau S. lebte mit Susi und ihrem Mann im elterlichen Haus, das Mädchen war oft bei den Großeltern, bei denen sie sich ausgesprochen wohlfühlte und sehr verwöhnt wurde. Ich schlug Frau S. vor, dass Susi einmal eine Stunde zu mir kommen sollte.

Erste Begegnung mit Susi

Frau S. kommt wieder pünktlich zum verabredeten Termin, an der Hand führt sie ein winziges Mädchen. Vielleicht habe ich auch vergessen, wie klein Zweijährige noch sind. Frau S. hat mir erzählt, dass Susi bereits recht gut sprechen könne. Für eine Psychotherapie erscheint sie darum schon geeignet. Als mich Susi sieht, verschwindet sie sofort hinter der Mutter und klammert sich dort fest. Ich bitte Frau S. zu mir herein, spreche auch Susi an, dass sie sich doch bei mir mal umschauen könnte, da würde es ihr vielleicht gefallen. Susi kommt sofort hinter der Mutter vor und linst mich von unten an. Ich spüre dabei etwas Herausforderndes, Spitzbübisches, Freches. An der Hand ihrer Mutter tappt Susi ins Therapiezimmer, sie setzt sich auf den Stuhl, Susi auf den Schoß der Mutter. Frau S. erzählt mir in Anwesenheit Susis, dass sie schon wieder mehrere Tage keinen Stuhlgang gehabt habe, und während sie dies erzählt, zwinkert sie heftig mit den Augen. Ich sehe, wie Susi parallel ebenfalls pausenlos mit den Augen zwinkert, als ob sie jetzt die Angst und die Unruhe der Mutter in sich aufgenommen hätte und die Spannungen in gleicher Weise abführt.

Während Frau S. spricht, schaut Susi munter im Zimmer herum, ich spüre keine Angst bei dem Mädchen, vielmehr Neugierde und Lust, die Welt zu erobern. Und tatsächlich: Mit einem Mal springt Susi vom Schoß der Mutter, rennt wie ein geölter Blitz zum Schrank, holt sich dort den Becher mit Würfeln, springt wieder auf den Schoß der Mutter zurück und leert die Würfel auf den Tisch aus. Sie spritzen regelrecht in der Gegend, fallen runter, verstreut in allen Ecken. Ich erlebe den „Entleerungsvorgang" lustvoll und gleichzeitig aggressiv gegen die Mutter gerichtet. Frau S. ist etwas verblüfft, steht dann aber wortlos auf, bückt sich, füllt den Becher wieder – und zufrieden lächelnd leert Susi die Würfel wieder aus. Immer wieder und immer rascher. Geduldig sammelt die Mutter die Würfel ein und lässt sich sichtlich von Susi in ihr Spiel einspannen, ja kontrollieren und beherrschen. Susi kann offensichtlich dann loslassen und entleeren, wenn sie es selber will und wenn sie die Mutter damit beherrschen kann. Das zeigt sie ihrer Mutter und mir. Dabei grinst mich die Kleine an und gibt mir zu verstehen, dass sie sich hier pudelwohl fühlen würde. Ich sage zu ihr: „Susi zeigt der Mama und mir, dass sie etwas kann. Sie kann Aa machen. Und die Mama macht noch dabei mit."

Gespräch mit beiden Eltern

Der Vater Susis wirkt für seine 23 Jahre überraschend reif und erwachsen. Beide Eltern erzählen nochmals, wie sehr sie sich ängstigen würden, dass Susi zumindest langfristig einen gesundheitlichen Schaden erleiden könne. Es sei jedoch alles unendlich schwierig. Susi würde einfach verweigern, von selbst Stuhlgang zu haben. Es täte ihnen jedes Mal selber leid, wenn sie wieder ein Klistier geben müssten, es ginge aber einfach nicht anders. Sie wären inzwischen ständig genervt, verzweifelt und voller Angst. Ich spüre tatsächlich, wie beide Eltern am Ende sind, wirklich verzweifelt und hilflos. Gleichzeitig spüre ich auch dabei wieder nichts von Trennungsangst und Unfähigkeit des Mädchens zum Alleinsein, sondern unbändige Lust am Analen, am Trotz, am Sich-Durchsetzen, am Beherrschen.

Ich schlage den Eltern vor, mit einer Kurzzeittherapie zu beginnen, was sie erleichtert akzeptieren. Gleichzeitig wollen sie trotzdem die Behandlung beim Kinderarzt fortsetzen und ihn bitten, wieder ein leichtes pflanzliches Abführmittel zu verschreiben, damit Susi nicht bei jedem Stuhlgang Schmerzen und Ängste haben müsse.

Wie sieht der zentrale Konflikt aus?

Susi hatte bereits Autonomie erworben und die Wiederannäherungsphase annähernd bewältigt. Sie hatte ein gutes mütterliches Objekt integriert und einigermaßen Objektkonstanz erlangt. In der analen Phase wächst – biologisch bedingt – die nicht-destruktive Aggression an, was beim Kind Bemühungen um Autonomie und Bemächtigung auslöst. Gleichzeitig kommt es aber auch zum Anwachsen von reaktiver feindseliger Destruktivität, beide Tatsachen erklären die aufkommende Widerspenstigkeit, den Eigensinn und vor allem den Sadismus (Parens 1996, S. 27).

Soweit war die Entwicklung adäquat verlaufen. Dann kam es jedoch zu der unfallbedingten Krankenhausbehandlung, die so wie sie abgelaufen war, schwer traumatisierend wirkte: Die Eltern haben Susi in ihrer Angst und mit ihrem Schmerz alleingelassen, und Susi hatte Angst, verlorenzugehen. Die schmerzhaften ärztlichen Eingriffe, hilflos und ohnmächtig ihren Peinigern ausgeliefert und ohne den Schutz der Eltern, zogen große Angst nach sich. Susi fürchtete zudem, bestraft und vor allem von den Eltern verlassen zu werden. Die autonomen Strebungen des Mädchens wurden auf diese Weise zunächst nachhaltig vereitelt.

Der drohende Verlust des emotional doch so sehr geschätzten Objektes weckte aber auch feindselige Destruktivität, vor allem gegenüber der

Mutter (vgl. Parens 1996, S. 22). Weil Susi jedoch fürchten musste, sonst die Mutter zu verlieren, richtete sie die aufkommende Destruktivität gegen das eigene Selbst. Susi reagierte wieder mit anklammerndem Verhalten und hatte Angst, loszulassen, den Stuhl, also das Objekt herzugeben. Aber auch das ticartige Zwinkern, wenn sie den Stuhl so gewaltsam zurückhielt, zeigte, wie Susi Aggressives nach Innen lenkte.

Susi spürte Angst und Unsicherheit bei den Eltern, und mit der Zeit wurde der Stuhlgang zum Mittelpunkt aller trotzig-aggressiven Loslösungskämpfe. Die Verweigerung des Stuhlgangs wurde gleichzeitig zum Vehikel, die Eltern zu beherrschen (vgl. auch A. Freud 1965, S. 2195). Diese kämpften aufgrund ihrer Hilflosigkeit mit allen Mitteln, auch dem Klistier, wurden zu real eindringenden und verfolgenden Objekten. Dabei identifizierte sich Susi sichtlich mit dem Aggressor Mutter, wenn sie beispielsweise die gleichen Tics wie diese zeigte.

Hergeben des Kots heißt also für Susi Unterwerfung, nachgeben. Sie sagte mir übrigens einmal in einer Stunde, auf meine Frage, ob sie denn Aa gemacht habe, triumphierend: „Nein! Erst Einlauf kriegen!" Susi arrangierte also auch immer wieder die traumatische Situation, in welcher sie ohnmächtig ausgeliefert war, und suchte jetzt die Eltern ohnmächtig zu machen, um sie leichter kontrollieren zu können. Die Verabreichung des Klistiers war also auch die ständig inszenierte Wiederholung des Traumas Operation, jetzt allerdings mit den Eltern, die im steten Wechsel zum Opfer und zum Täter wurden. Der sado-masochistische Zirkel war so geschlossen. Der Vater stand zudem nicht als Dritter zur Verfügung, war er doch mit der Mutter verschmolzen und hatte mit ihr einen Pakt gegen Susi geschlossen. Ich stand außerhalb des sado-masochistischen Zirkels als ein mögliches triangulierendes Objekt, welches Susi helfen konnte, wieder aus dem bedrohlichen mütterlichen Einflussbereich herauszukommen.

Natürlich machte es einen erheblichen Unterschied, ob ich eine Psychoanalyse mit einem Latenzkind oder gar mit einem Jugendlichen durchführe oder wie hier mit einem Kleinkind, überwiegend mit Entwicklungsproblemen, das noch direkt in der Entwicklung steht. A. Freud

(1965, S. 2337) meint, dass bei der Behandlung von Entwicklungsstörungen vor allem die Deutung und das Durcharbeiten von Gefahrensituationen und Ängsten – hier insbesondere jede, welche durch die Unfallsituation hervorgerufen waren – therapeutisch wirken. Dies ist natürlich sehr einleuchtend, behindern doch diese Ängste die stetige Weiterentwicklung. Mit der Kurzzeittherapie wurde also versucht, alle Störungen, die zu Rückfall und Stagnation geführt haben, aufzuheben, und die stockende Entwicklung wieder in Gang zu setzen. Ich habe darum gezielt zumeist sehr bewusstseinsnahe Themen aufgegriffen, insbesondere solche aus dem Fokus Loslösung, aggressive Ich-Durchsetzung und Angst vor Autonomie. Hinzu kam, dass Susi zum Zeitpunkt des Therapiebeginns noch nicht drei Jahre alt war, so dass sich meine verbalen Interventionen auch an ihrer kognitiven Entwicklung orientieren mussten.

Als Ziele dieser – bewusst sehr begrenzten Therapie – strebte ich darum an, dass zum einen die Angst soweit abgebaut werden sollte, dass die nicht-destruktive Aggression wieder zur Loslösung eingesetzt werden konnte. Die destruktive Aggression, die einerseits über das Zurückhalten des Stuhls auf der anderen Seite im Verabreichen von Klistieren in einen für die Beteiligten unlösbaren sado-masochistischen Zirkel geraten war, sollte wieder direkt in die Beziehung kommen und als normaler kindlicher Trotz in Erscheinung treten.

Erste Therapiestunde mit Susi

Susi hatte lange Zeit mit dem Stuhl auch alles andere zurückgehalten. In den ersten Stunden war es, als fühle sie sich befreit und wolle nur noch loslassen, ausstoßen, herumspritzen und ein „Liebesverhältnis mit der Welt“ beginnen. Schon als ich die Tür zum Wartezimmer öffne, schießt Susi wie ein Pfeil an mir vorbei und rennt ins Spielzimmer. Von da an konnte sie sich mühelos von der Mutter trennen und alleine bei mir bleiben. Warum hatte Susi keine allzu großen Ängste, sich von der Mutter zu trennen? Das Ich war ja bereits relativ unabhängig gewesen, es war lediglich ein partieller Rückfall erfolgt. Susi hatte darum auch keine ausgeprägten Trennungsängste im Sinne von Objektverlustängsten, sondern zeigte vorwiegend manische Abwehrmechanismen, die Angst vor Abhängigkeit vermeiden sollten. Vorrangig zeigten sich darum Entwertung und Kontrolle der Objekte. Die abendlichen Rituale vor dem Einschlafen waren sicherlich auch Ausdruck der Angst, sich in den Schlaf zu begeben, Ängste vor Dunkelheit und Alleinsein. Vorrangig dienten sie jedoch dazu, die Eltern zu beherrschen und zu kontrollieren, was auch in der Übertragung deutlich wurde.

Susi stürzt sich auf die Wasserleitung, findet dort ein Glas, lässt Wasser hinein und leert es wieder aus. Ich sage zu ihr: „Das ist jetzt, wie wenn Susi eine Rolle macht!“[4] Susi lacht und sagt, mich genussvoll imitierend: „Rolle“. Mit spürbarer Lust füllt sie immer wieder das Glas, leert es aus, stopft etwas in den Ausguss, füllt wieder Wasser ins Becken, lässt es wieder auslaufen und verspritzt mit dem Wasser die gesamte Gegend und sich selber. Sie ist hinterher patschnass. Aber ihre Augen leuchten und ihr Zwinkern ist mit einem Mal weg. Sie will größer sein, damit sie alles leichter bewerkstelligen kann, und ruft „Hopf, hochheben.“ Ich sage: „Susi will ganz groß sein“. Ich meine, dass wir einen Stuhl hinstellen sollten, dann könnte sie doch alles selber machen. Ich vermeide so, dass ich ihre regressiven Wünsche unterstütze und bedeute ihr damit gleichzeitig, dass ich ihr zutraue, dass sie für sich selbst sorgen kann. In jedem Fall möchte ich damit nicht einfach ich-stärkend oder gar moralisch unterstützend sein, sondern ihr mitteilen, dass ich weiß, dass sie schon sehr selbständig ist.

Susi ist begeistert davon. Da klingelt im Nebenzimmer das Telefon, und der Anrufbeantworter schaltet sich ein. Susi erschrickt heftig und will mich ans Telefon führen. Von der Mutter weiß ich, dass sie jedes Mal die Oma zum Telefon führen würde, wenn es klingelt. Seit dem traumatischen Ereignis erinnern Susi alle lauten Geräusche an ihre damalige Angst. Sie will mich offensichtlich zur Quelle ihrer Angst führen. Aber diesmal will sie nicht mehr allein sein.

---

4 Rolle bedeutet in der schwäbischen Mundart urinieren.

Als Susi genügend herumgeleppert und die umliegende Gegend nassgemacht hat, springt sie zum Tisch, holt ein Spiel aus dem Schrank, öffnet blitzartig den Deckel und leert alles heraus. Mir ist das zu viel, zu schnell, ich muss womöglich unendlich lange Ordnung schaffen. Ich fühle mich überwältigt, verliere etwas die Kontrolle und erlebe Susis Verhalten ausgesprochen aggressiv. Ich schlage Susi vor, dass wir erst ein Spiel angucken und dann das nächste; Susi stürzt sich jedoch auf die nächsten, sie will auch die ausleeren, ich muss Halt gebieten. In der Gegenübertragung spüre ich, wie sie mich zu beherrschen sucht und hilflos macht. Ich verspüre aber auch keine Lust, anschließend das Chaos aufzurufen, und ehe ich zu wütend werde, sage ich: „Du willst mir also zeigen, dass du stärker bist als ich!" Würde diese Intervention auch nichts nützen, dann würde ich sagen: „Ich möchte nicht, dass du ein solches Durcheinander anstellst, weil ich dann nichts mehr verstehen kann."

In dem Moment fliegt ein Düsenjäger über uns hinweg, es gibt einen lauten Knall. Susi erschrickt und springt mit einem Mal auf meinen Schoß und klammert sich an mir fest. Sie sagt: „Angst!" Das laute Geräusch kehrt die Verhältnisse – wie damals der ärztliche Eingriff – wieder um. Jetzt wird Susi wieder zum hilflosen kleinen Kind, das Schutz bei der Mutter sucht. Ich sage: „Susi hat keine Angst mehr, wenn sie die Mama spürt. Aber ich bin nicht deine Mama!" Dann stelle ich sie vorsichtig wieder auf den Boden. Damit will ich die realen Verhältnisse betonen, dass sie zwar Schutz bei der Mutter sucht und dass der Therapeut in der Übertragungsbeziehung die Mutter ist, in keinem Fall jedoch die Illusion verstärken darf, er sei real die Mutter. Der Therapeut soll das Kind nicht mütterlich und nicht väterlich lieben, auch wenn das gerade bei kleinen Kindern verführerisch wirkt und die Kinder das – vermeintlich – so wollen. Er soll verstehen, was in der Beziehung stattfindet, und er soll das Verstandene auf sprachliches Niveau bringen. Ob er es dann in Deutungen fasst und dem Patienten mitteilt, hängt von der jeweiligen Situation ab. Alles andere hemmt sein Verständnis, behindert die Weiterentwicklung und stört die Übertragungsbeziehung (vgl. auch Beland 1992, S. 12).

Weitere Sequenzen aus Stundenprotokollen

Susi malt am Tisch begeistern Krickelkrakel. Sie hat Bilder anderer Kinder gesehen und möchte zeigen, dass sie das auch kann. Ich stehe daneben und schaue von oben zu. Plötzlich guckt sie von unten rauf und sagt zu mir im breitesten Schwäbisch: „Hock die na". Sie hat den großen überlegenen Kerl, der von oben auf sie heruntersah, nicht mehr ertragen können. Sie hat aber auch seine Nähe und seine Bewunderung gesucht. Die Wiederannäherungsphase kündet sich deutlich in der Übertragung an: Susi will selbständig sein, fühlt sich dabei zunächst grandios und überlegen, sucht dann aber wieder die Nähe des Objekts, das sie attackiert und entwertet.

Zum Schluss, wenn ich sage, jetzt sei die Stunde um, und jetzt müssten wir zur Mama gehen, sprang sie regelmäßig unter den Tisch und versteckte sich dort. Da die Stunde jetzt zu Ende war, entsprach es unserem Setting, dass die Mutter wieder als Objekt in Erscheinung trat. Ich teilte das Stundenende sowohl Susi, als auch der Mutter mit und widmete mich anschließend meinen notwendigen Aufgaben wie Protokollieren, Telefonieren und so weiter. Susi aber wartete, dass die Mama kam, sie suchte und entdeckte. Mit lustvollem Kreischen ließ sie sich dann von der Mutter hervorlocken, spielte ein wenig Trotz vor und ließ sich scheinbar widerstrebend hervorziehen. Was sie zuvor in der Übertragung inszeniert hatte, übte sie nach der Stunde mit der Mutter. Die direkte Beziehung wurde zunehmend etwas aggressiver, gleichzeitig hatte Susi häufiger Stuhlgang, ohne dass die Eltern noch etwas unternommen hatten.

In einer der letzten Stunden wiederholte Susi ihre Initial-Inszenierung aus dem Erstkontakt, jedoch direkt, nicht mehr in symbolischer Sprache. Mit spitzbübischem Blick meinte sie auf einmal, sie wolle jetzt eine „Rolle" machen. Dann stellte sie sich breitbeinig mitten ins Zimmer und fing an, sich auszuziehen.

Ich fühlte mich zunächst überwältigt und sprachlos. Gleichzeitig spürte ich das Aggressive, aber auch das Lustvolle ihrer Absicht und sah schon mich und mein Zimmer von Susis Urin überschwemmt. Ich fühlte aber auch ihren Wunsch, ganz bei mir sein zu wollen, ich begriff ihre Angst vor dem Getrenntsein und erlebte die dahinterliegende Trauer. Ich sagte darum: „Du möchtest mir zeigen, dass du schon ganz allein eine Rolle machen kannst. Und wenn du sie hier im Zimmer machst, wäre etwas von dir bei mir. Wir hätten es immer bei uns, und du bräuchtest es nicht hergeben. Aber eine Rolle musst du auf dem Topf oder auf dem Klo machen. Und dann wird sie weggespült, und du kannst sie nicht mehr sehen." Susi hatte Angst vor dem Hergeben und davor, dass der Urin für immer weg sein sollte. Sie wollte ihn mir zum Geschenk machen, so dass sie – pars pro toto – für immer bei mir war. Mit meiner Deutung betonte ich die Notwendigkeit von Getrenntheit und sprach an, dass es Unwiederbringliches gibt. Wir können Trennung und Abschiednehmen nicht vermeiden, aber wir können darüber traurig sein. Dies schwang in meiner Stimme mit.

In einem darauffolgenden Elterngespräch erfuhr ich, dass Susi an einem Wochenende stundenlang gebrüllt habe, sie wolle jetzt zum Doktor Hopf, auf dem Boden gelegen und mit den Fäusten getrommelt habe. Die Mutter wird zwar weiterhin entwertet, attackiert und auf diese Weise hilflos gemacht. Aber sie muss sich jetzt auch nicht mehr um Susi ängstigen. Der Trotz setzt wieder ein, und die destruktive Aggression kommt zunehmend direkt in die Beziehung.

Immer öfter erleben die Eltern eine widerspenstige, aggressive und trotzige Susi, und Susi beginnt, regelmäßig Stuhlgang zu haben, wenig später sogar auf dem WC. Susi hat auch keine Augentics mehr, die sie ja immer nur hatte, wenn sie den Stuhldrang zu beherrschen suchte. Die Angst der Eltern verringert sich weiterhin, die direkten trotzig-aggressiven Auseinandersetzungen häufen sich allerdings. Damit waren die wesentlichen Ziele dieser Therapie erreicht.

Der Zauberlehrling – oder rechtzeitig wieder eine analytische Situation schaffen

Im Folgenden möchte ich ein technisches Problem diskutieren, das sich so ausgeprägt in der Psychoanalyse von Erwachsenen nicht zeigt. Kinder bringen ihr Material in erster Linie nicht verbal in die Therapie, sondern mittels anderer Ausdrucksweisen, beispielsweise über kreative Techniken, über das Spielen. Damit leiten wir Kinder zum Agieren an und lassen uns partiell auf das Mitagieren ein. Gehe ich hierauf vollkommen ein und agiere mit, so bleibt kein Raum mehr für analytisches Verstehen. Es kommt dann beim Patienten zum kathartischen Abreagieren von Affekten, was vielleicht vorübergehend psychische Erleichterung verschaffen, jedoch nicht zur psychischen Umstrukturierung führen kann. Es ist darum zweifellos nicht angebracht, nur blind zu re-agieren, sondern unbewusst Phantasien in bewusste Phantasien und in Sprachliches zu verwandeln. Es wird notwendig, Hass auszuhalten und negative Gefühle zu containern, nicht Aushaltbares auszuhalten und damit Unaussprechliches einmal ausgesprochen werden kann – dabei darf ich allerdings nicht zum Masochisten werden. Es ist darum notwendig, dass wir immer unsere eigenen Grenzen einschätzen können und rechtzeitig einen Schlusspunkt setzen, ehe uns die Situation entgleitet. Tatsächlich herrscht gelegentlich die platte Meinung vor, dass ein guter Therapeut jener sei, der möglichst lange und geduldig aushält, dass auf ihn eingedroschen wird. Der Therapeut übernimmt aber auf diese Weise lediglich eine masochistische Rolle, die später positive Identifizierung vielleicht verhindert. Der sado-masochistische Zirkel kann so sicherlich nicht verändert werden.

Lene Keppler hat zu dieser Neigung mancher Kinderanalytiker schon vor langer Zeit eindeutig und klar formuliert: „Manchmal ist es nicht einmal nötig, dieses Wörtchen Schluss jetzt! auszusprechen, vielfach genügt schon ein Blick, ein Achselzucken oder eine sonstige Gebärde. Diesen Eingriff so weit wie möglich hinauszuschieben, gebietet offenbar der Ehrgeiz vieler Kindertherapeuten, die sich lieber in die Rolle des Märtyrers hineinsteigern, als ein Halt! auszusprechen oder eine Grenze setzen zu wollen (1957, S. 355)." – Ich möchte ein kleines Beispiel aus einer eigenen Therapie bringen.

Der 5-jährige Eberhard stand mit mir vor dem Sandkasten und entdeckte im Regal die Playmobil-Krokodile. Er war hell begeistert. Es sind dies etwa 15 cm lange, recht naturgetreu aus Kunststoff gefertigte Krokodile, deren Kiefer mit spitzen Zähnen versehen sind und die sich bewegen lassen. Eberhard öffnet also das Maul eines Krokodils, kam fauchend auf mich zu und sagte, ich solle meinen Finger ins Maul des Krokodils legen. Ohne lange zu überlegen tat ich das – und blitzartig presste Eberhard die Kiefer des Krokodils zusammen. Seine Augen leuchteten. Die spitzen Zähne bohrten sich in meinen Finger, es schmerzte schauderhaft und begann auch gleich zu bluten. Ich riss Eberhard das Krokodil aus der Hand und spürte, wie mich eine unendliche Wut überkam, als ich den grinsenden kleinen Burschen sah, der sich freute, mir seine jetzige Überlegenheit zu zeigen.

Er hatte seine damaligen Gefühle in mich hineinverlegt: überfordert, gequält, missachtet, beschämt. Wie er sich als Kleinkind gefühlt hatte, alle diese Affekte hatte er jetzt mir zugeschoben. Er hatte sich lieber schuldig gemacht, denn Schuldgefühle scheinen leichter aushaltbar als Scham zu sein. Und ich denke, dass aus heutiger Sicht klar ist, an welcher Stelle mein Mitagieren begann und wann ich hätte deuten sollen. Ich hätte vielleicht Eberhard Schuldgefühle und mir selbst schwere Gegenübertragungsprobleme und einen blutigen Finger erspart. Doch es war wohl Teil dieser besonderen Dynamik, dass ich die Scham-Schuld-Grenze gerade nicht wahrnehmen konnte.

Lasse ich mich nicht ausreichend auf das Agieren des Patienten ein, verweigere ich mich der Übertragungsbeziehung, dann kommt kein psychodynamischer Prozess in Gang. Dann begreife ich weniger oder nichts, und ich stehe auch nicht als Container zur Verfügung. Ich muss dem Kind Halt und Sicherheit, einen äußeren Rahmen bieten. Ich muss aber auch bereit sein, ihm ins Chaos zu folgen. Soll ich mich und wie weit soll ich mich dabei einlassen? – das ist darum eine ständige Frage von Kandidaten der Kinderpsychotherapie. An welcher Stelle muss ich über meine eigene emotionale Betroffenheit eine Grenze setzen, wann soll ich deuten und versprachlichen?

Tatsächlich kann es uns manchmal gehen wie dem Zauberlehrling, der die Macht über das verliert, was er zuvor aufgrund seiner Hybris angerichtet hat. Wir können manchmal so gewaltsam in das Agieren eines Kindes und in die Interaktion hineingezogen werden, dass wir jegliche Kontrolle über den analytischen Prozess verlieren. Dies kann uns vor allem bei Kindern geschehen, bei denen eine „anomale projektive Identifizierung" (Bion) vorliegt. Bei diesem Vorgang werden bestimmte Aspekte des Selbst in ein Objekt, in der Analyse also in den Analytiker, verlagert. Im Normalfall stellt dies eine gewünschte nonverbale Kommunikation emotionaler Zustände dar und ist die zentrale Schiene für das Verständnis von unbewussten Phantasien.

Wir können nur dann noch analytisch tätig sein, wenn wir unsere Gegenübertragung wahrnehmen und kontrollieren können und wenn sie – zunächst nur für mich – sprachliches Niveau bekommen kann. Wir müssen darum immer wieder eine Situation schaffen, in der das auch möglich ist. Auch einem kleineren Kind kann ich wahrheitsgemäß sagen, dass es zu mir kommt, damit wir miteinander verstehen, was solche Probleme schafft, dass es manchmal so schwierig wird. Wenn die Situation aber unübersichtlich wird, kann ich das nicht mehr.

Es steht außer Frage, dass ich hierbei immer im Auge behalten muss, dass viele Patienten Angst und Spannungen nur im geringen Maß aushalten. Der Therapeut muss also ständig um die geringe Toleranz wissen und sich gleichzeitig trotzdem sicher sein, nicht zum willfährigen Opfer gemacht zu werden. Dann kann der Patient gleichzeitig erleben, dass es nicht nur – schwarz-weiß – um die Position des Täters oder Opfers gehen muss. Er erfährt, dass sich der Therapeut nicht zerstören lässt, dass er zwar punktuell Widerstand bietet, ja vielleicht sogar mit einer Gegenaggression antwortet, dass er sich jedoch weiterhin dessen Liebe und Zuneigung sicher sein kann.

Ich stimme *Pinschewer-Häfliger* zu, dass auch die Gefahr der Erregungsüberflutung im Therapeuten immer dazu führen kann, dass die Manifestation von Aggression unterdrückt und verboten wird, anstatt sie zu analysieren. Wir sollten darum dafür sorgen, dass es erst nicht soweit kommt. Unter jeder negativen Übertragung finden wir immer auch die positiven Ausprägungen. Es ist darum wichtig, auch in den destruktivsten Formen von Aggression die libidinösen Beimischungen zu erkennen (vgl. auch Pinschewer-Häfliger, 1997, S. 410f.). Das macht es uns leichter, den Patienten und seine Aggression auszuhalten.

Ein Fall von grenzenloser Wut – Auslöser für Aggression in der direkten Beziehung

Achim ist zehn Jahre alt. Der Junge ist wegen Trennungsängsten, Unruhe, Getriebenheit und großen Schwierigkeiten beim Aufschub von Affekten und Bedürfnissen bei mir schon längere Zeit in Behandlung. Nie und nirgends kann er Grenzen einhalten, er gilt als extrem aggressiv und unberechenbar. Als Achim vier Jahre alt war, haben sich die Eltern getrennt. Der Vater lebt seither im Ausland zusammen mit einer Freundin, die Mutter allein mit ihren Kindern in einer kleinen Stadt. Zwischen den Eltern tobt ein fürchterlicher Krieg um den Verbleib der Kinder, um Unterhaltskosten und überhaupt ums Überleben. Achim hat eine hochproblematische Mutter, zwanghaft-depressiv, andererseits eindringend und kontrollierend.

Vielfältige Unlusterlebnisse, Frustrationen und Traumatisierungen haben bei dem Jungen von früh an zur Bildung von destruktiven Phantasien und einer ständigen feindseligen Übertragungsbereitschaft geführt. Darum treten fortwährend aggressive Phänomene auf, und die Fortführung der Therapie ist permanent bedroht. Ich wurde von Achim geschätzt, gelegentlich idealisiert – aber nur partiell: Denn manche Funktionen und Aspekte von mir wurden als eher unbrauchbar gesehen und nicht beachtet, andere bedrohlich erlebt und gefürchtet. Wurden die

Idealisierungen aufgegeben, kam es manchmal blitzartig zu aggressiven und aversiven Affekten.

Achim suchte mich dann in vielfältiger Weise zu attackieren und zu erschrecken. Er wartete beispielsweise – in immer neuen Varianten – vor der Stunde in irgendeinem Versteck, um mir Angst einzujagen: Er tauchte mit Waffen auf, bedrohte mich mit einem Knüppel samt Morgenstern, so dass ich tatsächlich jedes Mal in Furcht und Schrecken geriet, obwohl ich vorbereitet war. Er zerstörte Spielmaterial, bestahl mich, und ich geriet in eine immerwährende Verteidigungshaltung und ängstlich-misstrauische Vorsicht, um die Situation noch einigermaßen beherrschen zu können. Zudem beleidigte und kränkte mich Achim laufend und traf mich damit oft wahrhaftig bis ins Mark. Er ließ mich damit immer wieder aufs Neue wissen, wie sehr ihn seine Mutter geschreckt und kontrolliert und wie hilflos und ausgeliefert er sich als kleines Kind gefühlt haben musste. Seine nicht aushaltbaren Gefühle suchte der Junge in mir unterzubringen, in der steten Hoffnung, doch einmal etwas Gutes zurückzubekommen.

Entsprechend waren meine Gegenübertragungsaffekte. Ich wurde von primitivsten Racheimpulsen überschwemmt, die ich nur schwer und manchmal auch nur unzureichend kontrollieren konnte. Oft hätte ich am liebsten zugeschlagen, oder ich hätte den Jungen mit Worten verletzen mögen. Seither weiß ich noch besser, dass jeder Mensch in eine Situation geraten kann, in welcher er andere Menschen misshandelt, und dass die Kontrolle unserer Affekte an einem seidenen Faden hängen kann.

Ich habe mir überlegt, warum mein Hass so groß wurde, dass ich zeitweise regelrecht blind für die Angst und die Nöte des Kindes wurde. Ich kannte solche archaischen Zustände von hilfloser Wut bei mir nicht und hätte mich niemals in diesem Bereich als gefährdet vermutet. Wir schaffen es im allgemeinen gut, uns in unseren Beziehungen vor allzugroßer Nähe zu schützen. Wir erwerben zudem im Laufe unseres Lebens Statussymbole, wie Geld, akademische Titel, berufliches Ansehen, die uns immer gewisses Ansehen und Bewunderung garantieren und entwertende Attacken einigermaßen abhalten. Im Therapiezimmer, in der psychoanalytischen

Arbeit mit Kindern, legen wir des Kaisers neue Kleider ab. Wir sind nackt, bloß, und wir werden verletzlich wie ein Kind, das sich nur noch über seine Größenphantasien retten kann. Am unerträglichsten war, dass ich in ein Wechselbad von Gefühlen geriet. Oft suchte Achim meine Nähe, meine Bewunderung, mein Verständnis, war ein anhängliches Kind. Von einem Augenblick zum anderen, völlig unvorhersehbar, konnte er sich dann in ein vor Wut schäumendes Monster verwandeln, so wie Dr. Jekyll in den Mr. Hyde, wenn die Idealisierungen verlorengingen.

Ich möchte eine Stundensequenz vorstellen, um einerseits aufzuzeigen, wie der Versuch der Reparation innerer Verletzungen und des psychischen Gleichgewichts zum Ausdruck schwerer destruktiver Aggression werden kann. Ich möchte aber auch über die Entstehung im Hier und Jetzt sprechen vor dem Hintergrund von frühen Traumatisierungen und von unbewussten Phantasien. Ich will zeigen, dass die Auslöser für die destruktiven Impulse in der direkten Beziehung zu suchen sind und auch dort analysiert werden müssen. Ich gehe natürlich davon aus, dass Übertragungen immer auf mehreren Ebenen zugleich stattfinden. Wir können das Folgende darum unter verschiedenen Aspekten verstehen, auch in der Beziehung zur eindringenden und verfolgenden Mutter. Ich möchte allerdings in dieser Sequenz überwiegend die Beziehung zum Vater in Betracht ziehen: Übertragen werden innere Objekte, doch kommt den äußeren Objekten – also auch dem Therapeuten – eine ständige direkte Auslöserfunktion zu.

Ich warte auf den Beginn der nächsten Stunde. Ich erinnere aus der vergangenen Stunde Eindrücke von Zuneigung und Harmonie und wundere mich, dass Achim nicht kommt. 10 Minuten sind vergangen, da läutet es. Ich möchte Achim empfangen, öffne die Tür, da drängt die Fahrerin, die Achim gebracht hat, überfallartig in mein Therapiezimmer. Ihr gehört das Haus, bei der die Familie wohnt, bei ihr ist Achim öfters mal, und ich kenne sie flüchtig und aus Achims Erzählungen. Sie beschießt mich mit einem aggressiven Schwall von Worten: Achim sei weggelaufen, er habe nicht zur Stunde kommen wollen, und eigentlich habe er ja recht, hier sei doch alles für die Katz. Und sie wolle alles dazu beitragen, künftig der Allgemeinheit Geld zu sparen, damit das Geld nicht für so unsinnige Dinge wie das hier ausgegeben werde. Und wenn es nach ihr ginge, und das sagte sie hasserfüllt und laut, dann würde sie den Jungen schlagen, bis das Blut spritzt. Wut und Entwertungen der Frau lähmen mich und machen mich regelrecht handlungsunfähig, und ich weiß gleichzeitig, dass ich einen großen Fehler begangen habe. Endlich gelingt es mir, mich zu fassen, ich schicke die Frau hinaus und gehe ins Wartezimmer, wo der Junge inzwischen Platz genommen hat.

Achim kommt mit mir ins Therapiezimmer, sein Gesicht ist verzerrt vor Wut. Er stürmt zum Schrank mit den Spielsachen, packt das Tiroler Roulette und wirft die Kugeln hinunter, so dass sie im Raum herumspritzen. Ich spüre, wie ich erschrecke, und wie mich gleichzeitig die Wut packt, weil man die Kugeln doch so schlecht finden kann. Blitzartig öffnet der Junge auch schon den Farbkasten, fängt an, Farbtuben auszudrücken, Farbe sinnlos auf den Tisch zu verschmieren. Ich spüre, wie ich langsam die Fassung verliere und sage: „Achim, wir sollten darüber reden, was passiert ist. Du machst lauter Dinge, um mich wütend zu machen. So wütend, wie du bist."

Sein Gesicht verzerrt sich weiter, und er schreit mich an: „Das ist mir scheißegal, was du sagst, du fette Sau!" Nur noch Kälte und Hass! Ich spüre neben der grenzenlosen Wut, wie mich Angst überfällt, Hilflosigkeit überkommt, wie ich nicht mehr weiß, was ich darauf antworten soll. Achim legt weiter los: „Du bist ein geldgieriges Schwein, du kassierst Geld, wenn ich bei dir bin." Später habe ich erfahren, dass die Fahrerin auf dem Weg zu mir gesagt hat, ich mache das ja nur, weil ich mit ihm viel Geld verdienen würde. Ich weiß gleichzeitig, dass sich die Mutter mit dem Vater um Geld streitet und dass Achim längere Zeit kein Taschengeld von seinem Vater bekommen hat. Ich bin verzweifelt bemüht, meine Gegenübertragung zu kontrollieren, sie zu verstehen und für mich zu versprachlichen. Ich spüre die Angst, dass der Junge mich vernichten möchte. Ich möchte gleichzeitig den dünnen Faden, der uns noch verbindet, halten und sage zu ihm, aus jetziger Sicht reichlich hilflos: „Ich verstehe deine Wut. Ich hätte nicht mit Frau B. sprechen sollen." „Nichts verstehst du von mir, gar nichts", brüllt Achim zurück, „und du hast mich nie verstanden, geldgieriger Wichser." Ich spüre, ich muss ihm unbedingt Grenzen setzen, wenn ich das, was mit uns geschieht, analysieren soll – aber ich weiß nicht wie.

Achim fängt blitzartig mit einem anderen Thema an: „Wie heißen denn die anderen Kinder, die hierherkommen?" Er ist schrecklich penetrant und insistierend, er will Namen wissen, will wissen, warum sie hierherkommen. Ich sage ich: „Es macht dich heute besonders wütend, dass ich mich auch um andere Kinder kümmere." Ich weiß aus einem Elterngespräch, dass die Freundin des Vaters, mit der dieser zusammenlebt, ein Kind bekommen wird, und dass Achim deswegen nicht so lange in den Ferien beim Vater sein durfte, wie schon zuvor; er wurde vor Ferienende von ihm heimgeschickt. Die Enttäuschung über den Vater wurde im Hier und Jetzt in der Beziehung zu mir wiederbelebt, wie verschiedene andere frühe Übertragungsebenen.

Achim öffnet voller Zorn seine Schublade und möchte seine Sachen mitnehmen: „Das war die letzte Stunde, wo ich bei dir war." Noch einmal möchte er sich offensichtlich nicht früher wegschicken lassen, die passive Opferrolle verkehrt er jetzt ins Gegenteil. Ich spüre, dass ich froh bin, wenn diese Therapie eventuell aufhört. Gleichzeitig empfinde ich diesen Impuls als geradezu ungeheuerlich. Ich sage ihm, dass wir darüber ausführlich sprechen müssten, wann die letzte Stunde ist, das ginge nicht so einfach, und ich wollte, dass es weiterginge mit uns. Da entdeckt er einige getonte Gegenstände, die auf dem Fensterbrett liegen, die einige Kinder vorher gefertigt haben. Er geht hin und möchte sie zerschlagen. Ich stelle mich schützend davor. „Ich möchte alles von diesen widerlichen Kerlen kaputt machen, und ich komme nicht mehr zu dir". Er rennt grußlos hinaus, lässt alle Türen offen, wie früher schon, um mich zu ärgern, doch auch, um sich den Rückweg offen zu lassen. In diesem Moment fällt mir voller Schrecken ein, dass dies ja die letzte Stunde war vor der einen Woche Faschingsferien.

Ich weiß von seinen Ängsten vor Beziehungsabbrüchen vor dem Hintergrund seines traumatischen Trennungserlebens, ich kenne seine kontrollierende und eindringende Mutter. Achim hat jedoch auch eine schreckliche Wut auf seinen Vater, der ihn nur im Stich gelassen hat, sich kaum mehr um ihn kümmert und dessen Freundin jetzt ein Kind bekommt. Er kann sich nicht das kaufen, was er gern möchte, weil ihm das Geld fehlt und weil ihm die Mutter jeden Tag sagt, dass sie das Geld nicht haben, weil es der Vater nicht schicken würde. Ich war für ihn in den vergangenen Wochen zum idealen Vater geworden. Er hatte einige Stunden zuvor gesagt: „Ich brauche meinen Vater nicht mehr, ich habe jetzt dich als Vater." Es kam in der Stunde zur perfekten Inszenierung: Ich hatte ihn anfänglich übersehen. Er sah mich in Gefahr, von der Mutter vernichtet zu werden. Er erfuhr, dass ich mich für viel Geld um Kinder kümmern würde. Er hatte unbändige Wut auf diese anderen Kinder, wollte sie zerstören und erlebte mich als jemanden, der sie und ihre Dinge beschützte. Der Zusammenbruch seiner Idealisierungen führte zur extremen narzisstischen Wut, zum Hass und zu Vernichtungsgedanken.

Es kann also nicht nur darum gehen, in der Übertragung lediglich die Pathologie des Patienten vor dem Hintergrund seiner Lebensgeschichte und von psychoanalytischen Theorien zu erkennen und zu deuten. Es kommt ganz entscheidend darauf an, auch die realen Verletzungen durch den Analytiker im Hier und Jetzt als Auslöser für den Wutausbruch des Patienten zu erkennen und in die Deutung einzubeziehen. *Michael Ermann* meint hierzu: „Es scheint sich immer stärker die wichtige Erkenntnis durchzusetzen, dass destruktive Phänomene in der Analyse durch tatsächliche Verletzungen ausgelöst werden, die der Analytiker mit seinem Verhalten, seinen Interventionen oder oft auch nur subliminal gespürten Befindlichkeiten wie Wut, Langeweile oder Erregung erzeugt. Es sind Geschehnisse, die Wut und Destruktion auslösen, weil sie tatsächlich verletzen, kränken, entwerten oder notwendige Grenzen überschreiten" (1996, S. 335f.).

Ich habe Achim nach dieser Stunde in seinen Ferien einen Brief geschrieben, in dem ich noch einmal ausführlich auf unsere Auseinandersetzung einging und seine Ängste und Befürchtungen, aber auch meine eigenen Affekte aufgegriffen habe. In der ersten Stunde nach den Ferien, die ich voller Spannung erwartete, klingelte er Sturm, wollte zunächst nicht mit mir sprechen und entschuldigte sich quasi damit, dass er einen schlechten Tag gehabt hätte, aber jetzt wieder gern zu mir käme.

Ich denke, dass es Achim aus zwei Gründen besser ging: Jeder Ausbruch von narzisstischer Wut führt vorübergehend zur psychischen Erleichterung. Es ist jedoch nicht die destruktive Entladung an sich, welche die Befriedigung erzeugt, sondern das darin enthaltene Machterlebnis, das grandiose Gefühl, das die narzisstische Überhöhung vermittelt. Das führt jedoch gewiss noch nicht zu irgendwelchen Veränderungen. Entscheidend war ein zweites: Achim konnte meine Deutungen darum akzeptieren, weil sie ihn nicht zum Alleinschuldigen machten. Darum konnte er besser verstehen, warum er in entsprechenden Situationen in immer gleicher Weise handeln musste.

Winnicotts Gedanken, dass der Analytiker den Hass als Übertragungsobjekt fühlen und ihn aushalten muss, damit er analysierbar wird, sind von entscheidender Bedeutung. Diese Gefühle halten und aushalten heißt allerdings nicht, in masochistischer Weise alle Angriffe zu ertragen und mit geschlossenen Augen hindurchzumarschieren. Winnicott ist durchaus der Meinung, dass der Analytiker seine eigenen Bedürfnisse hat und sie beachten soll. Doch der Analytiker soll überleben, und dies bedeutet, er soll sich nicht rächen. Ich habe bei mir selbst und bei meinen Kontrollanalysandinnen und -analysanden die Erfahrung gemacht, dass in vermeintlichen Deutungen die schlimmsten Racheimpulse in verkleideter Form enthalten sein können. Deutungen bedeuten für den narzisstisch Gestörten immer Kränkungen, weil er ja gerade der Realität, dem Erleben von Ohnmacht und Schwäche, ausweichen möchte. Wichtig ist jedoch, dass unsere Gegenübertragungen für uns selbst immer sprachliches Niveau bekommen.

In diesem Zusammenhang hat sich *Jacques Berna* bereits 1967 eindeutig zu „diktatorisch aufgezwungenen Deutungen" geäußert, welche für den Kinderanalytiker von besonderer Gefahr sind, „denn er steht immer in Gefahr, seine Allmachtswünsche zu agieren; das Kind verführt ihn dazu, und es gibt wohl kaum bessere Möglichkeiten für den Erwachsenen, Schuldgefühle, Sadismus und Masochismus zu agieren als im Zusammensein mit dem abhängigen Kind" (S. 329). Ich denke, dass diktatorisch aufgezwungene Deutungen immer solche sind, die dogmatisch aus einer Theorie abgeleitet werden, und nicht aus dem direkten Erleben. Über intrusive (eindringende, übergriffige, verletzende) psychoanalytische Interventionen und ihre Verarbeitung schreibt *Jutta Kahl-Popp* (1996).

Notwendig ist rechtzeitiges Grenzsetzen auch, um das Anwachsen von Schuld zu verhindern. Rechtzeitig heißt, wie bereits mehrfach erwähnt, dass ich meine Gegenübertragungsgefühle noch kontrollieren können muss. Mir leuchtet auch – zumindest in manchen Fällen – Rauchfleischs Vorschlag ein, der Aggression mit einer auf die jeweilige Tragfähigkeit des Patienten abgestimmten leichten Gegenaggression zu begegnen (in: Heinemann et al. 1992, S. 173). Dies verhindert ein Anwachsen von latenten Aggressionen im Therapeuten und unkontrollierte Gegenübertragungsreaktionen. Ich bin zudem überzeugt, dass auch eine angemessene Honorierung notwendig ist, um die Angriffe unserer Patienten gut auszuhalten.

Ein anderer Aspekt im Fall Achim ist von nicht zu unterschätzender Bedeutung. Achim zeigte jenen „Vaterhunger", der auf ein Fehlen von männlichen Identifizierungsobjekten hinwies. Um nicht von der Mutter verschlungen zu werden, entwickelte der Junge eine „hyperphallische Haltung" (Mertens 1992, S. 150). Die Sprache war extrem sexualisiert und aggressiv, sein Verhalten wurde von der Mutter als „machohaft" beschrieben. Seine Größenphantasien waren immens, sie ersetzten offensichtlich die reale Beziehung zu einer männlichen Bezugsperson (vgl. auch den Fall Sebastian). Der Schriftsteller *Robert Bly* hat das Dilemma, in welchem Kinder wie Achim leben, zutreffend und einfühlsam wie folgt beschrieben:

„Als Angst vor der wiederverschlingenen Mutter könnte man jenes Gefühl bezeichnen, das Kleinkinder, Jungen wie Mädchen, im Umkreis der nährenden Mutter überkommt. Es ist die Angst, dass ihre noch zarte

Unabhängigkeit im Gezeitenstrom hin zur großen, wunderbaren Mutter weggeschwemmt werden könnte" (S. 167). Und im Hinblick auf den fehlenden Vater: „Gegenwärtig verbreitet sich der Eindruck, dass der Ödipus-Mythos seine Deutungskraft für unsere Gesellschaft zusehends verliert. Die Beziehungen von Vätern und Söhnen in heutiger Zeit beschreibt er jedenfalls nicht. Junge Männer verspüren nicht nur keinen Wunsch, den Vater zu töten – viele haben ihn noch nicht einmal kennengelernt. Der Zorn auf den Vater weicht allmählich einer Sehnsucht nach dem Vater" (S. 99).

Insofern ist Achim für jene Jungen in der Latenz typisch, die derzeit zu uns in Behandlung kommen: meist unruhig, aggressiv und mit großen Problemen, sich zu beherrschen und anzupassen. In einer Untersuchung, die 1994 vom Psychoanalytischen Lehr- und Forschungsinstitut „Stuttgarter Gruppe" aus durchgeführt wurde, hatten über 50 % der Jungen bis 12 Jahre die Symptome Schulschwierigkeiten oder aggressives Verhalten, jedoch keines der untersuchten Mädchen (Hirschmüller, Hopf, Munz, Szewkies 1994).

Ich möchte nochmals an einen bereits zuvor geäußerten Gedanken anknüpfen. In seiner berühmten Arbeit „Hass in der Gegenübertragung" (1945) hat Winnicott über den Hass des Analytikers geschrieben. Die Gegenübertagung meinte zu dieser Zeit übrigens noch ganz klar die Übertragungen des Analytikers auf den Patienten und nicht – wie heute stillschweigend vorausgesetzt – seine gesamten Reaktionen auf die Übertragungen des Patienten. Winnicott ging davon aus, dass der Analytiker seinen eigenen Hass auf den Patienten vor sich selbst eingestehen muss, um den Hass des Patienten wie auch seine Undankbarkeit tolerieren zu können. Der Hass des Analytikers spiegelt nach Winnicott jenen Hass wider, den die Mutter auf den Säugling empfindet, desgleichen jedoch die Tatsache, dass auch der Analytiker nur zu einer Beziehung fähig ist, die zugleich Liebe und Hass enthält.

Winnicott schlug vor, der Analytiker soll mit dem Patienten über sein eigenes Erleben sprechen, sobald es für diesen zu verkraften ist. Er soll ihm sagen, was er seinetwegen durchgemacht hat, weil der Patient sonst nicht in der Lage sei zu begreifen, was er seiner Mutter verdankt. Dies ist ganz sicher eine heikle Angelegenheit, denn auf diese Weise könnte der Patient leicht wieder zum Schuldigen werden. Es ist also eine Frage des angemessenen Mitteilens, indem ich dem Patienten von meiner Wut, aber auch von meinen Ängsten und Sorgen berichte, fern von jeder Schuldzuweisung. Mit meinem Brief, aus der Not dieser Stunde entstanden, habe ich versucht, dem Patienten etwas davon zu übermitteln.

Die außerordentlichen, nur schwer zu bewältigenden Probleme, aggressive Kinder zu begrenzen und mit ihnen analytisch zu arbeiten, wurden in diesem Abschnitt erörtert. Doch was ist, wenn die negative Übertragung nicht in Erscheinung tritt? Wenn der Patient in seinen Außenbeziehungen aggressiv agiert, den Analytiker jedoch unentwegt nur idealisiert? Jeder Kinderanalytiker kennt das Problem: Er bekommt, den Berichten der Eltern folgend, ein kleines Monster vorgestellt, das in der Schule dermaßen aufmischt, dass es vom Rausschmiss bedroht ist. In seiner Praxis agiert hingegen ein relativ unauffälliger Junge, der begeistert zu den Stunden kommt, sich als liebevoll und anhänglich entpuppt und auf den Therapeuten nur positive Übertragungen richtet. Oder ein 10-jähriges Mädchen nässt und kotet ein und liegt im ständigen analsadistischen Clinch mit seinen Eltern. Mit seiner Therapeutin lebt es Harmonie und eine uneingeschränkt gute Beziehung – und nichts scheint sich zu verändern, weil die beiden Lebensbereiche strikt voneinander getrennt bleiben.

Diese Widerstände stellen ein großes technisches Problem dar, fast so beträchtlich wie jene mit Patienten, welche sich nicht beherrschen können und darum kaum zu begrenzen sind. Denn werden die Widerstände nicht überwunden, können auch die darunterliegenden Konflikte nicht bearbeitet werden. Doch nicht nur Patienten wehren sich so gegen aufkommende negative Affekte, auch mancher Analytiker übersieht gelegentlich – aus Gründen, die in seiner Persönlichkeit liegen – diesen speziellen Widerstand. Bleibt die Spaltung erhalten, hier guter Therapeut, dort böse Außenbeziehungen, wird sich das aggressive Agieren des Patienten möglicherweise noch verstärken. Andererseits kann der anhaltende Aggressionsstau in der therapeutischen Beziehung zum jähen Durchbruch von destruktiven Kräften führen, die den Fortgang der Therapie gefährden und vielleicht sogar zum Abbruch führen können.

Es ist darum immer wichtig zu bedenken, dass sich hinter jeder Idealisierung, hinter allen positiven Übertragungen, feindselige Phantasien verbergen. Insofern ist es notwendig, auch kleinste Manifestationen von Widerständen und aggressiven Affekten rechtzeitig zu erkennen, sie aufzugreifen und im Hier und Jetzt zu deuten.

Das zerstörte Selbst – Traumatisierte Patienten

Was ist eine traumatische Neurose?

Deprivierte und körperlich misshandelte Kinder zeigen häufiger und auch gravierendere aggressiv-destruktive Störungen als Kinder mit einer sogenannten „normalen" Lebensgeschichte. Körperliche und sexuelle Misshandlungen, schockartig einwirkende katastrophale Erlebnisse wirken traumatisch auf die menschliche Psyche. Unter einem Trauma verstehen wir ein Ereignis, auf das ein Individuum nicht mehr in adäquater Weise reagieren kann und das die psychische Struktur – zumindest zeitenweise – zerstört. Dadurch werden die Abwehrmaßnahmen, die dem Reizschutz dienen, funktionsunfähig (vgl. auch Adler 1996, S. 249). In der ambulanten kinderanalytischen Praxis haben wir es häufiger mit *Psychoneurosen* zu tun als mit *traumatischen Neurosen*; Symptome von Psychoneurosen sind Ausdruck eines frühkindlichen Konflikts. *Heigl-Evers* und *Kruse* (1991) haben die Funktionen von Psychoneurosen und traumatischen Neurosen wie folgt voneinander abgegrenzt: Psychoneurosen erscheinen als ein Versuch, drohende traumatische Zustände zu verhindern. Die traumatische Neurose hingegen stellt den Versuch dar, die eingetretenen traumatischen Zustände, den erlittenen Verlust eines

Objekts, gewaltsame oder sexuelle Misshandlungen, nachträglich zu bewältigen (S. 123).

Aus der Tatsache, dass manche Patienten in Analysen unlustvolle Erlebnisse wiederholten, hatte Freud (1920) geschlossen, dass es einen inneren Drang gibt, der stark genug ist, sich über das Lustprinzip hinwegzusetzen und auch unangenehme Erlebnisse zwanghaft zu wiederholen. Er nannte diesen Vorgang Wiederholungszwang. Die Wiederholung von traumatischen Erlebnissen ist nach Freud auch als der Versuch zu verstehen, die – wegen der versagenden Abwehrmaßnahmen – eingebrochenen und nicht verarbeiteten Reizmengen nachträglich zu meistern (vgl. 1933, S. 540).

In der psychoanalytischen Behandlung drängt der Patient darum den Therapeuten, sich wie das frühe traumatisierende Objekt zu verhalten. *Hirsch* (1996) hat sehr klar herausgearbeitet, dass *Ferenczis* Entwurf von der *Identifikation mit dem Aggressor* bereits das Konzept der Identifikation mit dem traumatischen Objekt von Gewaltopfern vorwegnahm. Das Opfer unterwirft sich dem Willen des Täters so vollkommen, dass es zu existieren aufhört: Es bleibt Opfer, damit die Beziehung zum Täter auch weiterhin geschützt bleibt „Die introjizierte Gewalt wird nun weiter, lebenslang oft, von innen gegen das eigene Selbst gerichtet – Selbstdestruktion gegen den eigenen Körper, Sucht, entsprechende Partnerwahl, Scheitern am Erfolg, um nur einige Möglichkeiten zu nennen – einhergehend mit Selbstwerterniedrigung und massivem Schuldgefühl..." (Hirsch 1996, S. 225). Das Trauma wird verinnerlicht, und die Grausamkeit von Trauma und Misshandlung wird nach *Wurmser* (1993) Teil des Über-Ichs – parallel zur Wendung der Wut, des Neids und der Verachtung gegen die eigene Person. Diese Gestalt des „inneren Richters" besitzt jetzt nicht nur die Aggression des traumatisierenden Objekts, sondern ebenso die Aggression des Subjekts.

Natürlich ist ein Kind noch viel mehr als ein Erwachsener traumatischen Verletzungen ausgesetzt, weil sich sein psychischer Apparat noch im Aufbau befindet. Im Fall des nun von mir vorgestellten Eberhard geht es allerdings nicht um ein einmaliges schockartiges Erlebnis, auch nicht primär um gewalttätige Traumatisierungen, sondern um ununterbrochene traumatische Zustände von Geburt an und während der ersten Lebensmonate, also bereits während einer Zeit, ehe sich überhaupt ein kohärentes Selbst bilden konnte. Ob Eberhard während seiner frühen Kindheit noch weitere körperliche Traumata erleiden musste, war nicht bekannt, jedoch durchaus vorstellbar.

Die Vorgeschichte

Eine 39-jährige Frau, Pflegemutter eines 5-jährigen Jungen, kam zum Erstgespräch in meine Praxis. Sie wirkte hilflos, verzweifelt und weinte immer wieder während des Gesprächs. Sie würde mit dem 5-jährigen Eberhard nicht mehr fertig und fühle sich inzwischen hilflos und am Ende ihrer Kräfte. Dabei wollte sie ursprünglich alles nur gut machen. Der Junge sei jedoch unerträglich aggressiv und trotzig. Alles, aber auch alles, wolle er „bis zum Brechen“ durchsetzen, ansonsten kämen „brutale Zornesausbrüche“. Ohne ersichtlichen Grund steigere er sich zeitweilig in eine wilde und grenzenlose Wut hinein, dann werfe er sich auf den Boden, schlage um sich und schreie. Oft nehme sie ihn dann an der Hand und gehe in ihrer Not einfach mit ihm hinaus auf die Straße. Das beruhige ihn fast immer, denn er „hätte einen ausgesprochenen Drang nach draußen“.

Im Kindergarten sei der Junge anfangs aufgefallen, weil er nicht mitmachen wollte oder konnte. Er habe nicht spielen können, weder allein, noch mit anderen Kindern und habe darüber hinaus immer häufiger das Spiel der anderen Kinder zerstört Später zeigten sich auch hier seine schlimmen Wutanfälle. Selbst kleinere Arbeiten könne der Junge nicht übernehmen, Eberhard „vibriere dann, ist zittrig und zappelig“ und zerstöre mehr als er bewerkstelligte. Wenn er etwas angestellt habe und man ihn deswegen ausschimpfe, würde er die Schuld sofort auf andere schieben. Eberhard könne nicht durchhalten, und wenn er etwas von anderen wolle, dann müsse das sofort und auf der Stelle sein. Auffallend sei auch, dass Eberhard nicht allein sein könne und jede Nacht in das Bett der Eltern komme. Er äußere dann Ängste, dass wilde Tiere, Schlangen und Krokodile oder Einbrecher kämen.

Eberhards bisheriger Lebenslauf ist trostlos. Seit seinem 11. Lebensmonat lebt der Junge bei den Pflegeeltern, die ihn zu adoptieren beabsichtigten. Als er zu ihnen kam, konnte er noch nicht einmal sitzen. Er holte jedoch in der Familie rasch auf und lief bereits mit 12 Monaten. Jetzt begann sich ein Drang zur unaufhörlichen Bewegung und zur dauernden Unruhe und Getriebenheit zu zeigen. Eberhard wollte ständig nach draußen, auch bei Regen, Schnee oder Wind. Er schien weder Hitze, Kälte noch Nässe zu spüren. Nur raus, ins Freie! Mit eineinhalb Jahren fing er an, erste Worte zu sprechen, und kurz nach seinem zweiten Geburtstag war Eberhard schon sauber und tagsüber und nachts trocken gewesen.

Von der leiblichen Mutter wussten die Pflegeeltern lediglich, dass sie Alkoholikerin war und wahrscheinlich auf der Straße gelebt hat. Sie war mit Eberhard nichtehelich schwanger geworden und hatte den Jungen irgendwann einfach im Krankenhaus zurückgelassen. Die Pflegeeltern wussten allerdings nicht, wie lange der Säugling seine Mutter erlebt hatte. Eberhardt habe im Krankenhaus während seiner ersten Lebensmonaten längere Zeit „furchtbar geschrien", später sei er jedoch vollkommen apathisch geworden. Als die Pflegeeltern ihn dort zum ersten Mal sahen, habe er reglos in seinem Bettchen gelegen und mit großen leeren Augen vor sich hin gestarrt.

Die Pflegemutter kommt mit Eberhard zum Erstkontakt. Er ist ein ausgesprochen hübscher Junge, blond, blauäugig, jedoch eine Spur zu elegant herausgeputzt. Er kann sich – für mich zunächst überraschend – leicht von der Mutter trennen und ebenso problemlos mit mir Kontakt aufnehmen. Aber die Begegnung ist ohne Tiefgang, kaum emotional spürbar. Es fällt auch auf, wie achtlos Eberhard mit Spielobjekten umgeht, sie wegwirft oder vergräbt, als ob er sie erst gar nicht recht wahrnehmen, hinterher aber auch nicht vermissen würde. Der Junge ist in immerwährender Unruhe, fängt vieles beinahe gleichzeitig an, hört wieder damit auf und so fort. Ich spüre, wie mich das in der

Gegenübertragung ganz unruhig werden lässt, werde allmählich richtig kribbelig, und ich möchte am liebsten meine Spielsachen vor ihm schützen. Im selben Moment ärgere ich mich auch schon über die latente Ablehnung, die ich bei mir wahrnehme. Fasziniert ist Eberhard am Sandkasten von Tieren mit einer archaischen Aggressivität, wie Krokodile und Saurier, die er beinahe stereotyp immer wieder ein- und ausgräbt. Ich verstehe das so, als ob er auf diese Weise seine primitive Wut darstellen will, die ihn bei Grenzsetzungen immer wieder überflutet, weil dann unmittelbar seine Phantasien von der eigenen Größe wieder bedroht werden. Im Bereich seines bildnerischen Könnens ist Eberhard noch kaum über das Kritzelstadium hinausgekommen. Er strichelt aber trotzdem einigermaßen erkennbar seine Katze, die „in einen Scherben reingetreten ist". Die Katze hat – im Verhältnis zu ihrem abgezehrten Körper – einen riesigen Schwanz, und sie blutet. Ich nehme an, dass der Junge abermals seine Größenphantasien darzustellen versucht, die jedoch nur mühsam sein dürftiges, ausgehungertes Selbst und die frühen Verletzungen verdecken können. Und warum ist er so erregt, hektisch, so unberechenbar aggressiv? So befremdlich und so bedrohlich musste wohl der Säugling einst seine Umwelt erlebt haben. Und ich bin andererseits überrascht von der – immerhin in Grenzen vorhandenen – Symbolisierungsfähigkeit des Jungen.

Nach dem Erstkontakt kam ich mit meinen diagnostischen Überlegungen zu den folgenden Ergebnissen: Auch wenn sich altersgerecht nicht bewältigte Autonomieprobleme zeigen, ist zu spüren, dass schwere Beeinträchtigungen vorliegen. Die Berichte der Pflegemutter, wie auch der erste Kontakt, lassen ausgeprägte strukturelle Mängel und defizitäre Ich-Funktionen bei dem Jungen erkennen. Die massiven Traumatisierungen schon während der Schwangerschaft, bei der Geburt und in den ersten Lebensmonaten haben sich fraglos massiv auf die Struktur und die Konsistenz des Selbst ausgewirkt: Vordergründig sind die Defizite erkennbar in Form seiner Probleme bei der Kontrolle seiner aggressiv-destruktiven Affekte und als narzisstische Wut, als ungenügende Frustrationstoleranz und vor allem in Gestalt von Kontaktproblemen. Natürlich geht es auch bei traumatischen Neurosen wie dieser um Konflikte, jedoch um solche aus ganz frühen Entwicklungsstufen, die sich nicht mit dem Dreiinstanzenmodell Ich, Es, Über-Ich beschreiben lassen. Nach Mentzos sind jene frühen pathologischen Konflikte und ihre Folgen darum so schwerwiegend, weil sie in die Phase der Konstituierung des Selbst fallen und darum dessen Struktur und Konsistenz beeinflussen (1984, S. 84). Rauchfleisch hat in diesem Zusammenhang zutreffend formuliert, dass Kindern wie Eberhard von ihrer Umgebung kein psychisches Schutzschild zur Verfügung gestellt werden konnte, so dass sie ein kumulatives Trauma erlitten (Rauchfleisch 1992b, S. 40).

Ich bin mir sicher, dass der Junge während seines ersten Lebensjahres an einer anaklitischen Depression litt, worauf sein damaliges ständiges Schreien, die darauffolgende Apathie und seine Neigung zu chronischen Infekten hinweisen. Die wenig kohärente Selbststruktur zeigt sich auch in seinen Rückzugstendenzen und in den zeitweiligen Trennungsproblemen; es liegt zudem eine völlig unzureichende Objektkonstanz vor. In der Unruhe des Jungen und in seinen pseudoprogressiven Fluchttendenzen – hinaus ins Freie – erkenne ich auch eine gewisse philobatische Verarbeitung der archaischen Ängste während der ersten Lebensmonate im Krankenhaus. Psychosexuell scheint Eberhard in der oralen und analen Phase fixiert mit entsprechenden destruktiven Auseinandersetzungen. *René A. Spitz* hat berichtet, wie Kinder, die von einer anaklitischen Depression genesen, sich nicht mehr selbst schädigen, sondern jetzt die aggressiven Energien auf andere Beziehungspersonen richten, sie kratzen, beißen und schlagen. In diesem Stadium schien der Junge steckengeblieben zu sein: Eberhard hatte zwar endlich Objekte für seine aggressiven Entladungen gefunden, aber er schuf sich damit auch beständig Situationen, in denen er nur noch abgelehnt, ja gehasst wurde.

Die Pflegeeltern konnten mancherlei Defizite des Jungen lindern, doch mit den jetzigen aggressiven Auseinandersetzungen und mit den notwenigen Grenzsetzungen schienen beide Eltern überfordert zu sein. Auf die psychische Struktur der Pflegeeltern, die natürlich von erheblicher Bedeutung ist, möchte ich an dieser Stelle nicht weiter eingehen. Lediglich soviel sei mitgeteilt, dass der Pflegevater seine Frau ständig bedrängte, dass man den Jungen, der sie so sehr quälte, doch wieder weggeben sollte. Die geplante Therapie war der letzte Versuch, den Jungen doch noch zu halten. Diese letzte fehlende Sicherheit war der wesentliche Grund dafür, weshalb sich Eberhard bislang so wenig eingelassen und zur Ruhe finden konnte. Schon während der ersten Begegnung war für mich klar, dass während der Therapie rechtzeitige Grenzsetzungen stattfinden mussten, damit es nicht zur unheilvollen Verstrickung von Übertragung und Gegenübertragung kommen sollte, zur malignen Opfer-Täter-Spirale. Und nur ein klarer Rahmen mit eindeutigen Bedingungen kann Kindern mit solch schweren Störungen in einer ambulanten Therapie Halt und Sicherheit geben.

Situationen während des Behandlungsverlaufs
Abreagieren von körperlichen Spannungen und Affekten

Ich möchte nun einige Sequenzen aus der Therapie mit Eberhard darstellen. Der erste Behandlungsabschnitt war gekennzeichnet durch jene schier nicht aushaltbare hektische Unruhe, die sich bereits im Erstkontakt gezeigt hatte. Eberhard drang regelrecht ins Zimmer ein, zerrte Spielsachen hervor, fing Spiele an, ließ sie liegen, begann wieder Neues und so fort. Mir graute es vor jeder Stunde, denn Eberhard zog mich unweigerlich in einen wüsten Zirkel von Chaos und Hilflosigkeit. Meine Versuche, auch nur einigermaßen Ordnung und einen haltenden Rahmen zu schaffen, scheiterten regelmäßig, und ich war am Stundenende total erschöpft. Immer wieder versuchte ich klare Rahmenbedingungen einzuführen, doch wurden diese augenblicklich zertrümmert und fragmentiert. Dies machte mir andererseits deutlich, wie wichtig es war, auf einem klaren Rahmen zu beharren.

In diesem Strudel von Aktionen und Abbrüchen, von Attacken und Panikgefühlen, versuchte ich trotzdem immer wieder die Botschaften von Eberhard zu verstehen. Aber ich begriff nichts. Ich nahm gesplittete

Aktionen wahr; ich erlebte diffuse Spannungsabfuhren und unberechenbare Affektzustände. Aber es gelang mir nicht, aus all dem ein kohärentes Bild zu schaffen. Ohne eine Mutter, welche die angsterregende Wahrnehmungen und Gefühle des kleinen Kindes ausreichend aufgenommen und bewahrt hatte, ohne deren „träumerisches Ahnungsvermögen" (Bion), projizierte Eberhard lediglich Beta-Elemente in mich hinein, die frei von jeder Bedeutung schienen. Eberhard benutzte mich, um sich von der Ansammlung schlechter innerer Objekte zu befreien. Der Patient zog mich in einen Mahlstrom hinab, und ich erlebte mit ihm entsetzliches Grauen, aber ich fand keine Bilder und somit auch keinen Ausdruck dafür. Ich fühlte mich bloß hilflos und schlecht. Nach jeder Therapiestunde zweifelte ich erneut, ob mit Eberhard überhaupt eine psychoanalytische Behandlung durchzuführen wäre – oder ob das nur andere könnten, nur ich nicht. Diese prototypische Gegenübertragungsreaktion führt auch zwangsläufig dazu, dass Kindern wie Eberhard wie selbstverständlich Ritalin verabreicht wird, in der Annahme, die Unruhe dieser Kinder sei niemals Ausdruck einer Psychodynamik, sondern könne nur das Ergebnis von organischen Defiziten sein.

Die Stunden mit Eberhard fanden aus verschiedenen Gründen am frühen Morgen statt. Oft war es während der Winterzeit noch dunkel, und ich war bereits in einer eigenartigen trostlosen Stimmung, wenn ich auf den Jungen wartete. Die Mutter brachte ihn meist bis an die Praxistür, gab ihm ein paar wohlmeinende Ratschläge mit auf den Weg, die Eberhard jedoch nicht im Mindesten erreichten. Meist hatte Eberhard irgendetwas dabei, was er dann nicht selten achtlos irgendwo abstellte, oft genug bei mir einfach vergaß und nicht mehr vermisste. So wie es einst seine Mutter mit ihm im Krankenhaus gemacht hatte.

Von der immerwährenden Zerstörung

In einer Therapiestunde entdeckte Eberhard einen Holzbaukasten, mit welchem eine verwinkelte Kugelbahn aufgebaut werden konnte. Der Junge war hell begeistert, mir schwante jedoch Schlimmes. Er leerte augenblicklich alle Bauteile auf den Boden und begann mit dem Aufbau. Dabei setzte er die Klötze von Beginn an so unsicher aufeinander, dass der Aufbau völlig instabil blieb, was bei uns beiden eine immense Gespanntheit verursachte. Trotzdem entstand, einigermaßen erkennbar, eine große Kugelbahn. Eberhard geriet in sichtbare Erregung, wurde immer hibbeliger und unruhiger. Er atmete heftig, sprang um die Kugelbahn herum und setzte weiterhin Stein auf Stein. Ich geriet ebenfalls in eine immer größere Unruhe, denn ich fürchtete, Eberhard würde die Kugelbahn zum Einsturz bringen, ehe sie ganz fertig wäre. Ich sprach meine Angst offen an, dass ich mich um ihn sorgte, aber Eberhard nahm nichts von mir wahr. Seine Hast wurde immer größer, er sprang hin, und er sprang her. Ich wusste, es müsste schiefgehen. Aber ich hatte keinerlei Vorstellung, wie es zu verhindern wäre.

Es kam wirklich so, wie es kommen musste. Bei einem Sprung auf die andere Seite riss Eberhard sein Bauwerk ein. Alles stürzte, krachte in sich zusammen. Eberhard hatte wieder zerstört, was er aufzubauen versucht hatte, er hatte sein mühselig geschaffenes falsches Selbst wieder vernichtet. Ich fühlte mich zutiefst enttäuscht und vor allem nichts wert, weil es mir nicht gelungen war, den Jungen vor sich selbst zu schützen. Eberhard stieß einen grellen Schrei aus, heulte, tobte und brüllte. Er war nicht mehr zu beruhigen und für keinerlei Interventionen zugänglich. Am Ende der Stunde sagte er zu seiner Mutter, die ihn abholte, die Kugelbahn bei mir wäre Scheiße. Ich wusste, dass er sich damit selbst gemeint hatte. Und ich hörte die Antwort der Mutter, die Eberhard in seinem Wissen bestätigte, dass er nichts wert sei: „Hast es mal wieder nicht gekonnt, ich kenne dich, und dann sind die anderen schuld." Mit der Inszenierung seiner traumatischen Situation, mit Hilfe seines Wiederholungszwanges, machte Eberhard deutlich, dass er sich vernichten wollte. Wenn er ins Leben wollte, erlebte er seine ganze Nichtswürdigkeit, die Gefühle von Schuld und Scham wurden unerträglich und vereitelten unmittelbar, das Gute anzunehmen. Als einziger Ausweg erschien nachher die Selbstzerstörung.

Eberhards Verhalten verschlechterte sich noch, und die Pflegeeltern wollten die Therapie abbrechen, weil sie aus ihrer Sicht nutzlos war. Und auch die Pflegemutter ertrug ihn immer weniger, sie begriff vor allem nicht, warum sie von dem Jungen, dem sie doch nur Gutes tun wollte, so sehr gequält wurde. Die Pflegeeltern konnten nicht verstehen – wie Winnicott einmal geäußert hat – dass ein Kind wie Eberhard ans Geliebtwerden erst glauben kann, nachdem es ihm gelungen ist, gehasst zu werden (Winnicott 1994). Die Pflegemutter erzählte schließlich voller Empörung, dass Eberhard morgens seinen geliebten Kater in die Backröhre gesperrt und versucht habe, ihn zu braten. Sie habe es noch rechtzeitig unterbinden können.

Erinnerungen an Unaussprechliches

Die folgende Behandlungssequenz möchte ich etwas ausführlicher darstellen. Eberhard kam an einem dunklen Wintermorgen wie immer mit seiner Pflegemutter an, und er trug eine riesige Schachtel vor sich her. Später erfuhr ich, dass es um diesen Behälter bereits eine heftige Auseinandersetzung gegeben hatte. Die Pflegemutter wollte nicht, dass Eberhard den Karton samt Inhalt zur Therapiestunde mitnimmt. Mit endlosem Umsichschlagen und Brüllen setzte sich Eberhard durch, und die Mutter gab entnervt nach. Ihre aufgestaute Wut entlud sich jedoch noch vor der Praxistür in der spitzen Bemerkung, dass Eberhard „den ganzen Kladderadatsch" gegen ihren Willen mitbringen würde. Ich könnte ja ein Machtwort sprechen. Ich sprach keines, und Eberhard trat mit seiner Pappschachtel ein und stellte sie auf den Tisch.

Sogleich machte sich ein ekelhafter Geruch bemerkbar, den ich zunächst nicht einordnen konnte. Es roch irgendwie nach Elend und Krankheit. Als Eberhard den Karton ausleerte, wurde mir klar, woher der üble Geruch rührte. Auf dem Boden lagen, in einem wüsten Durcheinander, Mullbinden, Pflaster, Salben, gerbrauchte Spritzen und vielerlei ärztliches Gerät. Die Pflegemutter war Krankenschwester, und auf irgendeine Weise war Eberhard an die Abfälle geraten. Die Mullbinden waren teils gebraucht, teils schmutzig, einige waren blutverschmiert. Auch einige Pflaster schienen gebraucht, wobei ich mir nicht erklären konnte, warum jemand altes Verbandsmaterial aufhob. Auf alle Fälle verspürte ich einen unbeschreiblichen Ekel, dass es mich schier würgte.

Vor allem wurde der Geruch immer intensiver, und er erinnerte mich undeutlich an verschwommene Bilder aus der eigenen Kindheit, die ich allerdings zunächst nicht recht erkennen und einordnen konnte. Eberhard saß auf dem Boden und wühlte in den Abfällen herum. Es widerte mich immer mehr an, und ich fürchtete vor allem, der Junge könnte sich an den gebrauchten Mullbinden oder an den Einwegspritzen infizieren. Ich verspürte den dringenden Wunsch, meine Hände waschen zu wollen, und ich wollte vor allem Eberhard nicht mehr berühren. Der Gestank des gebrauchten Verbandmaterials wurde immer intensiver, immer deutlicher nahm ich aber auch Äthergeruch wahr. Mir ging immer mehr durch den Kopf, ich müsste Eberhard vorschlagen, dass wir etwas anderes machen sollten, und ich wollte das unappetitliche Gerümpel einfach wegwerfen. Gleichzeitig spürte ich, dass ich mich in dieser Weise verweigern wollte. Ich wollte mich, wie die Mutter, einfach der Tatsache entziehen, dass Eberhard seine ersten Lebensmonate im Krankenhaus verbracht hatte. Ich wollte mich nicht mit Abfall und Unrat, mit Sekreten und Müll befassen. Und ich ahnte mit einem Mal, dass ich mich dem Schrecken stellen musste, wollte ich Eberhard annehmen. Im gleichen Moment erinnerte auch ich den schrecklichen Geruch. Ich war etwa sieben Jahre alt, wohnte in einer Baracke eines Flüchtlingslagers. Im Nebenraum lag ein krebskranker Mann im Sterben. Überall stank es, und es war für uns alle nur sehr schwer auszuhalten. Ich war damals zum ersten Mal in meinem Leben mit Tod und Zerfall konfrontiert gewesen. Eine andere, längst vergessen geglaubte Phantasie kam mir: Im gleichen Jahr musste ich wegen einer Blutvergiftung operiert werden. Es geschah auf dem Küchentisch, in der gleichen Baracke. Ein Mann drückte mich nach unten, und der Arzt träufelte Äther auf ein Taschentuch, das auf meinem Gesicht lag. Ich glaubte ersticken und qualvoll sterben zu müssen.

Dann setzte sich die Realität wieder stärker durch, und ich sah wiederum Eberhard. Er hatte aufgehört, in den Abfällen herumzuwühlen, und im gleichen Moment hatte ich verstanden, was er mir averbal mitgeteilt hatte: Meine eigenen wiedererinnerten Gefühle von Ausgeliefertsein, Wertlosigkeit, Ohnmacht, Todesangst aus meiner eigenen Vergangenheit hatten mich erst seine Krankenhauszeit „verstehen" lassen. Wir hatten uns diesen unerträglichen Ängsten gemeinsam gestellt. Ich sah Eberhard an und sagte zu ihm: „Ich meine, jetzt können wir auch etwas anderes spielen." Eberhard nickte und ging an den Standkasten. Das gebrauchte Klinikmaterial ließ er am Ende der Stunde bei mir, und ich habe es später weggeworfen.

Ich hatte in den entscheidenden Momenten dieser Stunde seine Todesängste ausgehalten, containen können. In einer anderen Theoriesprache hatte ich mich als Selbstobjekt zur Verfügung gestellt und mich empathisch auf seine Affektzustände eingelassen. Ich hatte ihn in seiner ganzen beschämenden Trostlosigkeit erlebt, und wir hatten endlich Bilder für das geschaffen, was bislang noch nicht symbolisierungsfähig gewesen war und immer noch nicht in Worten auszudrücken. Ich erlebte diese Stunde mit Eberhard als einen Wendepunkt seiner weiteren therapeutischen Entwicklung. Ich fragte mich, ob ich Eberhard hätte verstehen können, wenn ich nicht – zumindest im Ansatz – ähnliche Erinnerungen wie er gehabt hätte. Ich meine, dass mir das letzte Verständnis für das, was mir Eberhard an Schrecklichem mitgeteilt hatte, mit Sicherheit gefehlt hätte.

Überlegungen zur Behandlungstechnik

Reinhard Stange hat das, was zwischen Analytiker und Patient geschieht, sehr überzeugend auf den Punkt gebracht: „Die alleinige Aufgabe von Analytiker und Analysand ist es, die Erfahrungen, die sie voneinander und miteinander machen, in ihrer Komplexität, Subjektivität und Bedingtheit durch frühere Erfahrungen zu verstehen, zu relativieren und dadurch veränderungsfähig zu machen" (1996, S. 362). Dies gilt auch für schwerst traumatisierte Patienten wie Eberhard, wobei klar ist, dass in dieser Therapie ein langer gemeinsamer Weg beschritten werden musste, ehe sich überhaupt Veränderungen zeigen konnten. Diese Tatsache den Eltern wie den Gutachtern begreiflich zu machen ist allerdings ein anderes Problem.

Bei Kindern wie Eberhard, mit schwersten psychischen Traumen, gibt es noch keine differenzierten Erinnerungsspuren, vielmehr diffuse Spannungen und körpernahe Gefühle, die nicht der sprachlichen Reflexion zugänglich sind. Der erste Abschnitt der Behandlung war darum auch von jener unerträglichen Unruhe und nicht symbolisierungsfähigen Spannungsabfuhr gekennzeichnet, die so oft mittels Psychopharmaka einfach unterdrückt wird.

Nach Heigl-Evers und Kruse kann die frühkindliche traumatische Situation darum auch nicht in differenzierten Gefühlen und Erinnerungen wiederbelebt werden, sondern sie wird immer wieder neu produziert. Das Trauma wird fortwährend in der Übertragung und in der Gegenübertragung reinszeniert.

„Kommt es zu solchen Nachbildungen des Traumas im Ablauf einer Psychotherapie, dann kann es jedoch dem Patienten möglich werden, im Neuerleben diese körpernahen und diffusen Inhalte eines kindlichen Traumas zu spezifischen Erinnerungsspuren auszuformen. Ferner besteht die Möglichkeit, in der Therapie die diffusen Spannungszustände bzw. panischen Angstzustände in spezifische, differenzierte Wünsche und Gefühle zu wandeln, die dann nicht mehr als Fremdkörper in der Repräsentanzenwelt erlebt werden, sondern wieder in die seelische Kommunikation hineingenommen werden können“ (1991, S. 124).

Das Kind muss erleben, dass seine spontanen Gesten endlich verstanden werden und einen lebendigen Dialog bewirken.

Gelingt es uns, jene schmerzlichen Affekte in uns aufzunehmen, das Kind in seinem Elend zu begreifen und seine Scham zu spüren, kommt es auch zur Veränderung der negativen Introjekte. Deprivierte, körperlich misshandelte Patienten mit schwerer destruktiver, sadistischer Symptomatik bringen uns in der Behandlung an unsere Grenzen und verlangen zum Teil spezifische Behandlungstechniken. Der Sog zum Agieren dieser Patienten ist ungeheuer groß und dient vor allem dazu, als Therapeut wiederum zum Täter gemacht zu werden; dieses Problem wird sich auch durch alle weiteren Kapitel ziehen. Ich habe dieser Schwierigkeit einen eigenen Abschnitt gewidmet. *Barbara Pfleiderer* (1996) hat in ihrer Arbeit betont, wie notwendig es ist, nicht in die Reaktionsbildung zu gehen, sondern sich den eigenen Ängsten und gewalttätigen Impulsen zu stellen. „Die geläufigste Reaktionsbildung ist wohl, stumm zu werden oder mit Hilfe von Interpretationen und verfrühten Deutungen das Unerträgliche wegzureden“ (S. 311).

Wir können auch Kindern mit einer traumatischen Neurose durch eine psychoanalytische Therapie helfen. Der Weg ist lang und dornenreich und verlangt viel Durchhaltevermögen, auch in der Arbeit mit den Eltern. Der Drang, immer wieder das Gute in sich zu vernichten, ist bei diesen Patienten unendlich groß, so dass nachvollziehbar ist, warum in der Diskussion die Existenz eines Todestriebes erneut auftaucht. Wahrscheinlich müssten wir den Wiederholungszwang zur Selbstzerstörung als eine durch traumatische Verletzung ausgelöste „Todessucht“ begreifen. Vielleicht sind die Brötchen, die wir backen können, manchmal etwas kleiner als erhofft. In jedem Fall lohnen – nach entsprechender Indikation – auch ambulant durchgeführte Behandlungen.

Psychotherapeutinnen und Psychotherapeuten sollten umfassende Kenntnisse über allgemeine und spezielle Neurosenlehre, das Trauma, die Posttraumatische Belastungsstörung und die Folgestörungen besitzen. Diese sollten sich nicht aus Kenntnissen über bestimmte Behandlungstechniken speisen, sondern die gesamte Breite der Entwicklungspsychologie und die psychoanalytischen Erfahrungen über psychische, somatoforme und psychosomatische Störungen von vielen Jahrzehnten Kinderpsychoanalyse mit einbeziehen: Um Traumaspuren zu beseitigen, müssen wir die *gesamte* seelische Struktur eines Patienten kennen.

Der Konflikt wird inszeniert

Gewalttätigkeit und Aggressivität sind häufige Begleitsymptome von sogenannten dissozialen Störungen. Die dissoziale Persönlichkeitsstörung und ihre Therapie ist zweifellos ein viel zu umfangreicher und komplexer Bereich, um in einem Abschnitt abgehandelt zu werden. Ich möchte darum in diesem Zusammenhang auf die Arbeiten von Rauchfleisch verweisen, insbesondere auf seine sehr lesenswerte Falldarstellung in dem Aufsatz „Psychotherapie mit aggressiven, dissozialen Kindern und Erwachsenen“ (1992b). Eine Besonderheit aus der Behandlung von aggressiven Kindern und Jugendlichen – nicht nur von dissozialen – möchte ich zumindest herausgreifen, welche uns immer wieder erhebliche technische Probleme schafft: Es ist die hervorstechende Neigung dieser Patienten, innere Konflikte zu *externalisieren* und zu *agieren*. Während übrigens Freud noch Agieren im Sinne von Wiederholung statt Erinnerung betrachtete, hat sich unser Verständnis des Agierens dahingehend verschoben, dass inzwischen alles das unter Agieren gefasst wird, was mit motorischen Aktionen verknüpft ist (vgl. Klüwer 1983, S. 141). Weil diese Patienten jedoch nicht primär in der Beziehung mit dem Therapeuten agieren, sondern überwiegend in ihren Außenbeziehungen, haben auch Fehler des Therapeuten eine verheerende Wirkung, weil sie ja nicht rechtzeitig erkannt werden können. Hierüber möchte ich berichten.

Andreas war knapp 15 Jahre alt, und er besuchte die 9. Klasse der Hauptschule, als er sich auf Anraten seines Klassenlehrers bei mir meldete. Der Junge hatte kurz zuvor einen ernstzunehmenden Suizidversuch unternommen. Er hatte seiner Mutter einen Betrag von etwa 50 € gestohlen und an Spielautomaten verspielt. Danach hatte er versucht, sich mit Schlaftabletten zu vergiften. Die Tabletten hatte er sich – rezeptfrei – in einer Apotheke gekauft. Als er allerdings die Tabletten geschluckt hatte und bereits ihre Wirkung verspürte, rief er die Polizei an und teilte mit, wo er zu finden sei. Im Krankenhaus wurde ihm der Magen ausgepumpt, und nach einigen Tagen wurde Andreas wieder entlassen.

Der Junge machte einen sehr retardierten Eindruck, wirkte sowohl von der körperlichen Entwicklung her als auch von seinem Gesichtsausdruck und dem Verhaltensstil jünger als 15 Jahre. Andreas konnte leicht Kontakt aufnehmen, zeigte dabei aber ein ausgesprochen überangepasstes und gleichzeitig nervöses Benehmen. Sein Verhalten pendelte abrupt zwischen einem unterwürfigen und gleichzeitig hysterischen Lachen und einem resignativen bis depressiven Ausdruck. Andreas berichtete sehr offen, ja ungeniert aus seinem bisherigen Leben: Die Mutter sei quasi von seiner Geburt an berufstätig gewesen, und ihre Berufstätigkeit dauerte bis zum jetzigen Zeitpunkt an. Morgens, zwischen zwei und drei Uhr, begann sie mit dem Austragen von Zeitungen, und direkt danach arbeitete sie als Putzfrau in verschiedenen Betrieben und kehrte völlig erschöpft gegen 17 Uhr nach Hause zurück. Sie richtete dann ein Abendessen und legte sich zwischen 18 und 19 Uhr zum Schlafen nieder. Andreas konnte sich nicht erinnern, die Mutter je anders erlebt zu haben. Um ihn hätten sich die verschiedensten Personen gekümmert, unter anderem die Großmütter, Tanten, später die Schwester, aber alles geschah eher beiläufig und sporadisch. Ernsthaft versicherte Andreas, dass er bis heute am meisten seinen Schäferhund lieben würde, denn der sei immer bei ihm gewesen. Tatsächlich tauchte dieser Schäferhund in seinen ersten Träumen immer wieder auf.

Bis zu seinem 10. Lebensjahr erschien Andreas allen als unauffällig, ruhig, höchstens ein wenig zurückgeblieben. Von seinem 10. Lebensjahr an begann Andreas immer wieder Geld zu stehlen, meist vom Zeitungsgeld seiner Mutter, das sie von Kunden kassiert hatte. Hiervon kaufte er sich große Mengen von Süßigkeiten, die er gar nicht alle verzehren konnte, und darum wahllos an andere Kinder verschenkte. Wenig später entdeckte er die Spielautomaten, und von jetzt an verspielte Andreas all sein Geld, auch das gestohlene.

Auch drakonische körperliche Züchtigungen des Vaters vermochten daran nichts zu verändern. Der Vater war ein verschlossener, sehr verbittert wirkender Mann. Er litt an Magengeschwüren und an gelegentlichen depressiven Verstimmungen. Er rauchte – wie übrigens Andreas auch – bis zu 80 Zigaretten pro Tag und trank täglich etwa 15 Flaschen Bier. Er wirkte sehr schweigsam, zugleich nachdenklich, neigte jedoch zu gelegentlichen unkontrollierten cholerischen Wutausbrüchen, und Andreas fürchtete sich sehr vor ihm. Sein nervöses, unterwürfiges Verhalten und seine Beschwichtigungshaltung, indem er ständig verlegen lächelte, rührten sicherlich aus der Beziehung zum Vater. Der Vater war zudem zutiefst unglücklich darüber, dass sich die Mutter so extrem in die Arbeit flüchtete. Andreas war Zeuge von endlosen Auseinandersetzungen, in denen der Vater der Mutter vorwarf, ihn und die Kinder zu vernachlässigen. Der Junge hörte zudem mehrfach, wie die übermüdete Mutter dem Vater den Verkehr verweigerte, was diesen zornig machte und wiederum resignieren ließ. Übrigens hatte Andreas' ältere Schwester, die gerade eine Ausbildung zur Erzieherin absolvierte, bereits einen Suizidversuch mit Schlaftabletten hinter sich.

Das Erschreckendste an der Begegnung mit der Mutter war für mich, dass sie niemals und niemanden zuhörte. Erzählte jemand etwas, ob der Vater oder Andreas, kommentierte oder deutete ich etwas, wirkte sie absolut desinteressiert, schaute zum Fenster hinaus oder begann unvermittelt etwas zu brabbeln, was ihr gerade durch den Kopf gegangen war. Sie hatte die große Not ihrer Kinder niemals erkannt und fühlte sich jetzt lediglich in ihrem Tagesablauf gestört von dem – wie sie meinte – „komischen Verhalten" von Andreas.

Die Gleichgültigkeit und andererseits Beziehungs- und Distanzlosigkeit in dieser Familie wurde ebenfalls deutlich, als Andreas berichtete, das die inzwischen 19-jährige Schwester noch immer mit ihm in einem Zimmer schlafen würde. Oft schlief auch noch deren Freund bei ihr, und Andreas wurde häufig Zeuge ihres sexuellen Verkehrs. Gelegentlich schickte ihn die Schwester auch fort, um Kondome zu kaufen. In Andreas' Träumen tauchten natürlich vielerlei inzestuöse Phantasien auf, die sich um die Schwester rankten.

Bereits die Einhaltung der Termine für die Vorgespräche erschien Andreas nicht möglich. Mal kam er viel zu früh, mal viel zu spät, oft fielen vereinbarte Stunden aus. Hin und wieder rief er nach Stundenbeginn an, um den Termin abzusagen. Es war auch nicht möglich, mit den Eltern die notwendigen Formalitäten für das Delegationsverfahren zu erledigen, so dass ich fürchtete, die Therapie müsse bereits an den Vorbedingungen scheitern. Verzweifelt rang ich darum, einen einigermaßen tragfähigen Rahmen aufzubauen, der mir in diesem Fall von besonders großer Wichtigkeit erschien. Honorarforderungen wegen des Ausfallhonorars wurden von den Eltern nicht beglichen, andererseits bedrängte mich Andreas, möglichst bald mit einer Therapie zu beginnen, weil die Situation für ihn immer unerträglicher wurde. Der Drang, Geld zu stehlen, um zu spielen, wurde immer heftiger und konnte von ihm immer weniger kontrolliert werden. Neben seiner masochistischen Neigung zur Unterwerfung zeigte Andreas andererseits starke Tendenzen, schwächere Partner zu quälen. Dies tat er mit ausländischen Mitschülern, die er zutiefst ablehnte und hasste, und später mit Jüngeren oder Gleichaltrigen, die ebenfalls wie er Bäcker lernten. Oft kam es bei ihm auch zu plötzlichen Durchbrüchen von Wut, nie jedoch in der Familie, weil ihn die Gegenwart des Vaters sehr ängstigte. In einer seiner letzten Stunden der Therapie erzählte er mir übrigens, dass er während der ganzen Zeit seiner Therapie mit dem Impuls zu kämpfen hatte, mich mit einem schweren Aschenbecher zu erschlagen.

Ein großes Problem in der Behandlung dieses Jugendlichen war, wie bereits erwähnt, dass die Rahmenbedingungen nur schwer einzuhalten waren. Daneben zeigte sich eine außerordentliche Tendenz zum Inszenieren und Agieren in allen Außenbeziehungen.

Über dieses technische Problem, wie es gelingen kann, den ausagierten und inszenierten Konflikt in die Therapie hereinzubringen und wieder zu introjizieren, möchte ich im Folgenden berichten.

Um also gemeinsam erträgliche Rahmenbedingungen herauszufinden, aber auch um alle Formalien zu erledigen, brauchte ich in diesem Fall viel mehr Vorgespräche als üblicherweise, und ich begann darum mit einer einstündigen Therapie, zumal mich andererseits das sichtbare Leiden des Jungen unter psychischen Druck setzte. Weil ich einer dringlichen anderweitigen Verpflichtung nachkommen musste, sagte ich Andreas – etwa in der zehnten Stunde – kurzfristig einen Termin ab. Der Junge meinte recht freudig, da könne er wenigstens in Ruhe seinen Geburtstag feiern, den er am Tag zuvor gehabt habe. Andreas wirkte dabei übermäßig aufgedreht und fröhlich, was mich eigentlich hätte stutzig machen müssen.

Der Jugendliche kam zur nächsten vereinbarten Stunde, und ich bemerkte erst nach einer Zeit, dass er recht bleich und angeschlagen aussah. Er wirkte besonders unterwürfig, kicherte ununterbrochen hysterisch und wusste nicht so recht, wie er anfangen sollte. Ich war einigermaßen verblüfft über sein Verhalten, schwieg aber und wartete, bis Andreas zu sprechen begann. Er habe sich so sehr vor seinem Vater geschämt, und er habe ihm nicht ins Gesicht sehen können. Ja, er habe regelrecht Angst vor ihm gehabt, und der Besuch des Vaters sei für ihn so schrecklich gewesen im Krankenhaus. Ich war einigermaßen perplex, dass der Junge im Krankenhaus gewesen war. Andreas sagte: „Ich hab's halt wieder mal gemacht." In diesem Moment realisierte ich erst, dass Andreas wieder einen Suizidversuch unternommen hatte. Und über seine Äußerungen, den Vater betreffend, erfuhr ich auch von seiner Angst und von seiner Scham mir gegenüber.

Andreas hatte zu seinem Geburtstag sehr viel Geld bekommen. Obwohl Sonntag war, hatte jedoch keine Feier stattgefunden, weil die Mutter zu müde war und bereits wieder um 18 Uhr zu Bett ging und der Vater danach fern sah. Unvermittelt schoss mir durch den Kopf, dass ich Andreas ja die Stunde für den nächsten Tag abgesagt hatte und mich genauso gleichgültig gezeigt hatte wie seine Mutter. Ich fühlte mich unmittelbar beschämt und schuldig. Am Montag habe er frei gehabt. Ganz leise wären Gedanken gekommen, dass er einmal etwas mit einer Prostituierten erleben wollte. Die Gedanken wurden immer drängender und quälender, und Andreas fuhr schließlich mit der S-Bahn in die Großstadt. Inzwischen war er regelrecht getrieben von der Phantasie, mit einer Prostituierten schlafen zu wollen, und er ging ins Vergnügungsviertel der Altstadt. Er betrat eine Bar, die bereits geöffnet hatte, und sprach eine Bardame auf seine Begierde hin an. Diese nahm ihn in ein Nebenzimmer, sprach mit ihm, streichelte ihn und gab ihm sogar einen Kuss. Nach und nach gab Andreas ihr sein gesamtes Geld, das er zum Geburtstag bekommen hatte, mehrere Hundert Euro. Als die Frau ihr Ziel erreicht und Andreas ausgenommen hatte, schickte sie den Jungen weg. Beschämt, ernüchtert und voller Wut stand er schließlich wieder auf der Straße. Ziellos lief er herum, und schließlich kam ihm blitzartig der Gedanke, einer älteren Frau die Handtasche zu rauben und wegzurennen. Doch dieser Gedanke verstärkte noch seine Gefühle von Scham und Schuld. Andreas wollte jetzt nichts anderes mehr, als verschwinden, um diese schrecklichen Gefühle nicht mehr aushalten zu müssen. Er ging in eine Apotheke, kaufte rezeptfreie Schlaftabletten, die er auch dieses Mal problemlos bekam. Dann setzte er sich auf eine Parkbank, schluckte die Tabletten herunter, rief von einer nahegelegenen Telefonzelle aus die Polizei an und beschrieb die Bank, auf welcher er zu finden sei. Dann wurde er bewusstlos und wachte im Krankenhaus auf. Übrigens schluckte Andreas die Tabletten zu genau jener Zeit, in der unsere Stunde hätte stattfinden sollen.

Patienten mit dissozialen Störungen wie Andreas setzen ihren intrapsychischen Konflikt nicht ausschließlich in unserem Therapiezimmer in Szene, sondern in ihrer gesamten Umwelt und in allen Außenbeziehungen. Andererseits können wir durch eigenes Agieren und durch unzureichend reflektierte Interventionen das handelnde Inszenieren erst hervorrufen oder verstärken. Ich bin mir sehr sicher, dass meine Absage der Therapiestunde primär auslösend wirkte; Andreas' Suizidversuch war auch als Appell, Rache und als Provokation direkt an mich gerichtet. Der Bericht von Andreas machte auch deutlich, dass sein Handeln folgerichtig einsetzte, weil er Erinnerungen, Gefühle und Affekte nicht anders aushalten konnte. Er suchte seine Sehnsucht bei der Mutter zu stillen, wurde betrogen, wollte sich erneut an ihr rächen. Die aufkommenden Scham- und Schulgefühle waren schließlich wiederum nicht mehr auszuhalten, und er suchte zu entkommen, nicht ohne die Polizei als rettendes Über-Ich installiert zu haben.

Das handelnde Inszenieren dieses Patienten stellte das große Problem dieser Therapie dar: Viermal unternahm er während der Therapie einen Suizidversuch. Was dies für mich an Schuld- und Schamgefühlen bedeutete, an Entwertungen durch Krankenhausärzte und Psychiater, vor allem jedoch an Unsicherheiten und Ängsten sei zumindest am Rande vermerkt. Über lange Zeit erfuhr ich also Andreas' Affekte nicht direkt in der Beziehung, sondern sie kamen als geballte Ladung aus seinen Außenbeziehungen zurück. Einmal vergaß er zu Hause in der elterlichen Küche die Fritteuse auszuschalten, und es kam zu einem verheerenden Wohnungsbrand. Mehrfach wurde gegen Andreas wegen Gewalttaten und wegen Fahrens ohne Führerschein Anzeige erstattet, und es kam immer wieder zu Gerichtsverhandlungen.

Es ist keine Frage, dass wir uns hier immer zwischen Skylla und Charybdis bewegen: Zum einen brauchen Jugendliche wie dieser Patient gelegentlich auch unsere Mithilfe bei der Lösung ihrer sozialen Probleme, zum anderen müssen wir darauf achten, nicht in einen Sog von handelndem Agieren und Mitagieren zu geraten. Wichtig ist darum immer die Frage, wie wir es schaffen, das Externalisierte wieder zu internalisieren.

Nach Rauchfleisch (1981) hat das handelnde Inszenieren dieser Patienten vielerlei Ursachen. Es ist nicht nur ein Ergebnis mangelnder Triebsteuerung oder insuffizienter Kontrollfunktionen. Es ist auch eine spezifische Form zu kommunizieren, die auf einer Unfähigkeit zu reiferen, etwa verbalen, Kommunikationsformen beruht. In Andreas' Inszenierung ist auch eine deutliche Tendenz zur Selbstbestrafung angelegt, und in seinem Anrufen der Polizei steckt gleichzeitig der verzweifelte Versuch, in der Außenwelt Hilfe zu finden. Rauchfleisch meint, dass das Agieren der Patienten immer auch ein Versuch ist, die einstige kindliche Ohnmacht handelnd zu bewältigen. Ich denke, es ist nichts anders als der bei schwer traumatisierten Patienten wirkende Wiederholungszwang, so wie wir ihn im vorherigen Fall kennengelernt haben.

Es wird auch erkennbar, wie Andreas seine intrapsychischen Konflikte in symbolischer Form ausdrückte. Vorrangiges Ziel der Therapie muss sein, das handelnde Inszenieren wieder auf einen inneren Konflikt zurückzuführen. Deutungen sind immer dynamisch von dem Ziel geleitet, von Handlungsabsichten und vom Handeln abzulenken. Bei dissozialen Störungen wird vom Therapeuten erfahrungsgemäß besonders großes Durchhaltevermögen und Ausdauer verlangt, weil alle Deutungen nur kurzfristig wirken und ein langfristiges Durcharbeiten erforderlich wird, um ein stabileres Ich mit verbesserten Funktionen zu erreichen: Andererseits war es wichtig, dass Andreas im Laufe seiner Therapie erfuhr, was er mir mit seinem Agieren antat, wie er mich quälte, bloßstellte und schuldig werden ließ, damit er auch erkannte, wie sehr ich um ihn besorgt war. Ich ließ ihn darum immer zu einem gewissen Teil an meinen Gegenübertragungsgefühlen teilhaben. So gelang es, an die grenzenlose Scham und an Zustände von Hilflosigkeit vorzudringen, die von dem Patienten angstvoll vermieden werden mussten und mit Agieren abgewehrt wurden.

Mit seinen Inszenierungen sucht der Patient über eine symbolische Sprache einen Partner, der ihm bei der Bewältigung seiner Konflikte beisteht. Es ist darum therapeutisch konsequent – wie im Fall Achim – den Übertragungsanteil herauszuarbeiten und die direkten Verletzungen und Kränkungen in der Beziehung zu erkennen und zu verstehen. Im vorherigen Fall von Andreas war es beispielsweise meine unvermittelte Absage, die zu schweren Kränkungen und Gefühlen von Verlassenheit geführt hatte. Dies war ein schwerer Fehler gewesen. Ganz sicherlich hätte ich mit dem Patienten anders über die Notwendigkeit eines Stundenausfalls und über eine mögliche Verlegung sprechen müssen. Meine eigenen konflikthaften Anteile hatten mich recht schnell in die Dynamik verstrickt.

Nach Klüwer (1983) entsteht in einer psychoanalytischen Behandlung immer aus einem Verbaldialog ein Handlungsdialog, wenn sich die Übertragung konstelliert und damit die Absicht des Patienten zeigt, den Analytiker zu „behandeln". Bei Patienten mit der Neigung zum Externalisieren ist es das große Problem, dass sich der Handlungsdialog vorwiegend in Außenbeziehungen manifestiert, weil er es anders noch nicht erträgt. Er muss also erst in die Beziehung zu Therapeuten zurückgewonnen werden. Erst dann kann er über Verständnis und Einsicht auf die Ebene des Verbaldialogs zurückgeführt werden.

ICD-10 Diagnose
F 60.2 dissoziale Persönlichkeitsstörung

Unter dem Druck von Eltern und Institutionen

Dem äußeren Druck standhalten

Wie bereits erwähnt, unterscheidet sich die Kinderanalyse nicht von der Psychoanalyse Erwachsener. Ein Unterschied ergibt sich lediglich aus der Rolle der Eltern, die den Verlauf einer psychoanalytischen Therapie ganz entscheidend beeinflussen: Sie leiten die Therapie ein, und sie kommen regelmäßig zur begleitenden Psychotherapie, was zweifellos für die Therapeut-Patient-Beziehung und die Übertragungen wesentliche Auswirkungen hat.

Der Kinderpsychotherapeut arbeitet somit nicht nur mit einem einzelnen Patienten, nicht nur an dessen negativen Übertragungen und Widerständen, sondern auch mit den Eltern. Erschwerend kommt hinzu, dass sich das Kind in einem sozialen Umfeld bewegt, welches ebenfalls Erwartungen hegt, dass eine störende Symptomatik möglichst rasch verschwinden möge. Dies gilt im besonderen bei aggressiven, ausagierten und in der Gruppe wirkenden Symptomen, die den geregelten Ablauf des Erziehungsalltags erheblich hemmen können. Erzieherinnen und Lehrer leiden natürlich – manchmal mehr noch als die Eltern – unter den Symptomen und sind darum bemüht, dass das Kind oder der Jugendliche möglichst rasch therapiert wird. Oft raten sie den Eltern, manchmal drängen sie auch, eine psychotherapeutische Behandlung zu beginnen, und dieser Druck lastet dann zusätzlich auf dem Analytiker. Und alles ist durchaus nur gut gemeint.

Aber das Gegenteil von gut ist bekanntlich nicht schlecht, sondern eben „gut gemeint": Zum einen wollen die Pädagogen häufig in den therapeutischen Prozess mit einbezogen werden. Sie möchten informiert werden, an den Gesprächen teilnehmen, erwarten Ratschläge, wünschen, dass der Therapeut in die Institution kommt und vieles mehr. Lässt sich der Therapeut – aus gutem Grund – hierauf nicht ein, entwickelt sich zumeist ein unüberschaubares, nicht mehr zu klärendes Agieren, das oft nur bewältigt werden kann, indem der Therapeut schließlich doch klärende Gespräche mit den Erziehern oder Lehrern führt. Solche Gespräche sind dann durchaus geeignet, Ausstoßungstendenzen vorzubeugen, die Lehrer zu entlasten und ihnen Informationen über die Psychodynamik zu geben, wobei sehr darauf zu achten ist, dass die Schweigepflicht gewahrt wird (vgl. auch Diepold 1995, S. 278). Rauchfleisch hält beispielsweise bei dissozialen Patienten eine Arbeit an und mit der sozialen Realität für unumgänglich.

„So wie diese Patienten uns viele Mitteilungen über ihre innere Befindlichkeit, über ihre Konflikte und ihre strukturellen Störungen szenisch-handelnd vermitteln, so muss auch der Therapeut mitunter seine Interventionen in handlungsmäßiger Form geben. Dies bedeutet nicht ein Gegen-Agieren, sondern stellt – bei sorgfältiger Reflexion von Übertragung und Gegenübertragung – im Grunde nur eine auf die Bedürfnisse dieser Patientengruppe abgestimmte Erweiterung des therapeutischen Interventionsrepertoires dar" (1992b, S. 194).

Unabhängig davon bleibt der Erwartungsdruck von außen ständig erhalten. Noch mehr Drängen geht freilich von solchen Eltern aus, die den Therapeuten von Mal zu Mal mehr nötigen, er möchte noch massiver auf den Patienten einwirken, dass er endlich mit seinen störenden Symptomen aufhöre. Damit bildet sich ab, was die Eltern erfahren haben an Beschuldigungen, Unterdrucksetzen und Beschämungen. Jetzt entlasten sie sich ein wenig, indem sie den Therapeuten zum Schuldigen machen und in Zugzwang bringen.

Dem vielfältigen Druck standzuhalten ist nicht leicht. Die Gefahr ist groß, dass sich der Therapeut mit den strafenden Eltern und dem kollektiven Über-Ich verbündet und seine analytische Neutralität aufgibt – aus Angst vor Eltern und Institutionen und deren Entwertungen, um zu gefallen, oder weil er die Triebäußerungen seines Patienten nicht erträgt und sie unterdrücken möchte. Dies kann von moralisierenden Vorwürfen, über gutes Zureden und Wünschen bis hin zu allen möglichen Formen von psychischer Beeinflussung reichen. Der Analytiker wird damit den gleichen autoritären Anspruch wiederholen und Anpassung fordern wie alle anderen Beziehungspersonen und möglicherweise damit scheitern wie alle vorher. Dies gilt übrigens auch bei anderen sozial störenden Symptomen, wie etwa bei Schulphobien oder Essstörungen. Ein solches Drängen geht stillschweigend davon aus, als könnte der Patient sein störendes Verhalten problemlos ändern, wenn er es nur wollte. Dies entspricht weit verbreiteten naiven laienpsychologischen Auffassungen – und ist auch nicht selten Grundlage des Handelns von Fachleuten.

Selbst wenn der Kindertherapeut mit einem liebevollen Drängeln vordergründig Anpassung erreichen würde, brächte das keine Aufarbeitung der Konflikte, und vor allem gelänge nicht der Aufbau von Ich- und Über-Ich-Funktionen, die dem Patienten langfristig Triebaufschub ermöglichen. Der Therapeut würde, ganz im Gegenteil, die Projektion des Über-Ich auf ihn und die unbewussten Selbstbestrafungstendenzen seines Patienten mitagieren. Er würde damit dessen Neigung zum Externalisieren weiterhin aufrechterhalten.

Eine psychoanalytische Therapie soll jedoch – ganz im Gegenteil hierzu – wieder die Voraussetzungen herbeiführen, dass sich ein moralisches Empfinden entwickeln kann, und nicht zur Unterwerfung unter einem bestehenden Moralkodex zwingen. Die Grundlage des moralischen Empfindens liegt in der Erfahrung des kleinen Kindes, selbst zu sein in der Kontinuität des Seins.

„Wir können beobachten, wie sich dieses Schuldgefühl herausbildet, während das Kind allmählich Vertrauen in die Zuverlässigkeit seiner Umgebung entwickelt. Wir können umgekehrt beobachten, wie diese Fähigkeit, ein Schuldgefühl zu empfinden, allmählich wieder verlorengeht, wenn das Kind kein Vertrauen mehr hat, und die Umgebung nicht mehr als verlässlich erfährt – zum Beispiel, wenn die Mutter abwesend, krank oder allzusehr von anderen Dingen in Anspruch genommen ist" (Winnicott 1994, S. 119–120).

Mit seinen antisozialen Taten will das Kind die Gesellschaft zwingen, mit ihm zu dem Punkt zurückzugehen, an dem die Störung eintrat. In einer psychoanalytischen Therapie kann das Kind das gute Objekt und die gute schützende Umwelt wiederentdecken, die ihm früher ermöglicht hatte, seine Triebe, auch seine destruktiven, zu erleben (vgl. Winnicott

1988, S. 146). Dies gelingt aber nur dann, wenn sich der Analytiker nicht zum Verbündeten einer Moral einfordernden Umwelt machen lässt und kategorisch seine analytische Haltung bewahrt und wenn er sich auf die spontanen Gesten einlässt.

Ich halte es darum für besonders wichtig, gerade bei aggressiv ausagierenden Störungen, schon bei Behandlungsbeginn mit den Eltern über realistische Therapieergebnisse und über die wahrscheinlich erst langfristigen Veränderungen im sozialen Bereich zu sprechen. Dies leitete gewöhnlich schon einen stürmischen dynamischen Prozess ein: Gerade weil Eltern von Kindern mit aggressiven Störungen unter dem Druck und einer entwertenden Haltung der Öffentlichkeit und unter schweren Schuldgefühlen leiden, schürt das die sowieso meist großen Widerstände. Diese Eltern wollen darum in der Regel von keiner Psychodynamik und keinen langfristigen Therapien behelligt werden, sondern suchen Patentrezepte, möchten klare Verhaltensanweisungen, wünschen Ruhigstellung per Pharmaka und finden selten willige Vollstrecker.

Für den Kinderpsychotherapeuten wird die Therapie eines aggressiven Kindes darum zu einer wahrhaftigen Sisyphusarbeit – und zwar an allen Fronten. Das Erarbeiten eines realistischen therapeutischen Rahmens und die Einhaltung seiner Bedingungen werden deshalb von größter Bedeutung für die Therapie eines Patienten mit aggressiven Störungen im sozialen Bereich.

Elterliche Mitarbeit als eine zentrale Rahmenbedingung

Druck, mangelnde Mitarbeit, Widerstände aller Art von Eltern gibt es natürlich nicht nur bei aggressiven Störungen. Und weil der Kinderpsychotherapeut – aus dem Erleben und der Sicht der Eltern – meist schlimme Botschaften überbringt, wird er nicht selten, wie meist der Bote von schlechten Nachrichten, als Feind betrachtet und auch so behandelt. Aus der Angst heraus, mit psychodynamischen Überlegungen konfrontiert zu werden, die eine Beteiligung der Eltern an der Entstehung der kindlichen Störungen erkennen lassen und vor entsprechenden

Schuldgefühlen, werden die schon vorhandenen Widerstände noch verstärkt. Es werden Abwehrmechanismen eingesetzt, beispielsweise die Identifikation mit dem Aggressor, vielleicht kommt es zum Absagen von Stunden, zur Verweigerung der analytischen Mitarbeit und schließlich zur chronisch feindseligen Haltung. Ist das nicht aufzuarbeiten, wird es das Ende einer Therapie bedeuten.

Es ist wichtige Voraussetzung, dass die Eltern – und nicht irgendeine Institution – eine Behandlung ihres Kindes wünschen und entschieden dahinterstehen, denn das Kind ist real von ihnen abhängig. Die Eltern müssen gewährleisten, dass das Kind zu mir in die Praxis kommt. Ohne diese eindeutige Aussage und Haltung der Eltern, ohne ihren Behandlungsauftrag, ist die Therapie eines Kindes nicht durchführbar. Es ist das Fundament, auf welchem die Therapie des Kindes ruht, und nur auf dieser Basis können die erheblichen Widerstände eines Kindes bearbeitet werden. Ist das Behandlungsbündnis mit den Eltern so stabil, dass sie die vereinbarten Regeln einhalten, wird es, trotz turbulenter aggressiver Übertragungen und Widerständen, erfahrungsgemäß auch zu keinem Abbruch der Therapie kommen. Dies gilt für mich nach wie vor – auch wenn ich mit der Kritik am Konzept des Behandlungsbündnisses einig bin, dass es selbstverständlich keinen neurose- und übertragungsfreien Raum gibt (vgl. Gekle 1992).

Es ist darum notwendig, zu manchen Eltern erst einmal eine tragfähige Beziehung aufzubauen, ehe mit der eigentlichen analytischen Arbeit begonnen werden kann. Erst muss ein analytischer Raum entstehen, in welchem sich der analytische Prozess entfalten kann. Dies gilt besonders dann, wenn Eltern aufgrund des Drucks einer Institution um einen Therapieplatz für ihr Kind nachgesucht haben und nicht, weil sie selbst motiviert waren. Von dem eigenen Leidensdruck und der Motivation der Eltern, von ihrer möglichen Empathiefähigkeit, dem Maß ihrer Verletzlichkeit, ihrer Fähigkeit zur Umstrukturierung und vielem mehr hängt jedoch ab, ob sie langfristig mitarbeiten werden und eine Psychoanalyse ihres Kindes mittragen und fördern können. Gelegentlich werden wir an Grenzen geraten, an denen überlegt werden muss, ob die analytische Psychotherapie eines Kindes überhaupt durchführbar ist. Im folgenden Fallbeispiel möchte ich das illustrieren.

Marius, ein 13-jähriger Junge – noch in der Präadoleszenz – litt an ungewöhnlich schweren Zwangssymptomen, Vergiftungsängsten, Ängsten vor Einbrechern und vielem mehr. In seiner Not hatte er sich einem Lehrer anvertraut, der ihn mit seinen Eltern an eine psychologische Beratungsstelle geschickt hatte. Dort wurde den Eltern unmissverständlich klar gemacht, dass es sich um eine schwere psychische Problematik handle und dass der Junge dringend Therapie benötige. Der Leiter der Beratungsstelle, ein befreundeter Kollege, hatte mich angerufen und mich gebeten, doch möglichst rasch mit dem Jungen anzufangen. Wider besseres Wissen ließ ich mich unter sanften kollegialen Druck setzen und begann die Therapie einzuleiten, ohne dass die Eltern und der Patient warten mussten, ohne größeren Leidensdruck – zumindest der Eltern – und ohne, dass sie es notwendig gehabt hatten, sich selber um eine Behandlung zu bemühen. Dies waren bereits denkbar schlechte Voraussetzungen, weil mich auch andere als nur analytische Gründe bewogen hatten, sofort mit einer Therapie zu beginnen.

Ich möchte an dieser Stelle nicht weiter auf die Dynamik und den Hintergrund der vorliegenden psychischen Erkrankung des Jungen eingehen, sondern lediglich ein wenig die Persönlichkeit der Eltern beschreiben. Die Mutter war von Beruf Krankenschwester, und ich erlebte sie zwanghaft genau, ja penibel. Andererseits spürte ich wenig emotionalen Tiefgang, kaum Empathie und keinerlei Interesse an psychischen Zusammenhängen. Alles an ihr wirkte auf irgendeine Weise aufgesetzt und theatralisch. Direkt nach dem Mutterschutz war sie wieder berufstätig geworden, bei der Betreuung der Kinder – Marius hatte noch zwei jüngere Geschwister – war sie von ihrer Mutter unterstützt worden. Vor dem Vater hatten alle in der Familie große Angst. Von Beruf war er Versicherungskaufmann, er wirkte auf mich aalglatt und überheblich, und er setzte seine Familie unter erheblichen Druck. Er strahlte Eiseskälte aus und prahlte bereits im Vorgespräch mit seiner Rücksichtslosigkeit, die er Durchsetzungsfähigkeit nannte, mit seinem Geschick, Menschen zu nötigen, ihm eine Versicherung abzukaufen. Beide Eltern trugen teure und elegante Kleidung, waren schlank und gebräunt und gleichen einem Traumpaar aus einer Frauenzeitschrift. Meine Beschreibung mag sich unsachlich anhören, doch bestätigte das Ehepaar in der Tat gewisse Vorurteile.

Von Anfang an erlebte ich die Eltern wenig bereit, von sich zu erzählen, zu reflektieren und sich in einen analytischen Prozess einzulassen. Vom Vater wusste ich lediglich, dass es während seiner Jugendzeit große Auseinandersetzungen mit seinem eigenen Vater gegeben hatte. Der jüngere Bruder hatte studiert, war Ingenieur geworden, und Marius' Vater sprach des öfteren abfällig über die Unfähigkeit von Akademikern, das Leben zu bewältigen, und wie wenig sein Bruder doch verdienen würde. Dabei war erheblicher Neid und Bedauern darüber zu spüren, dass er selbst keinen akademischen Abschluss hatte. Mir war es mit diesen Eltern zutiefst unwohl, was begleitende Psychotherapie anging, denn ich erlebte sie nur im geringen Maß befähigt und gewillt, mitzuarbeiten. Doch ließ ich mich von den schweren Symptomen von Marius und seinem Leiden beeindrucken und beantragte die Psychotherapie. Die Eltern hatten übrigens allen Rahmenbedingungen, Termine, Honorierungen und so weiter, ohne Einschränkungen zugestimmt.

Nur wenig später bekam ich bereits die ersten Widerstände der Eltern zu spüren. Die privaten Honorarrechnungen wurden lange nicht beglichen, und es bereitete einige Mühe, Marius' Vater überhaupt zum Zahlen zu veranlassen. Dann wurden die Elterngespräch immer häufiger abgesagt, jedoch gerade so rechtzeitig, dass kein Ausfallhonorar in Frage kam. In den wenigen Stunden, zu denen ich die Eltern beinahe herbeizwingen musste, waren sie weiterhin kaum erreichbar. Die Mutter plapperte Oberflächliches, der Vater langweilte sich und ließ mich das auch überdeutlich wissen. Ich spürte, wie mir die Eltern mehr und mehr zu entgleiten begannen, und ihr Desinteresse an mir und den therapeutischen Sitzungen zeigten eigentlich, wie wenig wichtig ihnen die Probleme von Marius waren. Die Eltern ließen mich emotional verhungern und in meiner Gegenübertragung erlebte ich mich mehr und mehr im Stich gelassen. Ich wurde immer wütender, vor allem aber fühlte ich mich recht hilflos. Ich erlebte hautnah die Gefühle, welchen das Kind einst ausgeliefert war, aber ich sah keine Möglichkeit, die Eltern zu erreichen, geschweige denn, strukturell zu verändern.

Anders war es in den Stunden mit Marius. Er arbeitete freudig mit, ließ sich ganz in den analytischen Prozess ein und zeigte viel Empathie. Die Ängste verschwanden zunehmend, Marius entwickelte mehr Vertrauen in die Welt, etwas mehr Selbstwertgefühl und war des Lobes voll über die Wirkung von Psychotherapie. Immer häufiger sprach er von seinen Ängsten vor dem Vater, den er schon bedrohlich erlebte, wenn er nur anwesend war. Er verbreitete nicht nur einen schwer auf die Familie lastenden Druck, er verletzte, stellte bloß und machte sich über die Schwächen und die Angstsymptome des Jungen lustig. Doch Marius traute sich nicht, sich direkt mit ihm auseinanderzusetzen. Sprachlos und wie in Angststarre, nahm er alles ohne Gegenwehr hin. Oft hatte er nach solchen beschämenden Situationen im Bett gelegen und vor Scham und Wut und vor allem wegen seiner Hilflosigkeit geweint.

Dann änderte sich die Haltung des Jungen. Er wusste nichts mehr zu erzählen, schwieg lange, ertrug dabei mein Schweigen nur widerwillig und meinte, es genüge doch, wenn er künftig nur noch einmal pro Woche komme. Marius betonte, er habe so viel Hausaufgaben, zudem sei er in zwei Vereinen, ihm bliebe nicht mehr genügend Freizeit. Ich verwies auf unsere anfänglichen Absprachen und dass die beiden Stunden für unsere Arbeit auch weiterhin unbedingt notwendig seien.

Dann begannen die Absagen. Marius kündigte keineswegs vorher an, dass er fernbleiben würde. Vor solchen Auseinandersetzungen hatte er zu große Angst, denn sie wiederholten die Beziehung zum Vater. Ganz fristgerecht rief jedoch die Mutter an und entschuldigte ihn mit fadenscheinigen Begründungen. Marius hatte sich mit der Mutter gegen den Vater zusammengetan, wie schon manchmal in der Vergangenheit. Aber die Mutter hatte ihn immer wieder fallengelassen. In der jetzt meist nur noch stattfindenden Einzelstunde war das Thema nicht zu bearbeiten, denn Marius begann trotzig zu schweigen. Ohne Frage war es für Marius dringend notwendig, dass es in den therapeutischen Sitzungen zu aggressiven Übertragungsreaktionen kam. Problematisch war jedoch, dass Marius gleichzeitig die Widerstände der Eltern agierte, welche die Therapie längst nicht mehr wollten, eigentlich nie gewollt hatten. Der Junge konnte dem Druck der Eltern – nach kaum 40 Therapiesitzungen – in keiner Weise standhalten und er entschied den Loyalitätskonflikt für sich so, dass er sich auf die Seite seiner Eltern begab.

Ich schlug ihm ein gemeinsames Gespräch vor, in dem über den Fortgang der Therapie und die Rahmenbedingungen gesprochen werden sollte. Eltern und Marius erschienen, deutlich als gemeinsame Phalanx und einig in dem, was sie wollten. Ich sprach über den Stand der Dinge, deutete die Widerstände von Marius und den Eltern und sprach auch über die dringliche Notwendigkeit, die Therapie fortzuführen. Der Vater meinte hierzu, dies sei doch wohl ganz Marius' Angelegenheit, die dieser auch für sich entscheiden sollte. Und im Gegensatz zu anderen Eltern würden sie auf ihre Kinder keinen Druck ausüben. Dann fragte er Marius, ob er die Therapie überhaupt noch wolle. Marius war in tiefster Not, ich spürte, wie schwer es ihm fiel, mich zu enttäuschen, aber er sagte trotzdem, dass es ihm gut ginge, dass er keine Ängste mehr habe und dass er die Therapie beenden wolle. Triumphierend meinte der Vater, dass ich doch sehe, dass ich nicht notwendig sei. Obwohl er gut verstünde, dass ich gerne weiterhin mit ihnen viel Geld verdient hätte. Die Mutter schwieg. Trotz meiner Verletzungen und meines Ärgers wies ich darauf hin, dass die Konflikte von Marius, die zu seinen schweren Ängsten geführt hatten, nicht bewältigt seien. Er sollte sich nochmals mit seinen Eltern besprechen und mich anrufen.

Marius teilte mir dann am nächsten Tag mit, dass er nicht mehr kommen wollte. Ich war enttäuscht und sehr wütend auf die Eltern, andererseits froh, nichts mehr mit ihnen zu tun zu haben. Gleichzeitig hatte ich das Gefühl, gescheitert zu sein und nicht genügend für Marius getan zu haben. Ich sorgte mich um den Jungen, denn ich fürchtete, er würde in eine schwere Ablösungskrise geraten. Lange Zeit hörte ich nichts mehr; eines Abends rief mich die Mutter an. Sie weinte am Telefon. Marius' Ängste seien wiedergekommen, schlimmer denn je. Er sei völlig verzweifelt, mache sich Vorwürfe, dass er die Therapie vorzeitig beendet habe, und bitte mich, die Therapie mit ihm wieder aufzunehmen. Ich schlug vor, dass mich Marius selbst anrufen sollte, was er direkt danach tat und vereinbarte mit dem Jungen einen Termin. Nach einer längeren Zeit der Symptomfreiheit war es wieder zu einem schweren Rückfall gekommen. Marius litt unter schweren hypochondrischen Befürchtungen, multiplen Zwängen und Phobien. Der Junge weinte immer wieder hilflos, entschuldigte sich unaufhörlich, dass er aufgehört hatte, und bat mich inständig, wieder mit der Therapie beginnen zu dürfen. Ich sagte Marius, dass das so einfach nicht ginge, denn ich hatte tatsächlich keinen freien Therapieplatz. Ich schlug vor, mit seinen Eltern ein Gespräch zu führen und dass er bis zur Klärung, wie es weitergehen könnte, einmal in der Woche kommen sollte. Dann würden wir die Therapie wieder zweistündig fortsetzen. Die Mutter rief sofort wegen eines Gesprächs an, doch zu meiner Überraschung kam sie allein. Der Ehemann sei auf einer Geschäftsreise und freue sich auch, dass Marius wieder kommen dürfe. Dann begann sie zu weinen und erzählte, wie sehr die Familie, besonders aber sie selbst, unter dem Ehemann leiden würden. Ich erlebte sie erstmals offen und in ihrer ganzen infantilen Bedürftigkeit. Ich blieb trotzdem dabei, dass zur Klärung der Weiterführung der Therapie von Marius ein Gespräch mit beiden Eltern notwendig wäre. Die Mutter ging, nicht ohne sich nochmals überschwänglich, auch im Namen ihres Mannes, zu bedanken, dass ich die Therapie ihres Sohnes wieder übernommen hatte.

Marius kam von jetzt an einmal in der Woche, und die schlimmsten Symptome waren recht bald wieder verschwunden. Binnen kurzem bemerkte ich, dass er in den Sitzungen wieder schweigsamer wurde, die Stimmung immer feindseliger, die Atmosphäre angespannt. Ich wünschte, dass wir nach den nächsten Ferien wieder zweistündig arbeiten sollten, und ich bemerkte erneut ein Zögern bei Marius. Er habe doch so viel zu tun und ob es nicht bei dem einen Mal bleiben könnte. Ich blieb dabei, dass wir klar besprochen hatten, dass ich die Verantwortung nur dann übernehmen könnte, wenn wir auch intensiv an seinen Konflikten arbeiten würden. Ich lud also die Eltern nachdrücklich zum klärenden Gespräch ein, denn ich bemerkte, dass ich schon bald wieder den Hund zum Jagen tragen musste. Trotzdem war ich derweilen guter Dinge, was die Bearbeitung von Marius' Widerständen anging, denn die Eltern waren mir ja dankbar, dass die Therapie wieder aufgenommen worden war. Sie würden jetzt über das Arbeitsbündnis mit mir einen stabilen Rahmen für die Therapie von Marius bieten. Im Folgenden will ich über das Gespräch mit Marius' Eltern ein wenig eingehender berichten.

Die Eltern kamen also, und bereits nach wenigen Sekunden Schweigen blaffte mich der Vater von Marius an: „Ich finde es unverschämt von Ihnen, jetzt auch noch zu schweigen. Ich wünsche detaillierte Auskunft darüber, was Sie bisher erreicht haben. Schließlich hat es bei Ihnen schon einmal zu nichts geführt." Ich war fassungslos über den unerwarteten Tiefschlag, der mich urplötzlich lähmte, denn ich hatte tatsächlich ein wenig Dank erwartet. Und ich war baff über die unglaublichen Verdrehungen der Realität, die schon in diesen ersten Bemerkungen enthalten waren. Ich erlebte drastisch, was Marius gemeint hatte, als er einmal sagte: „Mein Vater kann jeden so fertigmachen, dass er anschließend ganz klein ist." Tatsächlich verspürte ich zunächst Angst, ja Panik, ehe eine maßlose Wut angekrochen kam, die ich kaum beherrschen konnte. Trotzdem sammelte ich mich und meinte einigermaßen ruhig: „Ich erlebe Sie sehr gereizt. Wir können aber nur konstruktiv weiterarbeiten, wenn Sie Beleidigungen unterlassen." Marius' Vater nahm überhaupt nicht auf, was ich gesagt hatte, und fuhr fort: „Mein Sohn hat mir im Gespräch mitgeteilt, er wisse oft nicht, was er bei Ihnen sagen soll. Haben Sie denn eine Ahnung, wie man ein Gespräch mit einem jungen Menschen führt?" Im Nachhinein stellte sich übrigens heraus, dass er sich bislang nicht im Geringsten um die wiederbegonnene Therapie gekümmert hatte. Ich vermutete sogar, dass ihm die Mutter ursprünglich nichts davon hatte sagen wollen. Erst am Nachmittag vor diesem Gespräch hatte der Vater Marius beiläufig gefragt, was er denn bei mir besprechen solle. Dieser hatte gemeint, eigentlich nur, dass ich oft sehr schweigsam sei und dass er dann manchmal nicht wisse, was er sagen solle.

Ich spürte, wie mir die Lust verging, mit diesen Eltern überhaupt noch weiterzuarbeiten, weil es chancenlos war. Doch dachte ich ein weiteres Mal an Marius und sagte: „Ich spüre bei Ihnen ein grundsätzliches Misstrauen und Zweifel an meiner Therapie. Wir sollten uns jetzt wirklich fragen, ob wir unter diesen Bedingungen weitermachen können". An dieser Stelle meldete sich die Mutter zu Wort, die bislang geschwiegen hatte und von der ich mich regelrecht verraten sah, wie es so oft Marius selbst erlebt hatte: „Halten Sie es eigentlich für nützlich, wenn wir es auch mit Bachblüten versuchen? Manchmal bete ich mit dem Jungen, dass es ihm besser geht." Direkt nach dem Ablenkungsmanöver der Mutter fuhr mich Marius' Vater wieder an: „Können Sie meiner Frau denn keine vernünftige Antwort geben, ob das nicht auch gute Möglichkeiten sind, dem Jungen zu helfen?" Ich antwortete, inzwischen relativ ruhig, dass ich feststellen müsse, dass sie die Therapie von Marius eigentlich nicht wollen. Ich müsse heute noch einmal klar und bestimmt sagen, wenn sie diese nicht uneingeschränkt unterstützen würden, sollten wir auch nicht mehr damit beginnen. Schlagartig veränderte sich die Haltung des Vaters, und er gab sich jovial: „Sie müssen entschuldigen, ich hatte heute viel Ärger bei der Arbeit. Eine Stunde lang habe ich mit einem Kunden gesprochen, und trotzdem hat er mir keine Versicherung abgekauft. Und dann noch zu Ihnen." Er lachte kumpelhaft und verständnisheischend. Ich gab zurück: „Ich habe begriffen, dass Sie Ihren Ärger zu mir tragen wollen. Ich will Ihnen aber keine Therapie Ihres Sohnes verkaufen. Sie müssen gemeinsam besprechen, ob wir fortfahren sollen. Ich muss ebenfalls mit Marius klären, ob wir das noch können." Dann entließ ich sie.

Marius teilte mir in der folgenden Stunde mit, dass er sich sofort auf alle meine Bedingungen einlassen würde, denn die Therapie bei mir sei der richtige Weg. Sein Vater wolle aber nicht, dass es bei mir weiterginge. Er meinte, dass es schon schlimm genug sei, dass sein Sohn solch seltsame Schwächen zeige. Er fände es erniedrigend, sich von einem wie mir sagen lassen zu müssen, wie er seinen Sohn zu erziehen habe. Er würde jedenfalls nicht mehr zu Gesprächen kommen und seiner Frau würde er es allein schon gar nicht gestatten. Ich sagte Marius, dass wir die Unterstützung beider Eltern noch bräuchten, denn wären sie bewusst oder unbewusst gegen die Therapie, könnte auch er bald nicht mehr kommen. Das hatten wir ja schon einmal erlebt. Ich schlug ihm vor, ein letztes Mal mit seinen Eltern zu sprechen. Marius rief mich am nächsten Tag an und sagte, dass er endgültig nicht mehr kommen wollte.

Marius' Vater hatte gefürchtet, sein Sohn würde bei mir soweit erstarken, dass er den Kampf mit ihm aufnehmen könnte. Er hatte darum die gefährliche Therapie unterbunden. Die Mutter hatte Marius lediglich kurze Zeit unterstützt, dann hatte sie ihn wieder fallen lassen und sich erneut dem Vater unterworfen. Ich schrieb Marius noch einen Brief, in welchem ich mich verabschiedete und ihm vorschlug, dass er nochmals mit einer Therapie beginnen sollte, wenn er sich stärker und dazu besser imstande fühlen würde.

Für eine erfolgreiche Kindertherapie genügt es nicht, die Neurose der Eltern und die psychodynamischen Zusammenhänge lediglich zu verstehen, es müssen auch Umstrukturierungen möglich sein. Die Störungen der Eltern waren jedoch nicht nur sehr gravierend und hätten einer eigenen Analyse bedurft. Als großes Problem erwies sich vor allem, dass der Vater selbst keinen Leidensdruck verspürte, sondern andere leiden machte und die eigenen Schwächen in den Sohn, in die Ehefrau und schließlich in mich projizierte. Einsicht in die eigene Problematik oder gar der Wunsch, für sich selbst Hilfe zu suchen, waren darum nicht zu erwarten. Eine psychoanalytische Therapie seines Sohnes war für den Vater nicht nur unannehmbar, sondern löste schwere Ängste aus, die Homöostase der Familie könnte sich verändern. Die Therapie war darum kontraindiziert. Gegen den Willen des Vaters lief – noch – nichts. Vielleicht einmal, wenn die Ehefrau das Leid nicht länger ertragen und erkranken würde, vielleicht, wenn Marius erstarken und den Kampf mit dem Vater aufnehmen würde. Vielleicht. Dass ich so lange gebraucht hatte, das zu begreifen, war sicherlich meine Fehlleistung. Ich hatte mich von den Leiden des Jungen anrühren lassen und geglaubt, ich könnte ihm helfen. Damit hatte ich Marius ein unbewusstes Versprechen gegeben, das ich schon darum nicht halten konnte, weil mein Einsatz für ihn den Widerstand seines Vaters noch schürte. Gelegentlich kann auch ein Kind seine Mutter zum Abbruch bewegen. In seiner Sammlung von Fallstudien über psychoanalytische Behandlungen von Aggression berichtet Raue über ein Vorschulkind. Im Kindergarten reagierte der Junge übergriffig und zerstörerisch. In seinem kurzen Leben hatte er unzählige Operationen über sich ergehen lassen müssen. Die Mutter musste ihn auch weiterhin in vielfacher Weise körperlich versorgen. Aber dem Jungen war es perfekt gelungen, sie zu manipulieren. Er schaffte es schließlich, dass die Mutter die Therapie beendete, die er nicht wollte – der Therapeut wurde ausgeschlossen (Raue, 2008, S.80).

Wir können Kindern mit einer psychoanalytischen Therapie nicht helfen, weder ambulant noch stationär, wenn es die Eltern verhindern. Stationär geht es gelegentlich, wenn den Eltern das Sorgerecht entzogen wurde. Dies ist eine Realität, die wir akzeptieren müssen. Kinder sind von ihren Eltern noch in allen Bereichen real abhängig. Das Behandlungsbündnis mit den Eltern entscheidet darum über den Fortgang einer Therapie. Es ist – zwar nicht nur – aber auch, eine zentrale Rahmenbedingung, und Eltern können die Therapie ihres Kindes jederzeit boykottieren, um es weiterhin für unbewusste eigene Zwecke zu missbrauchen. Ich möchte betonen, dass wir in solchen Fällen nie zu früh aufgeben dürfen. Gelegentlich können wir aber auch zu einem psychoanalytischen Don Quichotte werden.

Eine weitere wichtige behandlungstechnische Überlegung ist, dass wir Beleidigungen und Unverschämtheiten von Eltern immer in aller Deutlichkeit zurückweisen sollten. Ich begreife solche Attacken nicht anders als die körperlichen Angriffe von Kindern, die ich ebenfalls niemals gestatte. Ich würde ansonsten akzeptieren, dass es legitim ist, Affekte blind auszuleben und nicht vom Ich kontrollieren und steuern zu lassen. Zudem würde ich bald eine masochistische Rolle übernehmen, von der ich nicht möchte, dass sich der Patient mit ihr identifiziert (vgl. auch Blanck u. Blanck 1985, S. 425). Und außerdem will ich, auch in meiner Rolle als Therapeut und innerhalb von komplexen Übertragungsbeziehungen, immer meine Würde und meine Selbstachtung behalten. Ich bin davon überzeugt, dass ich nur dann psychoanalytisch arbeiten kann.

Manifestationen von Aggression und Destruktivität in der Gesellschaft

Die narzisstische Wut des Attentäters

Auf der gesamten Welt ist es mittlerweile zu entsetzlichen Gewalttaten gekommen, die Amokläufe genannt werden. Einige davon, die in Schulen stattfanden, werden auch als „School Shooting“ bezeichnet. Gemäß Obleser befindet sich der Amokläufer in einer Extremsituation, die durch Unzurechnungsfähigkeit und extreme Gewaltbereitschaft gekennzeichnet ist. Seit 1974 sind über 100 School Shootings bekannt geworden, Davon ereigneten sich etwas 80% in den USA.

Das wohl grauenhafteste Massaker hat der Norweger Anders Breivik angerichtet. In Oslo hat er acht Menschen mit einer Bombe getötet und auf der Insel Utoya 69 Jugendliche erschossen, um mit seinen wirren nationalen Phantasien und seiner Partei „Nordischer Staat“ Aufsehen zu erregen.

Das Kernstück aller dieser Taten ist die narzisstische Wut, von der ich bereits im vorderen Abschnitt berichtet habe. Wut ist ein blitzartiger Ausbruch von Aggression. Sie überflutet und lähmt das Denken, so dass die Folgen jeden Handelns außer Acht gelassen werden. Wut kann gegen äußere Objekte, aber auch gegen das eigene Selbst gerichtet werden. Wir können das sehr gut bei kleinen Kindern beobachten, wenn sie nach ihren kleinen „Missetaten“ an ihren Schuldgefühlen leiden, weinen und um die Zuneigung der Mutter betteln. Hinter Wutausbrüchen stecken immer bewusste und unbewusste Motive und Phantasien. Ich habe diesen Abschnitt über Attentäter in die Neuauflage eingefügt, weil männliche Jugendliche immer wieder in den Verdacht geraten können, Attentate zu planen.

Einst hatte ich einen 16-jährigen Jugendlichen mit einer Angststörung in psychotherapeutischer Behandlung. Sebastian war unerwünscht geboren worden und hatte während seines gesamten Lebens viele Zurückweisungen, Kränkungen und Beschämung erlebt. Während der Therapie kam es zwar zur Besserung der Angst-Symptomatik, doch jetzt brach die ganze Wut auf, welche sich über die Jahre vor dem Hintergrund von unaufhörlichen Verletzung und Scham angesammelt hatte. Und Sebastian wusste inzwischen, dass er die Hauptschulprüfung wieder nicht schaffen würde.

Der Jugendliche war ein riesiger, bärenstarker Kerl. Er grinste mich hämisch an: „Haben Sie es mitgekriegt, von dem, der die Lehrer erschossen hat? Ich kann ihn verstehen! Recht hat er gehabt, ich könnte das auch!“ Ich erschrecke und bin entsetzt, sage ihm, dass ich seine Wut immer verstanden habe, aber jetzt wolle er andere und vor allem sich selbst schädigen und vernichten. „Recht haben Sie“, sagt Sebastian, krempelt den Ärmel hoch und zeigt mir eine Fülle von Brandwunden, die er sich mit Zigaretten zugefügt hat. Er krempelt auch sein Hosenbein hoch und zeigt mir Schnittwunden, die er sich mit einem Messer zugefügt hat. Wieder grinst er mich hasserfüllt an. „Ich habe so eine Wut! Alle werden es noch merken, alle! Der im Osten (er meinte Robert S.) hat recht gehabt. So werde ich es auch machen! Alle werden sie es büßen!“ Und dann erzählte er detailliert, wie er am Samstag einen Russlanddeutschen zusammengeschlagen habe! „Als er am Boden gelegen ist, habe ich auf ihn mit meinen Stiefeln eingetreten. Über mich macht sich niemand mehr lustig!“ Der Russlanddeutsche hatte ihn übrigens lediglich gefragt, was das Amulett an seinem Hals bedeuten würde. Das hatte genügt, um Sebastian so zu reizen, dass es zu dem brutalen Wutausbruch kam.

In jenem Moment, als Sebastian davon berichtete, Amok laufen und alle Lehrer erschießen zu wollen, hielt er mich auch als Selbstobjekt fest. Er war jetzt grandioser Täter, nicht mehr Opfer, und er kontrollierte mich, indem er mich mit seinen wilden Phantasien in Angst und Schrecken versetzte. Blitzartig schossen die wildesten Gedanken durch meinen Kopf. Wie konnte ich ihn von seinen Vorhaben abhalten? Oder war ich gar verpflichtet zu handeln, die Polizei zu benachrichtigen? Schon kurz darauf wurde mir klar, wie sehr ich mit meiner Gegenübertragung lediglich auf die Übertragungen des Patienten reagierte. Ich türmte auf die Größenphantasien des Patienten nur meine therapeutischen Höhenflüge. Tatsache war jedoch, dass ich ebenso hilflos war wie Sebastian. Ich war mit meinem Latein am Ende, wie er mit seiner Mathematik. Meine Ohnmacht habe ich Sebastian anvertraut: „Du machst mich jetzt hilflos, so hilflos wie Du Dich immer fühlst und worüber Du erzählt hast. Ich kann letztendlich weder irgendwelche Menschen noch Dich selbst vor Deiner Wut schützen. Aber wir werden uns bald wieder sehen und darüber sprechen." Das war die reine Wahrheit und meine Deutung machte Sebastian klar, dass er mich vielleicht als Objekt verlieren würde. Sebastian grinste zunächst triumphierend, schwieg eine Weile, auf einmal hatte ich das Gefühl, er würde ganz traurig. So endete dann die Stunde. Ich glaubte, ihn jetzt gehen lassen zu können, ohne dass ich eine Katastrophe befürchten müsste.

Zu erkennen ist, dass die schweren Kränkungen, welche Sebastian zugefügt wurden, mittlerweile unstillbare Rachsucht und Vernichtungswünsche nach sich gezogen haben. Werden die frühen narzisstischen Bedürfnisse eines Menschen nicht befriedigt und gestört, so kann sich eine chronische narzisstische Wut entwickeln. Übermäßige Unlust in der Kindheit, beispielsweise Misshandlungen und Vernachlässigungen, schaffen feindselige Destruktivität, die dann zum chronischen Wunsch führt, Schaden und Zerstörung anzurichten. Vernachlässigungen, Traumata, Körperstrafen, Beschämungen und Erniedrigungen lassen besonders starke Feindseligkeiten in einem Kind entstehen. Dann können nach auslösenden Ereignissen kurzfristig Durchbrüche von Wut erfolgen, aber auch regelrechte rächende Feldzüge veranstaltet werden. Hinter einer solchen Wut verbirgt sich auch ein unendlicher Neid auf alle glücklichen und zufriedenen Menschen. Kommen noch andere Faktoren hinzu, können schon geringe Auslöser genügen, um grauenhafte Aggressionen auszulösen. Von keinem Gewissen mehr gebremst, werden erschütternde Taten vollbracht.

Ich bin oft gefragt worden, was mich denn so sicher gemacht hat, dass Sebastian nicht Amok laufen würde. Niemand kann in einer analytischen Situation „sicher" sein, nicht bei Ankündigung eines Suizids, noch bei Vorhersage von Gewaltausübung. Ich biete als Psychoanalytiker lediglich meinen geschützten Raum an sowie sichere Bindung. Natürlich ist es die einfachste Lösung, in solchen Fällen Meldung zu machen. Das ist in der Vergangenheit oft geschehen, so dass auch völlig harmlose Kinder und Jugendliche diskriminiert wurden. In manchen Fällen hatte es genügt, dass ein Junge ein Messer oder eine Spielzeugpistole in die Schule mitgebracht hatte, dass die Polizei verständigt wurde. Mit solchen Fehleinschätzungen hat sich eine Vielzahl von Pädagogen und Psychologen auch schuldig gemacht. Andererseits sollte alles getan werden, weitere Schulmassaker zu verhindern. Hierzu gehört die Aufmerksamkeit der Eltern und der Lehrer, doch das Risiko sollte auch angemessen eingeschätzt werden. Dazu meint Peter Langman (2009, S. 201), dass viele Menschen eine Drohung ausstoßen, ohne sie tatsächlich ausführen zu wollen, im Scherz oder aus einem Wutimpuls heraus. Andererseits muss es nicht bedeuten, dass keinerlei Gefahr besteht, wenn keine Drohung stattgefunden hat. Wer sich mit Schulattentaten eingehend befassen will, sollte Langmans Buch studieren.

Wir können davon ausgehen, dass alle Amoktäter in ihrer Kindheit aufgrund eines problematischen sozialen Umfeldes schwere psychische Störungen entwickelt haben. Davon sind sowohl Langman als auch Hurrelmann überzeugt, der das Vorwort zu Langmans Buch verfasst hat (2009).

Der Vater von Anders Behring Breivik hatte die Familie kurz nach der Geburt des Jungen verlassen. Der Sohn war der Mutter offenkundig lästig. Schon in seinem ersten Lebensjahr äußerte sie, dass etwas mit ihm nicht stimmte. Der Junge klammerte stark und weinte viel, war launisch und neigte zu Wutausbrüchen. „Am liebsten wäre sie ihn losgeworden", klagte sie. Später wollte sie ihre beiden Kinder zur Adoption freigeben, sie wünschte beide „zum Teufel". Breivik wurde schon als 4-jähriges Kind wegen seiner Auffälligkeiten untersucht. In einer psychiatrischen Tagesklinik wurde festgestellt, dass er extrem unfähig sei, sich im Spiele einzuleben und mache nicht bei den Spielen anderer mit. Rollenspiele seien ihm fremd. Es fehle ihm an Spontaneität, Bewegungsdrang, Phantasie und Empathie. Bei der Mutter wurde festgestellt, dass ihr jede Form von menschlicher Nähe Angst mache. Schon diese wenigen diagnostischen Überlegungen lassen erkennen, dass Breivik kaum zu emotionalem Empfinden und zur Einfühlung in andere Menschen fähig war. Er war ein vaterloses, von der Mutter ungeliebtes Kind und entwickelte sich konsequent zu einem gefühllosen Psychopathen mit wirren Erlösungsphantasien. In dem Buch „Einer von uns" von Asne Seierstad wird das Leben des Anders Breivik konsequent nacherzählt. Die kruden Phantasien eines Menschen, der die Welt konsequent in Gut und Böse aufspaltet und schließlich das vermeintlich Böse vernichten will, werden in erschreckender Weise offenkundig: Mit dem grauenhaften Massaker auf der Insel Utoya hat Breivik die chronische Unlust seiner frühen Kindheit in mörderische Destruktivität verwandelt und sich kurzzeitig von seelischen Spannungen befreit.

In den vergangenen Jahren hat es in Deutschland drei besonders grauenvolle Attentate gegeben. Am 26. April 2002 erschoss der 19-jährige Robert Steinhäuser in Erfurt elf Lehrer, eine Referendarin, eine Sekretärin, zwei Schüler und einen Polizisten. Anschließend tötete er sich selbst. Am 11. März 2009 holte Tim K., nachdem seine Eltern aufgestanden waren, die Pistole aus dem Kleiderschrank im elterlichen Schlafzimmer und verließ gegen 9 Uhr sein Elternhaus. An seiner früheren Schule und während seiner Flucht erschoss er 15 Menschen, schließlich sich selbst. Bei einem Amoklauf in München tötete der 18-jährige Schüler David S. am 22. Juli 2016 am und im Olympia-Einkaufszentrum neun Menschen, anschließend sich selbst.

Was über Breivik geschrieben wurde, habe ich bei fast allen jugendlichen Attentätern wiedergefunden. Oft liegen unsicher-vermeidende Bindungsstörungen vor, meist handelt es sich um sehr zurückgezogene, sehr narzisstische Jugendliche. Gefühle von Hoffnungslosigkeit und Verzweiflung dominierten, nicht selten wurden Depressionen diagnostiziert. Es sind Einzelgänger, sie leiden an geringem Selbstwert, darum sind sie auch in hohem Maße verletzlich. Tim K. und David S. waren in kinder- und jugendpsychiatrischer Behandlung.

Drei weitere Gemeinsamkeiten lassen sich ebenfalls feststellen: Die späteren Täter wurden gemobbt und haben viele seelische Verletzungen erfahren. Alle spielten exzessiv sogenannte Killerspiele und hatten Zugang zu Waffen.

Von Mobbing wird bekanntlich gesprochen, wenn es um die *wiederholte* Ausgrenzung oder Herabwürdigung einzelner Schüler durch andere geht, über einen längeren Zeitraum hinweg. Eine Steigerung bedeutet das Bullying, ein rücksichtsloses, gewalttätiges Quälen, Bestehlen und Erpressen von unterlegenen Mitschülern, mit oder ohne körperliche Gewalt. Langman (2009) definiert Mobbing in seinem Buch nur über Ausübung von körperlicher Gewalt oder ihrer Androhung. Ich sehe die Wirkung von Mobbing allerdings besonders bei den seelischen Verletzungen, bei Bloßstellung und unendlicher Scham, wie wir das auch bei Cyber-Mobbing beobachten können. Seelischer Schmerz kann bekanntlich so unerträglich sein, dass er beim selbstverletzenden Verhalten seelischen Schmerz bewusst resomatisiert und so in einen körperlichen Schmerz verwandelt wird.

Mir liegt ein Brief – wahrscheinlich – eines Freundes oder einer Freundin von Tim K. vor, der am Tatort zwischen die Kerzen und Beileidsbekundungen gelegt wurde, aus dem ich in Kürze zitieren will:

Ich kenne die Details dessen, was Ihr Tim alles angetan habt, damit er bereit dazu war, seinen eigenen Tod in Kauf zu nehmen und Euch seine Schmerzen zu zeigen, indem er noch möglichst viele Menschen mit auf diese finale Reise mitnahm. Dass er diese Schuld einzukalkulieren bereit war, ist Euer Werk! Mir hat sich Tim anvertraut, was ihm alles widerfahren ist durch Euch! Ich weiß, was Ihr alle getan habt, damit es soweit kommen konnte!

Na, liebe Mädels, wie war das? Tim war ruhig, ja, er war schüchtern, aber wer ist das nicht? Ein Looser, den man meiden muss oder den man vor allen bloßstellen und blamieren muss, war er nicht!

Ihr habt ihn gefoltert, ja gefoltert. Durch permanentes Mobbing, permanente Zurückweisung und permanente Ignoranz. Ihr habt ihm permanent extreme seelische Schmerzen zugefügt! Ihr habt ihn ausgegrenzt und gemobbt. Ihr mobbt ihn immer noch, indem Ihr ihn totschweigt, indem Ihr nichts versteht und begreift.

Eine weitere Gemeinsamkeit ist, dass fast alle Attentäter gewaltverherrlichende Computerspiele vom Typus Counter-Strike durchgeführt haben, teilweise exzessiv. Jungen werden wegen ihrer narzisstischen Neigungen von Computerspielen mehr fasziniert als Mädchen. Im Spiel sind sie allmächtig und können alle Phantasien ausleben. Es ist durchaus davon auszugehen, dass Computerspiele jeder Art bei der Mehrzahl von Jugendlichen wahrscheinlich keine Folgen zeigen. Doch gilt es als erwiesen, dass Computerspiele mit gewalthaltigen Inhalten entsprechende Phantasien noch stimulieren und verstärken können. In seiner Reflexion mit dem Titel „Blick in den eigenen Abgrund" hat Horst Eberhard Richter über die Tat von Tim K. wie folgt in der FAZ geschrieben:

„Der Verlust an Nähe in allen Beziehungen gefährdet die Humanität. Nähe bedeutet Verantwortung füreinander. Auge in Auge weiß man, was man einander schuldig ist. Aber der Computer kennt kein Gewissen, kein Mitgefühl, keine Achtung vor anderen, grundsätzlich keine echte Nähe. Wie viele Altersgenossen verbrachte Tim K. täglich viele Stunden am Computer mit Killerspielen. Die meisten Jugendlichen können sich dabei entspannen. Aber es gibt andere, in denen die Virtualität nicht Gekränktheit und Hass aus der Realwelt abspaltet, sondern diese Spannung weiter auflädt. Jedenfalls sind sich die Experten einig: Killerspiele sind riskant für Jugendliche ohne festen inneren Halt. Das Magazin „Spiegel" hat von dem ehemaligen amerikanischen Militärpsychologen Dave Grossman erfahren, die amerikanische Armee setze Videosimulatoren nach Art von „Counter-Strike" ein, um die Tötungshemmungen der Soldaten abzubauen."

In der Nacht vor dem Amoklauf lud sich Tim K. offenbar 120 Bondage-Bilder (Bilder, auf denen gefesselte Männer von Frauen gequält werden) aus dem Internet auf seinen Rechner. Der Psychoanalytiker Horst

Obleser sah in den Bildern einen symbolischen Ausdruck für die Qual der gefesselten Seele. „Tim K. sehnte sich nach Nähe und Liebe, aber gefangen von den äußeren Umständen lief sein Bedürfnis ins Leere. Wo Anerkennung und Liebe fehlen, bietet die Gegenwart jedoch Ersatzbefriedigungen an“ (Obleser, 2010).

Was dann geschah, können wir nur vermuten. Wahrscheinlich hatte es ein auslösendes Ereignis gegeben, mit einer weiteren Kränkung und Beschämung, aber dieses Mal versagte die Abwehr. Die angestauten Gefühle, Verletzungen, Demütigungen und Scham wandelten sich in eine narzisstische Wut mit Rachsucht und Mordphantasien. Aus dem geschundenen Opfer wurde ein mitleidloser Täter. Über alle Attentäter wird berichtet, dass sie ihre grauenhaften Taten in einer Art Rausch vollbracht haben. Wir können annehmen, dass es ein Zustand von wahnhafter Verzerrung mit Versagen der Realitätsprüfung ist, ein kurzer psychotischer Einbruch.

Es sind viele Gemeinsamkeiten zu erkennen. Gemäß Langman (2009) müssen wir bei einer Analyse von Attentätern immer das Zusammenwirken von Persönlichkeit, Lebenswelt und Tatmedium im Auge haben (S. 13): Die folgenden Faktoren halte ich für zentral:

Amoktäter haben in ihrer Kindheit und innerhalb eines problematischen sozialen Umfeldes schwere psychische Störungen entwickelt, oft aus dem narzisstischen und schizoiden Formenkreis. Darum sind es auch fast ausschließlich junge Männer, die ihre Konflikte überwiegend externalisierend ausleben (vgl. Hopf, 2015).
Sie wurden von ihrer Umgebung nicht verstanden, in der Schule verachtet und gemobbt (vgl. Hopf, 2014).
Gewalthaltige, gewaltstimulierende Computerspiele wurden exzessiv betrieben.
Sie verfügten über Waffen, ob zu Hause oder über Handel.
Ein auslösendes Ereignis führte schließlich zum Durchbruch von narzisstischer Wut.

Mittlerweile besorgt mich, welche Vorbildwirkung die grauenhaften Taten von Attentätern ausüben können. Das wurde zuletzt mit dem Attentat von David S., deutlich, der seine tödlichen Schüsse am fünften Jahrestag von Anders Breiviks Schandtaten abfeuerte. Attentäter versuchen, sich mit ihren Massakern gottähnlich zu machen, was auf viele Jugendliche große Faszination und Bewunderung ausüben kann. Damit spalten sie jedoch, sie nehmen eine vermeintlich grandiose Tat wahr und verkennen dabei, dass es sich bei den Tätern um schwache und unglückliche, vom Leben gezeichnete und enttäuschte Menschen handelte, die letztendlich einen erweiterten Suizid begehen. Hier ist die Pädagogik gefragt, allen deutlich zu machen, dass im Zustand von Wahn Mordtaten begangen wurden, die absolut nichts Bewundernswertes haben, jedoch viele Opfer mit traumatisierten und trauernden Angehörigen. Auch die Überlebenden leiden lebenslang! Vor allem sollten die Medien mit ihren Berichterstattungen Zurückhaltung üben und sich auf sachliche Information beschränken.

Hass und Fremdenfeindlichkeit

Wir leben in einer Zeit, in der Hass beinahe selbstverständlich geworden ist. Der Eindruck kann entstehen, als seien Gemeinheiten und Beschimpfungen gesellschaftsfähig und es existierten keine Grenzen mehr. Ich wurde 1946 im Alter von vier Jahren aus dem Sudetenland vertrieben, war mit meiner Familie lange auf der Flucht und habe fast sechs Jahre in einem Flüchtlingslager gelebt. In den vergangenen Jahren bin ich ähnlichem wie damals wieder begegnet, Menschen auf der Flucht, Massenunterkünfte, traumatisierte Erwachsene und Kinder. Vor allem erschrecken mich die aufkommende Feindseligkeit gegenüber diesen leidenden Menschen, die Kälte und der Hass, wie wir sie damals ebenfalls erfahren haben. Darum will ich mit einem kleinen Abschnitt zur Ausländerfeindlichkeit abschließen. Zur weiteren Auseinandersetzung mit dem Thema verweise ich auf mein Buch über Flüchtlingskinder (Hopf, 2017).

Hass ist gemäß Otto Kernberg ein komplexer aggressiver Aspekt. Er ist zum einem dauerhaft und beständig. Vor allem ist Hass so im Charakter verankert, dass er wie ein normaler Bestandteil der Persönlichkeit, also ich-synton erlebt wird. Vorrangiges Ziel eines hasserfüllten Menschen ist es, das Objekt seines Hasses zu zerstören. Das Objekt wird also sowohl gebraucht wie ersehnt, ebenso seine Zerstörung (1997, S. 37). Dauerhafter Hass ist eine Störung der Persönlichkeit.

Wie kann es zu Hass auf das Fremde kommen? Ängste vor dem Fremden sind uns wahrscheinlich angeboren. Unter der Wirkung äußerer Einflüsse können sie kurzzeitig stärker werden, im Normalfall bilden sie sich jedoch wieder zurück, wie jede Furcht. Ist es zu schwerwiegenden Störungen während der Kindheitsentwicklung gekommen, können Persönlichkeitsstörungen entstehen. Ausländerfeindlichkeit kann dann zu einem wesentlichen und dauerhaften Bestandteil der Psyche werden. Werden Menschen allein wegen ihrer Zugehörigkeit zu einer bestimmten Rasse oder wegen ihrer Herkunft abgelehnt oder verfolgt, sprechen wir von Rassismus. Damit aus Phantasien Taten werden, braucht es noch andere Faktoren, etwa den Zeitgeist, eine Zugehörigkeit zu bestimmten Gruppierungen, dissoziale Entwicklungen mit Neigungen zu Gewalttaten und noch andere.

Menschen, die andere ablehnen und manchmal bis hin zur Vernichtung bekämpfen, spalten die Welt in einen guten und einen bösen Bereich. Sie projizieren eigene negative Anteile auf andere und machen sie so zu den Bösen. Minderheiten, die mittels einer Vorurteilsbrille stereotyp wahrgenommen werden, eignen sich dazu hervorragend. Bilickie (1993) hat den Projektionsmechanismus mit einer Metapher veranschaulicht. Der Fremdenfeind wirft in einer Nacht- und Nebelaktion seinen Müll in den Garten des Nachbarn. Am nächsten Tag will er nichts mehr davon wissen, beschimpft diesen Nachbarn als eine Dreckssau. Jetzt kann er ihn zu Recht entwerten, beschimpfen oder sogar schlagen.

Wird das Böse auf einen anderen verlagert, dann bin ich der Gute, und der andere ist der Schlechte. Weil Spaltungen und Projektionen unbewusst und daher unerkannt ablaufen, sind sie sie so gefährlich. Gemäß der Psychoanalytikerin Marianne Leuzinger-Bohleber verschmutzt der Fremde durch sein Eindringen die „reine Idylle der Heimat“, das Mutter- und Vaterland, die Nation. Eine weitere archaische Phantasie beruht auf dem frühen Geschwisterneid: Der Fremde wird als gefräßiger, gieriger Eindringling erlebt, der Arbeitsplätze, Wohlstand und Sozialsysteme an sich reißt... Den Vertriebenen nach dem Zweiten Weltkrieg wurde beispielsweise der Lastenausgleich missgönnt. Die heutigen Flüchtlinge bekommen in den Vorstellungen einiger stets mehr als die normalen Bürger, die sich hierfür anstrengen, sie besitzen die teuersten elektronischen Geräte und müssen nichts arbeiten... So wird es zumindest allenthalben behauptet.

Der unerbittliche Wunsch, einen reinen Kosmos herstellen zu wollen, hat viel Elend über die gesamte Welt gebracht. Ein wichtiges Ziel sollte daher immer sein, das Fremde kennenzulernen und Integration anzustreben. Wird Integration von einer Gruppe umzusetzen versucht, werden diese Menschen bezeichnenderweise wieder mit Spaltung bedacht und als „Gutmenschen“ diskriminiert.

Wie kann vorgebeugt werden?

Unser aller Entwicklung verläuft nicht ideal und darum besteht bei allen Menschen in entsprechenden Situationen eine Neigung zum Rückfall in längst überwunden geglaubte Entwicklungsstadien. Unter dem Einfluss äußerer Bedrohungen können *alle* Menschen gelegentlich auch fremdenfeindliche Phantasien entwickeln. Doch Kennzeichen eines einigermaßen stabilen Selbst ist es, nach entsprechender Prüfung die Wirklichkeit wieder angemessen erkennen zu können. Eine Atmosphäre von Verlässlichkeit und von emotionaler Wärme schafft in der Kindheit ein Grundvertrauen in andere Menschen und in sich selbst. Damit wird die Anfälligkeit für Schuldprojektionen und von Vorurteilen deutlich herabgesetzt. Rassismus und Fremdenfeindlichkeit führen zu einer kurzzeitigen individuellen und kollektiven Stärkung des Ichs. Wessen Selbstwertgefühl gestört ist, dem tut es gut, zu einer Gruppe von vermeintlich nur Guten zu gehören, und der ist stolz darauf, Deutscher zu sein. Wenn jene Menschen andere Menschen damit nicht diskriminieren, schadet das auch nicht. Denn so wie es ein normales Misstrauen Fremden gegenüber gibt und im Extremfall einen pathologischen Fremdenhass, so kann es auch eine normale Zuneigung zur eigenen Nation geben *und* einen gefährlichen, übersteigerten Nationalismus. Vielleicht sind in der Vergangenheit gelegentlich auch normale Gefühle von Liebe zur Heimat und zum eigenen Land herabgesetzt worden.

Können uns Kenntnisse über psychologische Funktionen dabei helfen, Konflikte besser zu bewältigen? Eine Psychotherapie kann im Einzelfall ein hilfreicher Prozess sein. Doch wie können Umstrukturierungen und Lernvorgänge bei größeren Gruppen eingeleitet werden? Der Psychoanalytiker Horst Eberhard Richter hat empirisch festgestellt, dass kritische Erinnerung und Aufarbeitung der Vergangenheit sehr deutlich mit sozialer Offenheit, der Fähigkeit zu vertrauen, mit der Neigung zum sozialen Mitfühlen und einer Absage an nationalen Vorurteilen übereinstimmen.

Wir können alle vom Virus Fremdenfeindlichkeit befallen sein und manchen von uns geht es bei der Konfrontation mit rechtsradikalen Jugendlichen, mit Skinheads oder mit faschistischen Politikern ähnlich, wie es anderen mit den Ausländern geht: Wir begegnen hier unserem eigenen Schatten, den wir dann zu bekämpfen suchen. Eine Aufklärung über solche Zusammenhänge sollte schon in der Grundschule beginnen, denn der Vorurteilsschlüssel sollte kurzfristig unbrauchbar werden. Hierfür sollten entsprechende Lerneinheiten entwickelt werden.

An der Bereitschaft, Ausländer abzulehnen und zu bekämpfen, verändern kognitive Einsichten leider nur wenig. Offensichtlich schützen auch keine eigenen leidvollen Erfahrungen, denn die unbewussten Motive scheinen davon nicht ausreichend verändert zu werden. Wir müssen feststellen, dass sich vor allem in Ländern der ehemaligen DDR rechtsradikale Gruppierungen gebildet haben und Gräueltaten gegenüber Flüchtlingen und Einrichtungen geschehen sind. Dabei sind das jene, die noch vor wenigen Jahren selbst bedroht waren, bei Flucht an der Grenze erschossen zu werden. Ist vielleicht die Vergangenheit nur unzureichend aufgearbeitet worden? Fehlten in der Erziehung – christliche – Werte wie Einfühlung und Nächstenliebe? Auch war festzustellen, dass die AfD vor allem dort, wo ehemalige Russlanddeutsche lebten, gewählt wurde. Diese sahen sich von den Flüchtlingen und einer Politik von Willkommenskultur bedroht und fühlten sich mit den Parolen der ausländerfeindlichen ‚Aktion für Deutschland' in ihren Ängsten gesehen und unterstützt. Beunruhigend ist auch, dass der Anteil der AfD-Wähler bei den Gewerkschaftlern größer ist als bei der Durchschnittsbevölkerung, denn gerade dort würde Solidarität erwartet.

Langfristig hilft nur eine einfühlende Erziehung, wie sie Henri Parens (2007) fordert: „Je vernünftiger, aufmerksamer, respektvoller die Erziehung, desto geringer die Wahrscheinlichkeit eines Aufstaus an Feindseligkeit und desto größer das Wohlbefinden eines Kindes ... Wir können es von unseren Kindern fordern, dass sie gegenüber anderen und unserer Welt vernünftig, aufmerksam, respekt- und rücksichtsvoll werden".

Literatur

Adler, H. (1996): Die Dialektik der Aggression in der psychoanalytischen Arbeit mit Schwer-Traumatisierten. In: Bell, K. u. Höhfeld, K. (Hg.): Aggression und seelische Krankheit, Gießen

Aigner, J.C. (2012): Sag mir wo die Männer sind – Quoten bringen sie geschwind? In: Hurrelmann, K.; Schulz, T. (2012): Jungen als Bildungsverlierer. Brauchen wir eine Männerquote in Kitas und Schulen. Weinheim und Basel

Arbeitskreis OPD (Hg.) (2003): Operationalisierte Psychodynamische Diagnostik, Grundlagen und Manual, Bern, Göttingen, Toronto, Seattle

Bacal, H.A. (1994): Objektbeziehungstheorien –Brücken zur Selbstpsychologie, Stuttgart-Bad Cannstatt

Bacal, H.A. (1995): The Essence of Kuhut's Work and the Progress of Self Psychology, in Psychoanalytik Dialogues, 5 (3), S. 353–366. Symposium on Self Psychology After Kohut

Bader, H. (Hg.) (1983): Lehrbuch der Pharmakologie und Toxikologie, Weinheim, Deerfield Beach, Florida, Basel

Balint, M. (1972): Angstlust und Regression, Beitrag zur psychologischen Typenlehre, Reinbek bei Hamburg

Barmer-GEK-Arzt-Report 2013 - Auswertungen zu Daten bis 2011

Beck, W. (1994): Funktionsdefizite als Auswirkungen struktureller Ich-Störungen, Analytische Kinder- und Jugendlichen-Psychotherapie 83, XXV. Jg.: 181–209

Beland, H. (1992): Der Lehranalytiker, der gut genug ist. In: Streeck, U. u. Werthmann, H.-V. (Hg.): Lehranalyse und psychoanalytische Ausbildung, Göttingen

Berna, J. (1967): Ich-psychologische Deutungstechnik und Kinderanalyse. In: Biermann, G. (Hg.): Handbuch der Kinderpsychotherapie I, München, 1973

Bilickie, J.S. (1993): Der rechtsradikale Gewalttäter. Hamburg

Bittner, G. (1994): Problemkinder. Zur Psychoanalyse kindlicher und jugendlicher Verhaltensauffälligkeiten, Göttingen und Zürich

Bittner, G. (1995): Psychoanalyse im Wandel – oder : die Wandlungen eines Psychoanalytikers. In: Bell, K. u. Höhfeld, K. (Hg.) : Psychoanalyse im Wandel, Gießen

Blanck, G. u. Blanck, R. (1985): Angewandte Ich-Psychologie, Stuttgart

Blanck, G. u. Blanck, R. (1980): Ich-Psychologie II, Psychoanalytische Entwicklungspsychologie, Stuttgart

Bly, R. (1991): Eisenhans. Ein Buch über Männer, München

Bly, R. (1997): Die kindliche Gesellschaft. Über die Weigerung erwachsen zu werden, München

Bovensiepen, G.; Hopf, H.; Molitor, G. (2002): Unruhige und unaufmerksame Kinder. Psychoanalyse des hyperkinetischen Syndroms. Frankfurt am Main

Brisch, K. H. (2009): Bindungsstörungen. Von der Bindungstheorie zur Therapie. 9. Aufl. Stuttgart

Cremerius, J. (1981): Kohuts Behandlungstechnik. Eine kritische Analyse. In: Psychoanalytisches Seminar Zürich (Hg.): Die neuen Narzissmustheorien – zurück ins Paradies, Frankfurt am Main

Cycon, R. (1971): Aus einer Kinderanalyse. In: Stuttgarter Akademie für Tiefenpsychologie und Psychotherapie e.V. (Hg.): Psychotherapie bei Kindern, Stuttgart

Diepold, B. (1995): Borderline-Entwicklungsstörungen bei Kindern – Zur Theorie und Behandlung, Prax. Kinderpsychol. Kinderpsychiat. 44: 270–279

Dilling, H. u.a. (1994) (Hg.): Internationale Klassifikation psychischer Störungen, Bern, Göttingen, Toronto, Seattle.

Dilling, H. u.a. (2011) (Hg.): Internationale Klassifikation psychischer Störungen. Bern

Dührssen A (1972): Psychogene Erkrankungen bei Kindern und Jugendlichen. 9. Aufl. Göttingen

Dührssen, A. (1997): Psychogene Erkrankungen bei Kindern und Jugendlichen, Göttingen

Enke, H. (1995): Zum Selbstverständnis der Psychoanalyse angesichts der ökologischen Herausforderungen. In: Bell, K. u. Höhfeld, K. (Hg.): Psychoanalyse im Wandel, Gießen

Ermann, M. (1996): Aggression und Destruktion in der psychoanalytischen Behandlung. In: Bell, K. und Höhfeld, K. (Hg.): Aggression und seelische Krankheit, Gießen

Freud, A. (1965): Wege und Irrwege in der Kinderentwicklung. In: Die Schriften der Anna Freud, Band VIII, 1980

Freud, A. (1972): Bemerkungen zur Aggression. In: Die Schriften der Anna Freud, Band X, 1980

Freud, S. (1900): Die Traumdeutung, Studienausgabe Bd. 2, Frankfurt am Main, 1972

Freud, S. (1905d): Drei Abhandlungen zur Sexualtheorie, Studienausgabe Bd. 5, S. 27, Frankfurt am Main, 1972

Freud, S. (1915c): Triebe und Triebschicksale, Studienausgabe Bd. 3, S. 75, Frankfurt am Main 1975

Freud, S. (1920g): Jenseits des Lustprinzips, Studienausgabe Bd. 3, S. 213, Frankfurt am Main 1975

Freud, S. (1923b): Das Ich und das Es, Studienausgabe Bd. 3, S. 273, Frankfurt am Main 1975.

Freud, S. (1930a): Das Unbehagen in der Kultur, Studienausgabe Bd. 9, S. 191, Frankfurt am Main 1974

Freud, S. (1933a): Neue Folge der Vorlesungen zur Einführung in die Psychoanalyse, Studienausgabe Bd. I, S. 448, Frankfurt am Main 1969

Fromm, E. (1974): Anatomie der menschlichen Destruktivität, Stuttgart

Fromm, E. (1975): Rache des ungelebten Lebens. In: Der Spiegel 9/75, S. 122

Furman, R.A. (1972): Ein technisches Problem: Das Kind, das Schwierigkeiten hat, sich in den analytischen Sitzungen zu beherrschen. In Geleerd, E.R. (Hg.): Kinderanalytiker bei der Arbeit, Stuttgart

Gay, P. (1989): Freud, Eine Biographie für unsere Zeit, Frankfurt am Main

Gekle, H. (1992): Zur Kritik des Arbeitsbündniskonzepts, Psyche, 46, 499–533

Gerspach, M. (2014): Generation ADHS - den Zappelphilipp verstehen. Stuttgart

Geschäftsstelle BKJPP (2012): ADHS ist eine Krankheit, keine gesellschaftliche Fehlentwicklung. Pressemitteilung, von-der-Leyen-Str. 21, 51069 Köln

Göbel, S. (1997): Aggression, unbelebte Objekte und die Phantasie der Unzerstörbarkeit, Prax. Kinderpsychol. Kinderpsychiat. 46: 206–214

Greenglass, E.R. (1986) Geschlechterrolle als Schicksal, Stuttgart

Greenson, R.R. (1973): Technik und Praxis der Psychoanalyse, Stuttgart

Grosskurth, P. (1993): Melanie Klein, Ihre Welt und ihr Werk, Verlag Internationale Psychoanalyse

Haas, H. (1996): Gewalt, Geschlecht und Kultur. Zur Ethnopsychoanalyse von Kriminalität. In: Berger, M. u. Wiesse, J. (Hg.) Geschlecht und Gewalt, Psychoanalytische Blätter Bd. 4, Göttingen und Zürich

Hamann, P. (1993): Kinderanalyse. Zur Theorie und Technik, Frankfurt am Main

Hartmann, H. (1955): Bemerkungen zur Theorie der Sublimierung. In: Ich-Psychologie, Studien zur psychoanalytischen Theorie, Stuttgart, 1972

Hartmann, H.-P. (1997): Narzisstische Persönlichkeitsstörungen, Psychotherapeut 42: 69–84

Heigl, F. (1978): Indikation und Prognose in der Psychoanalyse und Psychotherapie, Göttingen

Heigl-Evers, A. u. Kruse, J. (1991): Frühkindliche gewalttätige und sexuelle Traumatisierungen, Prax. Knderpsychol. Kinderpsychiat. 40: 122–128

Heinemann, E., Rauchfleisch, U. und Grüttner, T. (1992): Gewalttätige Kinder, Frankfurt am Main

Heinemann, E.; Hopf, H. (2006): ADHS. Symptome-Psychodynamik-Fallbeispiele-Psychoanalytische Theorie und Therapie. Stuttgart

Hilke, I., Seiler, K. (1996): Destruktivität in der Kindertherapie. In Analytische Kinder- und Jugendlichen-Psychotherapie, Heft 90, 27. Jg., 2/1996, S. 117 ff

Hinshelwood, R.D. (1993): Wörterbuch der kleinianischen Psychoanalyse

Hirsch, M. (1996): Zwei Arten der Identifikation mit dem Aggressor. In: Bell, K. u. Höhfeld, K. (Hg.): Aggression und seelische Krankheit, Gießen

Hirschmüller, B., Hopf, H., Munz, D., Szewkies, J. (1994): Dauer von analytischen Kinder- und Jugendlichen-Psychotherapien, Untersuchungen im Auftrag der VAKJP, unveröffentlichtes Manuskript

Hirschmüller, B., Hopf, H., Munz, D., Szewkies, J. (1997): Dauer und Frequenz von analytischen Kinder- und Jugendlichen-Psychotherapien, Untersuchungen im Auftrag der VAKJP, VAKJP-Schriftenreihe, Bd. 5

Hopf, H (1989): Wie „objektiv" sind unsere Notizen? Ein Vergleich von Patiententraumprotokollen mit Therapeutentraumprotokollen, Kind und Umwelt 63: 42–52

Hopf, H. (1985): Träume in der Behandlung von Kindern und Jugendlichen mit präödipalen Störungen, Prax. Kinderpsychol. Kinderpsychiat. 34: 154–160

Hopf, H. (1992): Geschlechtsunterschiede in Träumen, Prax. d. Kinderpsychol. Kinderpsychiat. 41: 17–184

Hopf, H. (1995): Möglichkeiten des Kinder- und Jugendlichenpsychotherapeuten beim Umgang mit dem hyperkinetischen und aggressiven Kind. In: Franke, U. (Hg.): Therapie aggressiver und hyperaktiver Kinder, Stuttgart, Jena, New York

Hopf, H. (1996): „...eine wilde Bestie, der die Schonung der eigenen Art fremd ist". Die historische Entwicklung des Aggressionsbegriffes in der Psychoanalyse und die verschiedenen Gesichter der Aggression in den kindlichen Entwicklungsphasen, Analytische Kinder- und Jugendlichen-Psychotherapie, Heft 89, XXVII. Jg. 1/1996: 51–71

Hopf, H. (2013): Schulangst und Schulphobie. Frankfurt am Main

Hopf, H. (2015): Die Psychoanalyse des Jungen. 2. Aufl. Stuttgart

Hopf, H. (2017): Flüchtlingskinder, damals und heute. Eine Psychoanalyse. Stuttgart

Hopf, H. u. Tschuschke, V. (1993): Affekte in Träumen von Kindern und Jugendlichen, Zsch. psychosom. Med. 39: 160–173

Hopf, H. u. Weiß, R. (1996): Horror- und Gewaltvideokonsum bei Jugendlichen. Eine Untersuchung von Sprachproben von Videokonsumenten mit der Gottschalk-Gleser-Sprachinhaltsanalyse, Prax. Kinderpsychol. Kinderpsychiat. 5: 179–185

Jacobson, E. (1973): Das Selbst und die Welt der Objekte, Frankfurt am Main

Kahl-Popp, J. (1996): Intrusive psychoanalytische Interventionen und ihre Verarbeitung. In Bell, K. u. Höhfeld, K. (Hg.): Aggression und seelische Krankheit, Gießen

Keppler, L. (1957): Aggression in der Kindertherapie. In: Biermann, G.: Handbuch der Kinderpsychotherapie I, München, Basel, 1973

Kernberg, O. F (1978): Borderline-Störungen und pathologischer Narzissmus, Frankfurt am Main

Kernberg, O. F. (1997): Wut und Hass. Über die Bedeutung von Aggression bei Persönlichkeitsstörungen und sexuellen Perversionen, Stuttgart

Klein, M. (1932): Die Psychoanalyse des Kindes, Frankfurt am Main 1987

Klein, M. (1973): Das Seelenleben des Kleinkindes, Reinbek

Klüwer, R. (1983): Agieren und Mitagieren. In: Hoffmann, S.O. (Hg.): Kritische Beiträge zur Behandlungskonzeption und Technik in der Psychoanalyse, Frankfurt am Main

Kohut, H. (1973): Narzissmus. Eine Theorie der psychoanalytischen Behandlung narzisstischer Persönlichkeitsstörungen, 3. Aufl., Frankfurt am Main

Kohut, H. (1973): Überlegungen zum Narzissmus und zur narzisstischen Wut, Psyche 73: 513–554; Thoughts on Narcissism and Narcissistic Rage. In: The Search for the Self. Selected Writings of Heinz Kohut: 1950–1978, Vol. 2, Ed. by Paul H. Ornstein, 5. Printing, S. 615 ff.

Kohut, H. (1987): Wie heilt die Psychoanalyse? Frankfurt am Main

Kohut, H. (1988): Die Heilung des Selbst, 3. Aufl., Frankfurt am Main

König, K. (1991): Praxis der psychoanalytischen Therapie, Göttingen

Körner, J. (1995): Der Rahmen der psychoanalytischen Situation. In: Bell, K. u. Höhfeld, K. (Hg.): Psychoanalyse im Wandel, Gießen

Krause, R. (2011): Affektentwicklung – männliche Stile der Affekregulation. In: Franz, M.; Karger, A. (2011): Neue Männer – muss das sein. Risiken und Perspektive der heutigen Männerrolle. Göttingen

Kugele, D. (1995): Aspekte der kinderpsychotherapeutischen Arbeit bei Kindern und Jugendlichen mit aggressiv-unkontrolliertem Verhalten, Prax. Kinderpsychol. Kinderpsychiat. 44: 119–124

Kutter, P. u.a. (Hg.) (1995): Der therapeutische Prozess, Frankfurt am Main

Lachmann, F.M. (1997): Reaktive und umgewandelte Aggression, Vortrag auf der DGP-Jahrestagung am 9.5.1997 in Stuttgart

Langman, P. (2009): Amok im Kopf. Warum Schüler töten. Weinheim und Basel

Lehmkuhl, G. und U. (1994): Aggressionstrieb und Zärtlichkeitsbedürfnis. In: Wiesse, J. (Hg.): Aggression am Ende des Jahrhunderts, Psychoanalytische Blätter Bd. 1, Göttingen und Zürich

Leuzinger-Bohleber u.a. (2014): Frankfurter Wirksamkeitsstudie zur Psychotherapie bei ADHS. Heft 164, XLV. Jg. 4/2014

Leuzinger-Bohleber, M. (2016): Einleitung. In: Leuzinger-Bohleber, M., Lebiger-Vogel, J. (Hg.) (2016) Migration, frühe Elternschaft und die Weitergabe von Traumatisierungen. Das Integrationsprojekt „ERSTE SCHRITTE". Stuttgart

Lichtenberg, J.D. (1990) Klinische Relevanz der Säuglingsbeobachtung für die Behandlung von narzisstischen und Borderline-Störungen, Psyche 44, 871–901

Lichtenberg, J.D. (1992): Hass im Verständnis der Selbstpsychologie. Ein motivationssystemischer Ansatz. In: Schöttler, Kutter (Hg.): Sexualität und Aggression – aus der Sicht der Selbstpsychologie, Frankfurt am Main

Lichtenberg, J.D., Lachmann, F.M, Fosshage, J. (1996): Werte und moralische Haltungen, Psyche 50, S. 404 ff.

Limentani, A. (1990): Aggression, Sexualität und Todestrieb. In: Jahrbuch der Psychoanalyse, Band 26, Stuttgart-Bad Cannstatt

Lyon, A. (1972). In: Asbell, B. und Wynn, K. (1993): Du bist durchschaut, Hamburg

Mahler, M. 1972): Symbiose und Individuation, Stuttgart

Mentzos, S. (1984): Neurotische Konfliktverarbeitung, Frankfurt am Main

Mentzos, S. (1993): Der Krieg und seine psychosozialen Funktionen, Frankfurt am Main

Mertens, W. (1992): Entwicklung der Psychosexualität und der Geschlechtsidentität, Band 1, Stuttgart, Berlin, Köln

Milch W.E. (1997): Kleinkindforschung und Erwachsenenbehandlung. Zur Bedeutung der modernen Säuglingsforschung für die Praxis der psychoanalytischen Selbstpsychologie, Forum der Psychoanalyse 13: 139–153

Milch W.E., Hartmann, H.-P. (1996): Zum gegenwärtigen Stand der psychoanalytischen Selbstpsychologie. Psychotherapeut 41., 1–12

Miller, A. (1979): Das Drama des begabten Kindes, Frankfurt am Main

Mitscherlich, M. (1985): Die friedfertige Frau, Frankfurt am Main

Mößle, T. u.a. (2014): Die Krise der Jungen. Phänomenbeschreibung und Erklärungsansätze. Baden-Baden

Nagera, H. (1974): Psychoanalytische Grundbegriffe. Eine Einführung in Sigmunds Freuds Terminologie und Theoriebildung, Frankfurt am Main

Nissen G. (2005): Kulturgeschichte seelischer Störungen bei Kindern und Jugendlichen. Stuttgart

Nissen, G. (1995): Zur entwicklungsabhängigen Metamorphose von Aggression und Gewalt. In: Nissen, G. (Hg.): Aggressivität und Gewalt, Prävention und Therapie, Bern, Göppingen, Toronto, Seattle

Obleser, H. (2010): Psychologisches zum Amoklauf. Zusammenhänge und Hintergründe. Unveröffentlichtes Manuskript

Ornstein, A. (1995): Selbsthass und Suizid. In: Kutter, P. u.a. (Hg.): Der therapeutische Prozess, Frankfurt am Main

Ornstein, A. (1996): Die Angst vor der Wiederholung. Bemerkungen zum Prozess des Durcharbeitens in der Psychoanalyse. Psyche 50, 444 ff.

Ornstein, P.H. (1994): Chronische Wut aus dem Untergrund. Überlegungen zu ihrer Struktur und Behandlung. Vortrag auf der Tagung Selbstpsychologie heute – Die Entwicklung der Psychoanalyse seit Heinz Kohut, Zürich 24.–26.6.94, Übersetzung von E. Vorspohl

Ornstein, P.H. und Ornstein, A. (1977): Selbstbehauptung, Ärger, Wut und zerstörerische Aggression: Perspektiven des Behandlungsprozesses, Psyche, 51: 289–310

Parens, H. (1992): Die Entwicklung der Aggression in der frühen Kindheit (übersetzt von B. Friedrich), Beiträge zur analytischen Kinder- und Jugendlichenpsychotherapie 76, 90–113

Parens, H. (1993): Neuformulierungen der psychoanalytischen Aggressionstheorie und Folgerungen für die klinische Situation, Forum Psychoanal 9: 107–121

Parens, H. (1995): Kindliche Aggressionen. Wie wir Grenzen setzen und den konstruktiven Umgang mit Gefühlen unterstützen können, München

Parens, H. (1996): Zur Epigenese der Aggression in der frühen Kindheit, Analytische Kinder- und Jugendlichen-Psychotherapie, 89: 17–49

Parens, H. (2007): Heilen nach dem Holocaust. Erinnerungen eines Psychoanalytikers. Weinheim und Basel

Pearson, G.H.J. (Hg.) (1972): Handbuch der Kinder-Psychoanalyse, München

Petri, H. (1996): Lieblose Zeiten. Psychoanalytische Essays über Tötungstrieb und Hoffnung, Göttingen, Zürich

Pfleiderer, B. (1996): Das ausgelieferte Kind. In: Bell, K. u. Höhfeld, K. (Hg.): Aggression und seelische Krankheit, Gießen

Pinschewer-Häfliger, L. (1996): Vom Umgang mit der Aggression in der Kinderpsychotherapie, Kinderanalyse 4: 410–419

Pöldinger, W. (1996): Psychopathologie der Aggression. In Nissen, G. (Hg.): Aggressivität und Gewalt, Bern, Göttingen, Toronto, Seattle

Radebold, R. (2005): Die dunklen Schatten unserer Vergangenheit. Stuttgart

Ratzke, K., Sanders, M., Diepold, B., Krannich, S. und Cierpka, M. (1997): Über Aggression und Gewalt bei Kindern in unterschiedlichen Kontexten, Prax. Kinderpsychol. Kinderpsychiat. 46: 153–168

Rauchfleisch, U (1982): Ambulante Therapie mit Delinquenten, Psyche 4/82, 307–326

Rauchfleisch, U. (1981): Dissozial, Göttingen

Rauchfleisch, U. (1992a): Allgegenwart von Gewalt, Göttingen

Rauchfleisch, U. (1992b): Psychotherapie mit aggressiven, dissozialen Kindern, Jugendlichen und Erwachsenen. In: Heinemann, E., Rauchfleisch, U., Grüttner, T.: Gewalttätige Kinder, Psychoanalyse und Pädagogik in Schule, Heim und Therapie, Frankfurt a.M.

Rauchfleisch, U. (1996): Menschen in psychosozialer Not, Beratung, Betreuung, Psychotherapie, Göttingen, Zürich

Raue, J. (2008): Aggressionen verstehen. Psychoanalytische Fallstudien von Kindern und Jugendlichen. Frankfurt am Main

Remschmidt, H. (1987) (Hg.): Kinder und Jugendpsychiatrie, Stuttgart, New York

Richter, H. E. (2009): Blick in den eigenen Abgrund. Frankfurter Allgemeine Zeitung vom 21.03.2009

Richter, H.E. (1993): Selbstkritik und Versöhnungsfähigkeit. Psyche 27, S. 397–405

Rohde-Dachser, C. (1996): Aggression in weiblichen und männlichen Lebensentwürfen. In: Bell, K. u. Höhfeld, K. (Hg.): Aggression und seelische Krankheit, Gießen

Rothenberger, A. (1995): Klassifikation und neurobiologischer Hintergrund des Hyperkinetischen Syndroms (HKS). In: Franke, U. (Hg.): Therapie aggressiver und hyperaktiver Kinder, Stuttgart, Jena, New York

Sandler, J., Kennedy, H., Tyson, R.L. (Hg.) (1982): Kinderanalyse, Gespräche mit Anna Freud, Frankfurt am Main

Schäfer, K. (1992): Weiblichkeit und Aggression. In: Finger-Trescher, U. u. Trescher, H.G. (Hg.): Aggression und Wachstum, Mainz

Schepank, H. (1987): Psychogene Erkrankungen der Stadtbevölkerung, Springer-Verlag, Berlin, Heidelberg New York, London, Paris, Tokyo

Schmauch, U. (1987): Anatomie und Schicksal, Frankfurt am Main

Schmitz, T. (2011): Mach mich lieb. Süddeutsche Zeitung Nr. 255 vom 5./6.11.11, S.3

Schöttler, Ch., Kutter, P. (Hg.): Sexualität und Aggression aus der Sicht der Selbstpsychologie, Frankfurt am Main

Segal, Hanna (1983): Melanie Klein. Eine Einführung in ihr Werk. Frankfurt am Main

Seierstad, A. (2016): Einer von uns. Die Geschichte eines Massenmörders. Zürich, Berlin

Stange, Reinhard (1996) Aggressive Anteile der Übertragung des Analytikers als konstruktive Elemente. In: Bell, K. u. Höhfeld, K. (Hg.): Aggression und seelische Krankheit, Gießen

Staufenberg, A. (2011): Zur Psychoanalyse der ADHS. Manual und Katamnese. Frankfurt am Main

Steeck-Fischer, A. (1988): Zwang und Persönlichkeitsorganisation im Kindes- und Jugendalter, Prax. Kinderpsychol. Kinderpsychiat. 37: 366–373

Steeck-Fischer, A. (1992): Analytisch-orientierte Psychotherapie bei Kindern und Jugendlichen, Münch. med. Wschr. 134: 666–670

Steeck-Fischer, A. (1995): Gewaltbereitschaft bei Jugendlichen, Prax. Kinderpsychol. Kinderpsychiat. 44: 209–215

Steinbacher, R. (2012): Gedopte Gehirne. Süddeutsche Zeitung Nr. 124 vom 31.5.12, S. 6

Steinhausen, H.-C. (1996): Psychische Störungen bei Kindern und Jugendlichen, München, Wien, Baltimore

Stevens, S. E.; Sonuga-Barke/E. J.; Kreppner/J. M.; Beckett, J. C.; Colvert, E.; Groothuus, C.; Hawkins, A.; Rutter, M. (2007): Inattention/overactivity following early severe Institutional deprivation: presentation and associations in early adolescentS. J. Abnorm. Child. Psychol.

Stork, J. (1993): Über die psychischen Hintergründe des hyperkinetischen Verhaltens, Kinderanalyse, 1. Jg., 2/1993, 203–230

Süddeutsche Zeitung (2015): Nr. 183, S. 8

Thomä, H. und Kächele, H. (1985): Lehrbuch der psychoanalytischen Theorie, Berlin, Heidelberg, New York, Tokyo

Trimborn, W. (1994): Analytiker und Rahmen als Garanten des therapeutischen Prozesses, Psychotherapeut 39: 94–103

Türcke, C. (2002): Erregte Gesellschaft. Philosophie der Sensation. München

Türcke, C. (2012): Hyperaktiv! Kritik der Aufmerksamkeitsdefizitkultur. München

van der Kolk, B. A./McFarlane, A. C./Weisaeth, L. (2000) (Hg.): Traumatic Stress. Grundlagen und Behandlungsansätze. Theorie, Praxis und Forschung zu posttraumatischem Stress sowie Traumatherapie. Paderborn

Wenke (2006): ADHS; Diagnose statt Verständnis? Wie eine Krankheit gemacht wird. Eine phänomenologische Kritik. Frankfurt am Main

Wenke, M. (2014): „ADHS“ bezeichnet Verhalten, nicht dessen Ursachen.“ Konferenz ADHS: http://www.ads-kritik.de/Wenke.pdf

Winnicott, D.W. (1964): Wurzeln der Aggression. In: Aggression, Stuttgart 1992

Winnicott, D.W. (1973): Vom Spiel zur Kreativität, Stuttgart

Winnicott, D.W. (1994): Kinder. Gespräche mit Eltern, Stuttgart

Wittchen u.a. (1989) (Hg.): Diagnostisches und Statistisches Manual Psychischer Störungen DSM-III-R, Weinheim, Basel

Wolf, E.S. (1992): Narzisstische Lüsternheit und andere Schicksale der Sexualität. In Schöttler, Kutter (Hg.): a. a. O., S. 98–116

Wolf, E.S. (1996): Theorie und Praxis der psychoanalytischen Selbstpsychologie, Frankfurt am Main

Wolf, E.S. u. a. (1989): Selbstpsychologie. Weiterentwicklung nach Heinz Kohut, München, Wien, 1989

Wurmser, L. (1993): Das Rätsel des Masochismus, Berlin, Heidelberg, New York, London, Paris, Tokyo, Hong Kong, Barcelona, Budapest

Zimmermann, F. (1997): Die Zeit als Determinante des psychoanalytischen Rahmens, Psyche 51: 156–182